现代医院管理与档案信息化建设

高曙明　谭秀华　姜艳丽　主编

中国纺织出版社有限公司

图书在版编目（CIP）数据

现代医院管理与档案信息化建设 / 高曙明，谭秀华，姜艳丽主编. -- 北京 : 中国纺织出版社有限公司，2023.9

ISBN 978-7-5229-1059-8

Ⅰ. ①现… Ⅱ. ①高… ②谭… ③姜… Ⅲ. ①医院－管理－研究②医院－档案管理－信息化建设－研究 Ⅳ. ①R197.32②G275.9

中国国家版本馆CIP数据核字（2023）第183762号

责任编辑：舒文慧　　责任校对：高　涵　　责任印制：王艳丽

中国纺织出版社有限公司出版发行
地址：北京市朝阳区百子湾东里A407号楼　邮政编码：100124
销售电话：010—67004422　传真：010—87155801
http://www.c-textilep.com
中国纺织出版社天猫旗舰店
官方微博 http://weibo.com/2119887771
三河市宏盛印务有限公司印刷　各地新华书店经销
2023年9月第1版第1次印刷
开本：787×1092　1/16　印张：13.5
字数：325千字　定价：88.00元

编　委　会

主　编　高曙明　谭秀华　姜艳丽

副主编　赵　勋　殷桂红　苗玉连
孙　慧　刘　梅　刘海辉

编　委　马英梅　佳木斯大学附属第一医院
王　静　德州市德城区妇女儿童医院
（德州市德城区妇幼保健院）
王宝庆　博山区医疗保障服务中心
卢桂甜　哈尔滨医科大学附属第六医院
刘　梅　济南市中西医结合医院
刘丝雨　胜利油田中心医院
刘明岭　曲阜市皮肤病防治站
刘海辉　北部战区总医院第二派驻门诊部
孙　楠　哈尔滨医科大学附属肿瘤医院
孙　慧　滨州医学院附属医院
杨晓华　青岛市妇女儿童医院
宋　微　哈尔滨医科大学附属第四医院
张　琳　哈尔滨医科大学附属肿瘤医院
陆　璐　广东省第二中医院
陈展鹏　烟台市中医医院
苗玉连　潍坊市中医院
赵　勋　济宁医学院附属医院
哈　乐　北部战区总医院
姜艳丽　临沂市人民医院
殷桂红　安丘市中医院
高曙明　平度市人民医院
郭昕璇　胜利油田中心医院
谢玲玉　哈尔滨医科大学附属肿瘤医院
管慧君　中国人民解放军联勤保障部队大连康复疗养中心
谭秀华　惠州市第一妇幼保健院

前言

医院管理是一个系统，由若干专业管理体系构成，各项专业管理围绕医疗服务中心分工协作，构成了医院完整的管理系统。医院管理包括计划管理、人事管理、医疗管理、技术管理、经济管理、信息管理等。推动我国医院管理迈向职业化、科学化和现代化，必然要求教育先行，关注职业化医院管理教材。基于此，我们决定组织编者撰写一本专业的医院管理书籍，力求向读者提供一本能够全面、系统地展示医院管理发展前沿与方向的有用、能用、好用的参考书。

本书不同于传统的以阐述理论为主的医院管理教材，全书绝大部分作者来自医院管理一线，内容丰富实用，主要涉及医院管理学相关的基础内容、医院感染管理、医疗质量管理、医院财务管理、医院信息管理等内容。参编的各位作者紧密结合国家医疗卫生事业的最新进展，紧跟医学发展的步伐，贴近工作实际，去粗取精，去伪存真，为临床工作增添了新观点和新内容。

在编写过程中，由于时间有限，难免存在不足之处，望广大读者提出宝贵的意见和建议，以便再版时修订，谢谢。

编　者

2023 年 7 月

目录

第一章

医院战略管理

医院面临着十分复杂的内、外部环境，外部为患者、政府、竞争医院、健康人群、家属、社区、医药企业等；内部为规模、学科、人才队伍及软硬件设施。需要医院管理者用战略的眼光去部署与谋划现代医院的管理与发展。本章将从以下几方面来认识医院战略管理：战略与战略管理概述、医院战略管理过程及前沿等。

第一节　医院战略管理概述

一、战略与战略管理

（一）战略

“战略”一词，最早出自我国古代兵法，指行军作战中将帅的智谋，具有全局性与方针性。在西方，早期也将战略定义为军队的艺术和科学，主要也是应用于军事领域。直到现代管理学的兴起，战略的概念才逐渐融入各类组织运营管理中。

战略应用最广的定义由美国战略管理大师迈克尔·波特提出，他指出战略的本质是做选择，即基于自身资源和能力，选择一套不同于竞争对手的活动方案，从而有效避免其他竞争对手的模仿和复制，以独特的定位和竞争优势提供独特的价值。因此，战略具有独特性、差异性、不可替代性和创新性。

（二）战略管理

战略管理鼻祖伊戈尔·安索夫将战略管理定义为将组织日常业务决策同长期计划决策相结合所形成的一系列经营管理业务，重点是如何制定战略和实施战略。美国学者乔治·斯坦纳则将战略管理定义为确定组织使命，并根据外界环境和内部经营要素设定组织目标，以保证目标的正确落实、组织使命得以实现的动态过程。

战略管理可以看作对战略的运筹帷幄与制定实施，并根据瞬息万变的外部市场环境以及内部长期业务计划进行适时调整的动态过程。就好比一场赛车比赛，战略管理者即是赛车驾驶员，通过操纵技术（战略）时刻关注与调整着赛车（企业）的前进方向。

二、医院战略

医院战略相较一般战略有共通性，又有其特殊性。一方面，医院所面临的外部环境错综复杂，现代科技与医疗技术转化的突飞猛进，医疗服务日趋产业化，医疗需求日趋个性化、多元化，医疗市场日趋竞争化。在这一复杂的背景下，要求医院必须从战略的高度时刻关注多方面因素的潜在影响，保持自身竞争优势。另一方面，医院相较一般企业所提供的服务更多元和专业，医院战略要兼顾医疗战略、服务战略、经营战略、管理战略、后勤战略等，需要高标准、全方位的医院战略管理。最后，医院兼具公平、效率、公正、安全、秩序等多重价值导向，不能像一般企业那样仅关注自身竞争力与经济效益，医院战略需要同时关注自身社会效益和社会价值。

（一）医院战略定义

医院战略是指医院根据其外部环境及内部资源和能力状况，为获得经济效益与社会效益以及长期健康稳定的发展，不断获得新的竞争优势，对医院发展目标、达成目标的途径与手段的总体性谋划。

（二）医院战略分类

1. 总体战略

总体战略是最高层次的战略，对医院全局、整体、长期性的战略部署，对医院未来的发展具有方针性的指导意义；其内容涵盖医院的经营发展方向、各部门的协调、有形资源的利用、医院文化的建设等。

2. 业务战略

业务战略是对医院具体专业科室及业务单位的战略部署，即在总体战略的指导下，医院相关学科、科室的发展方略；主要着眼于专业科室的局部战略问题，关注某一特定服务技术或医疗市场。

3. 职能战略

职能战略是对医院职能部门的战略部署，涉及人力资源、财务、运营、后勤等的管理策略；主要通过规划实现医院的经营目标，促进医院总体战略的达成。

三、医院战略管理

（一）医院战略管理定义

医院战略管理即通过分析制订、选择实施和评价控制医院的全局性、长期性发展目标、途径与手段（即医院战略），以帮助医院达到其战略目标的动态管理过程。

（二）医院战略管理的特性

1. 全局性

现代医院所处内外部环境是一个多层次、多要素、多重关系交织的复杂系统。医院战略管理一定要有大局观，坚持整体最优原则，以整个医院管理系统为控制对象，以系统中起决定性作用的因素和环节为管理重点，体现医院全局发展的需要和利益。医院既需要研究自身内部各系统、部门、管理之间的关系，又需要兼顾国家和区域的总体卫生发展规划。

2. 指导性

医院战略管理一定要对医院的实际运营产生实际指导作用，而不是“以文件落实文件”的形式主义。在一定时期内，医院医疗服务、技术创新、学科建设、运营管理等都必须围绕所制定的医院战略来规划与执行。

3. 长期性

医院战略管理是对医院未来5年以上时期内的长期发展做出的综合性规划，对医院短期计划和行为影响较小，一般仅起约束与参考的作用。所以，在进行医院战略管理时，应更多关注未来的大环境变化趋势，而不仅限于当下短期内的发展需要与利益。

4. 稳定性

医院战略管理具有长期性，一般需要3～5年的时间奠定基础后才会逐渐显现管理成效，是一个稳定和连续的培育过程。因此，医院战略不宜在短期内大幅变动。若确实需要大动，除去人为或不可抗因素，很大可能是因为在医院战略制定阶段考虑不周全，建议审慎评估后重新开展全面、科学、合理的医院战略制定。

5. 适应性

医院战略必须与外部环境相适应，与医院现状与发展相匹配，与医院技术服务水平相兼容。现代医院所面临的内外部环境日新月异，因此就要求医院战略管理同样需要具备自适性与自我修复性的特点，能自主、及时地根据国家、区域、社会、内部环境的变化进行动态调整，及时修正医院的发展需求和方向。

6. 风险性

医院战略管理是基于现有信息与知识，对未来较长一段时期的预测。预测势必存在偏差与变化，因此医院战略管理存在风险性，这就要求医院管理者具备风险承受、抗击压力及问题解决的能力。

7. 全员性

医院战略应坚持全员参与、全程管理的原则。再好的医院战略，若没有好的执行力，也只能是空中楼阁。因此，医院在战略管理的过程中一定要重视宣教与激励，在全院形成共识，通过层层授权与督导，最终保证全体员工能自觉、正确地围绕医院战略开展工作。

8. 系统性

医院是由多个有机联系的部分紧密配合组成的系统，各部分之间又存在大小、主次之分，既有总体目标又有局部目标，局部目标又必须服从全局。因此，医院战略管理必须将各部分系统整合为一个整体进行统筹规划，追求医院整体发展的最大利益。

（三）医院战略管理的重要性

医院战略管理赋予了医院更多的主动性与创新性，可以使医院不再被动地适应环境，自主寻求、挖掘发展机遇，并创造性地解决自身长期发展中所面临的问题。

同时，医院战略管理为医院战略决策提供了最优解。通过系统的、理性的战略制定与选择技术，使医院能在众多战略备选方案中找出最适合自身长期发展需要的医院战略。

最后，医院战略管理提供了医院管理者与员工沟通互动的平台。医院战略管理强调全员参与医院战略决策的重要性，因此在彼此沟通的过程中，员工不仅强化了自身的主人翁意识与责任意识，更加强了医院管理者授权与激励的领导力特质，有助于医院构建协同团队，激发个人活力。

（高曙明）

第二节 医院战略管理过程

一、医院战略制定

医院战略的制定是通过对医院内外部环境包括自身优势与劣势、外部机遇与风险进行评估分析，确定医院总体战略、业务战略及职能战略，从而形成医院生存与发展的思路与措施的系统决策过程。

医院战略制定分为五个步骤：外部环境分析、内部环境评估、确定战略目标、形成战略方案以及战略方案评价与选择。

（一）外部环境分析

医院战略制定的第一步是进行外部环境分析，以此确定和分析可能影响医院运行的新的、尚未引起重视的因素，为医院内部评价和确定医院战略目标提供信息。分析对象包括国际国内政治、经济、社会、科技、卫生行业等外部环境，以此确定医院发展可能面临的外部机遇与风险。

外部环境分析常用的四种工具如下。

1. 趋势外推法

趋势外推法是通过对已有数据进行分析，预测下个阶段事物的发生趋势。因容易上手且操作简单，在外部环境分析时使用较广。但对于如医院这种较复杂的外部环境，更适合用于预测短期趋势，对中长期趋势预测偏差较大。

2. 专家咨询法

专家咨询法是通过收集行业内专家的专业意见，对外部主要影响因素进行区分、预测与评价。根据开展形式又分为德尔菲法、头脑风暴法、焦点组讨论法等。该方法适用于诸如医院在内的外部环境较复杂，同时在市场上难以找到同类作为参照系的组织，但较依赖专家的专业程度，如能聚集行业内顶尖专家效果较好。

3. 利益相关者分析

利益相关者分析是通过分析利益相关者与自身组织的联系与影响，对各方利益诉求进行权衡与博弈最终制订医院战略。利益相关者既来自外部也来自内部：医院的外部利益相关者包括政府、厂商、患者、社区等；内部利益相关者包括各科室部门的员工。每一方的利益诉求都有不同，最终应主要根据各方利益对医院的重要性、管辖权以及持续影响力来权衡制定医院战略。

4. 情景分析法

情景分析法主要用于复杂多变的外部环境分析。通过类似于撰写剧本的形式，假设多种可能发生的情境，并回答“如果这个环境下的事件发生或没有发生，将会对医院产生什么影响?”的问题，最终得到影响医院战略制定的外部关键因素。

（二）内部环境评估

医院战略制定的第二步是进行内部环境评估，以此认识和评价医院内部环境的变化与发展，为未来医院战略的制定提供决策依据。评估对象包括医院的文化声誉、资源配置、经营业绩、医学教育、学科发展等状况，以此确定医院发展的内部优势与劣势。

内部环境评估常用的三种评估工具如下。

1. 价值链分析法

医院通过基本性活动与支持性活动等形式创造社会及经济价值。医院基本性活动是直接与医疗服务相关的活动，如预约、诊疗、手术、住院、随访等。支持性活动是通过提供医疗服务生产要素及医院各种职能，辅助医疗服务的有序开展，如医院文化、组织架构及资源配置等。这些活动相互依存、有机组成的系统即为价值链。价值链分析法即是分析在价值链的哪些环节可以创造最多的价值以及各环节之间的关系，这些环节即是医院的内部关键影响因素。

2. 竞争优势与劣势分析法

通过对医院自身的资源（人力与非人力资源，有形与无形资产等）与能力（医务人员的能力、医院能够提供患者所期望服务的能力、不断创新的能力、战略洞察能力等）进行科学细致评估，寻找与竞争对手间的相对优势与劣势。然后，将分析出的优势与劣势进行权衡，确定医院在所处环境是否具有竞争力，具体体现在以下四个方面。①价值层面。医院的资源与能力能否对患者产生价值。②稀有性。医院的资源与能力是否是其他竞争者所不具备的。③不易模仿性。医院的资源与能力能否被其他竞争者较为容易地模仿。④可持续性。医院的资源与能力是否能够被持续保持。通过上述分析，确定医院内部环境中的核心影响因素。

3. 内部评估法

可以理解为，为医院做一次全面的体检，对医院拥有的各类资源及其利用情况进行详细的分析与评估。评估内容包括医院拥有资源的数量与缺口、医院对资源的使用效率与效益、医院的优势与劣势、医院的应变能力等。评估的结果也可理解为医院的“体检报告”，确定影响医院“健康”的核心要素。

（三）确定战略目标

医院战略具有目标导向性，一定是针对医院未来可能面临的某种挑战或发展机遇而设定。所以，医院在制定战略之初，应先确定医院战略的目标。

医院在确定自身的战略规划与目标时，需要思考“我们要成为什么样的组织”，即明确医院的发展方向。在做出回答前，医院应确定自身的使命、愿景与价值观。

1. 使命

使命是医院长期目标的相对稳定和持续的概要性描述，是构成医院理念识别与医院文化的最基本出发点。

通俗来讲，每个人在社会当中都会产生使命感，同理，医院的使命明确了其职责所在，表现在为社会、为病患、为员工所要付出的努力和贡献。每家医院的使命各不相同，体现了自身的经营范围、发展方向、追求目标以及管理思想。

2. 愿景

愿景是管理者对医院未来发展和目标的展望和期望，是协同广大职工共同绘制的美好蓝图，能激励职工一同为之奋斗。有效的愿景生动地体现了医院的核心经营理念与未来前景，具有鼓舞性、明确性、合理性、相对稳定性等特点。

通俗来讲，就好比每个人都会为自己做一个规划，希望自己能变成或成为什么样的人。

而医院也是一样的，在医院的发展战略上也会有医院的愿景，也就是带领全体医院员工将医院发展成所要达到的目标或成绩。如四川大学华西医院的愿景是“让西部地区人民就近获得国内一流优质医疗服务”。

愿景和使命的区别主要为：愿景是医院未来发展方向的明确规划，与具体业务较贴合，更具实际操作性；使命是医院发展的内驱力与理想，与医院文化较贴合，更具精神鼓舞性。

3. 价值观

价值观是医院最基本的理念或信念，反映医院核心的组织文化以及独特的经营理念，也是管理人员决策和全体员工行为的基本原则，进而影响医院目标的实现。价值观不仅有凝聚人心、激励员工的作用，还能指引员工做出良好的行为，提高患者满意度。

医院的价值观主要回答了“对医院而言什么才是最重要”的问题，主要包括内部要求（如精益求精、文化强院、奉献精神、厚德济世、卓越创新、开放务实、爱岗敬业、团队精神、患者至上等）、外部竞争（如行业领导、资源意识、接纳包容、差异化服务等）以及以人为本（如自我实现、保护人权、积极乐观、工作生活平衡等）三个方面。

在明确了医院的使命、愿景和价值观后，医院可着手确定自身的战略目标。战略目标相较前三者更为精确和量化，是与医院发展与管理等关键活动相关联的方向性陈述。战略目标不是越多越好，应根据自身有限的资源合理审慎地分配到最具价值的目标中。

常见的医院八大战略目标如下。

（1）市场营销目标：医院希望占据的市场份额以及市场地位的目标。

（2）运营管理目标：医院提质、控费、增效等方面的具体目标。

（3）核心业务目标：医院对自身核心业务的发展与质控等方面的目标。

（4）资源配置目标：医院对资金、材料、设备、设施等资源情况的目标。

（5）财政预算目标：医院的经营效益与资金结余的目标。

（6）人力资源目标：医院核心人才的获得、培训和发展的目标。

（7）个人激励目标：医院对员工的激励机制及绩效薪酬管理体系建设的目标。

（8）社会责任目标：医院承担的社会责任与义务的目标。

（四）形成战略方案

战略方案是医院自身战略目标、业务战略、经营战略以及思路、举措组成的集合。医院一般会权衡自身内外部环境及战略目标，形成多个各有优劣的备选战略方案，每个战略方案可包含多种医院战略理论，具体理论将在后续章节详述。

（五）战略方案评价与选择

战略方案的评价与选择即是对上述形成的多种可能的战略方案进行逐个分析比较，最终得出一个最适合医院长期发展需要、能被医院广大职工所尽可能接受的且最具可操作性的战略方案。

这里具体介绍的是战略方案评价与选择时最常用的 SWOT 分析和战略选择矩阵法（表 1-1）。SWOT 分析法的关键是找出医院的关键内部优势（strengths）、劣势（weaknesses）以及关键外部机会（opportunities）、威胁（threats），将内外关键因素匹配组合得出相应的战略方案，通过综合分析与评价选择最适合医院发展的战略方案。

表 1-1 SWOT 分析和战略选择矩阵法

外部因素	内部因素	
	优势（S）： 逐条列出优势，如管理、人才、设备、医疗服务、教学与科研和信息发展等方面的优势	劣势（W）： 逐条列出劣势，如管理、人才、设备、医疗服务、教学与科研和信息发展等方面的劣势
机会（O）： 逐条列出机会，如目前和未来政策、经济、新技术、疾病谱及医疗市场等有利于医院发展的方面	SO 战略 发挥优势，利用机会	WO 战略 利用机会，克服劣势
威胁（T）： 逐条列出威胁，如目前和未来政策、经济、新技术、疾病谱及医疗市场等不利于医院发展的方面	ST 战略 利用优势，回避威胁	WT 战略 减少劣势，回避威胁

1. 优势—机会战略（SO 战略）

优势—机会战略（SO 战略）是将关键内部优势与关键外部机会相匹配所选出的战略方案，其核心是发挥优势、利用机会，是最理想的情况。这种情况下所选出的战略方案一般以扩张性战略为主，以期借势快速发展。

2. 劣势—机会战略（WO 战略）

劣势—机会战略（WO 战略）是将关键内部劣势与关键外部机会相匹配所选出的战略方案，其核心是利用机会、克服劣势。这种情况下医院一般选择从外界环境获取所需资源，从而弥补自身短板，如与其他医院合作办医或通过人才引进等补强自身实力。

3. 优势—威胁战略（ST 战略）

优势—威胁战略（ST 战略）是将关键内部优势与关键外部威胁相匹配所选出的战略方案，其核心是利用优势、回避威胁。这种情况下当外部环境不利于医院发展时，医院可选择在自身某一优势领域集中资源发展，在有限市场份额中占据相对制高点；也可选择创新战略，利用自身优势资源大力发展差异化服务，力图改变外部市场边界，创造新的市场需求，即“蓝海”。

4. 劣势—威胁战略（WT 战略）

劣势—威胁战略（WT 战略）是将关键内部劣势与关键外部威胁相匹配所选出的战略方案，其核心是减少劣势、回避威胁，是最不理想的情况。这种情况下医院一般选择收缩性战略，通过资产剥离、清算或减缩业务等，维持自身运营。同时，通过成本领先战略，力图通过成本效率优势挽回局面。

二、医院战略实施

医院在制定了适合自身长期发展的战略方案后，还需要通过战略的实施来最终落地到医院的运营管理中。在这一工程中，医院同样需要注意以下几点。

（1）医院需要思考，为了使制定的战略顺利实施，医院需要做出哪些相应的调整。

具体来说，医院的内外部资源是否合适或充足，是否需要增加或调整？医院的组织架构是否需要根据战略需要进行变革？医院的配套政策与人力结构是否需要进行调整，是否需要进行人力培训与开发以及绩效体系调整？医院成员是否对战略的实施做好准备，是否需要宣教与动员？医院管理者是否掌握了足够的现代医院管理知识与工具？根据上述五个问题，医院需要做好与之配套的前期工作准备。

（2）医院需要将战略实施进行任务分解，将责任下发到各个科室部门，通过明确各单元的运行目标与行动计划，以及制定科学合理的绩效考核体系，保证战略实施最终落地。这里详细介绍三种保障医院战略顺利实施的工具。

1）关键绩效指标（key performance indicator，KPI）：是医院进行目标任务分解的常用工具之一，运用二八定律（二八定律由意大利经济学家帕累托在19世纪末提出，指在任何组织群体中，重要因子通常只占少数，而不重要因子则常占多数，反映在数量比例上，大体就是2:8。因此，只要控制重要的少数，即能控制全局），通过对医院内部流程的输入端、输出端的关键参数进行设置、取样、计算、分析，并从医院、分口、部门、个人层层分解，归纳出对工作业绩具有关键作用的一系列指标（图1-1）。KPI考核体系通过设立评价标准，以此为基准审核对应的关键绩效指标，即可达到量化医院行政工作绩效的目的。

其优点在于可将医院目标层层细化到每一个人，使每个人均能明确自己的核心工作责任，真正发挥绩效导向作用，以保障医院战略按既定目标顺利实施。

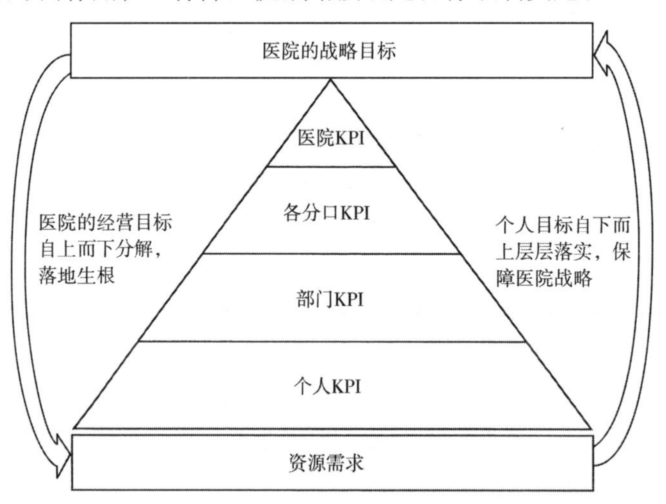

图1-1　医院KPI考核体系的建立

2）平衡计分卡（balanced score card，BSC）：是保障医院战略实施的另一常用工具。其通过将各种衡量方法整合为一个有机的整体，从财务、客户（患者）、内部流程、学习与创新四个维度，将医院战略落实为具有可操作性的衡量指标和对应目标值。

财务维度集中反映医院的经济运营情况，一般涵盖风险管理指标、资产运营指标、发展能力指标和成本管理指标等。患者维度代表了医院以患者为中心，为广大人民群众提供优质医疗服务的公益性，一般涵盖患者满意度、患者疾病负担和公益性等指标。内部流程维度反映了医院在保证、提高医疗质量的同时，提高效率、减少无效和低效作业成本的能力，一般涵盖安全性、效率性和职工积极性等指标。学习与创新维度是医院持续发展的原动力，一般涵盖培训次数、教学能力、学科建设、科研能力和创新能力等指标（表1-2）。

表 1-2 基于平衡计分卡的医院战略管理指标示例

维度	衡量指标	具体内容
财务	风险管理指标	资产负债率、流动比率等
	资产运营指标	总资产周转率、存货周转率、应收账款周转天数等
	发展能力指标	总资产增长率、净资产增长率、固定资产净值率等
	成本管理指标	预算执行率、成本收入比、百元收入药品消耗、次均成本等
患者	患者满意度	一般由三方机构独立调查，通过量表形式反映
	患者疾病负担	每门急诊人次均费用增长率、每住院床日次均费用增长率、每出院患者次均费用增长率等
	公益性	科普、义诊、支边、帮扶的次数和受益群体数量
内部流程	安全性	医疗事故率、诊断符合率等
	效率性	平均住院日、每职工门急诊人次、每职工实际占用床日数等
	职工积极性	员工满意度
学习与创新	培训次数	年人均培训（继续教育）次数
	教学能力	年开展继续教育项目、年毕业研究生数、教育培训基地数量（国家、省部级）等
	学科建设	国家医学临床医学中心数、重点学科数（国家、省部级）等
	科研能力	科研奖项（国家、省部级）、科研项目（国家、省部级）、SCI 论文数、SCI 论文平均影响因子等
	创新能力	申请发明专利数、创新奖项（国家、省部级）等

平衡计分卡打破了传统只注重财务指标的医院战略管理模式，其设计目的是建立以战略实现为导向的绩效管理系统，同时为实现战略要素制订行动方案，从而把医院的战略演化成具体的运营行为，实现将医院管理层制订的战略与实际运行基层的活动相统一，以保障医院战略的实现。

3）战略地图（strategy map）：是以平衡计分卡为基础发展而来的医院战略实施工具。对于解决医院战略管理整体规划与平衡计分卡无法有效结合等矛盾以及医院整体战略无法达成共识等问题，起到了良好的作用。其原理是在医院确立战略目标和明晰医院发展状况的基础上，以平衡计分卡的四个维度为核心，即财务、客户（患者）、内部流程、学习与创新，通过对当前医院客户价值主张、关键战略行动和财务投资模拟等关键要素的构建，以一种可视化的方式描述各要素之间的相互关系，从而确立包含医院业务优先级别和发展顺序在内的战略行动方案，以保证医院战略管理的实施和战略目标的实现。其绘制上与医院战略规划设计的步骤高度协同并一致（图 1-2）。

平衡计分卡是医院战略地图的绘制基础。通过对平衡计分卡四个维度指标的构建，将组织战略分解为具体的目标和指标值，实质上提供了战略地图绘制的基础框架。

战略地图是平衡计分卡的实施指南。将组织战略可视、清晰地在平衡计分卡四个维度上表现出来，在平衡计分卡基础上对战略进行逻辑性描述，清楚显示创造价值的关键内部流程及支持关键流程所需的无形资产，并讲求战略驱动性。同时，战略地图具有动态性，可结合医院战略制定、实施的过程来绘制，实时调整，更具时效性。

总体而言，战略地图更具逻辑性，平衡计分卡更具可操作性。

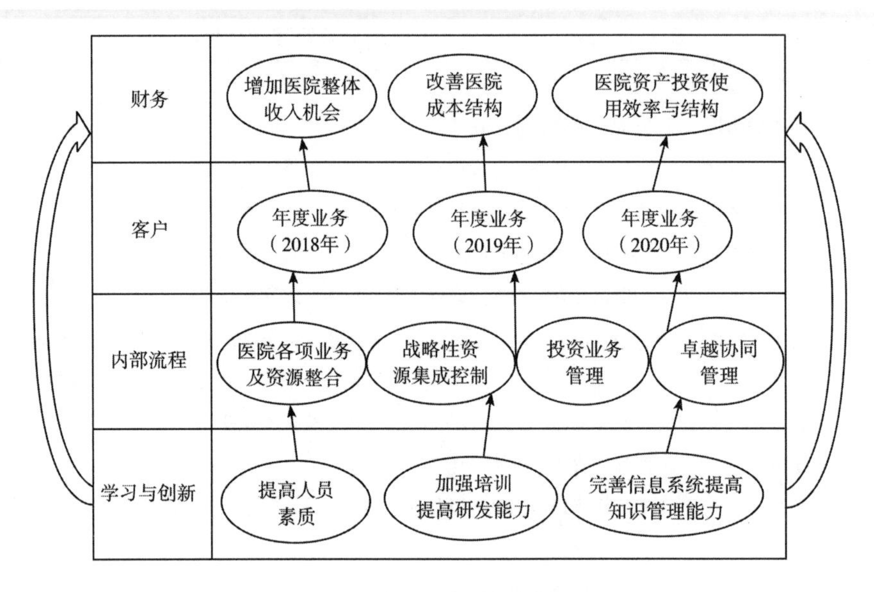

图 1-2　战略地图简要模型

三、医院战略评价

医院战略在实施过程中并不能保证从始至终都保持在既定的发展轨迹上，需要医院建立评价与控制体系，实时监控和评估偏差，及时调整及改进战略和战略实施过程。

医院建立的评价与控制体系，首先需要设定相应的监控评价指标，通过量化的既定标准，评价医院战略实施的有效性。

在医院战略评价过程中，常用以下几种监控评价指标。

1. 经营业绩指标

经营业绩指标主要用于评价医院总体战略实施是否顺利和有效，包括医院总体经营的情况，如财政情况、运行效率、技术创新、人才资源、质量安全、公益性等指标。

2. 业务开展指标

业务开展指标主要用于评价医院业务战略实施是否顺利和有效，包括医院专业科室及业务单位经营业绩对医院的贡献、与其他单位的协同情况以及自身战略实施情况等。

3. 职能部门指标

职能部门指标主要用于评价医院职能战略实施是否顺利和有效，包括医院各职能部门的战略实施与经费使用情况等。

医院战略的实时评价控制需要信息化平台做支撑，如现代医院常用的医院信息系统（hospital information system，HIS），通过系统整合全院各科室部门数据，实现对信息的归类、监测与反馈。

通过实时监测与评价，医院需要找出战略实施效果的偏差以及偏差发生的原因。当出现正偏差，即监测到的信息资料好于既定标准，这时医院可通过内外环境分析，总结偏差发生的原因，如果是因为战略实施的成效则应及时凝练经验，以供未来医院战略管理参考与借鉴。当出现零偏差，即情况与目标相一致，说明战略实施取得了预期成效，可持续关注后续发展。当出现负偏差时，即当前绩效差于既定标准，医院需要重新审视战略选择的过程，评估内外环境是否出现改变，分析得出负偏差发生的原因，以此拟定针对性的修正方案。如果偏差来源于医院内部因素，可采取演化性变化措施，对战略实施的流程进行控制与优化。如果来源于医院的外部环境，即所制定战略依赖的条件已改变，那么就需要重新审视和调整医院现有战略，即采取革命性变化。

（谭秀华）

第三节　医院战略管理前沿

一、医院核心竞争力

核心竞争力这一概念在现代企业与组织管理中运用较广，分为组织和个体两个层级。在经济全球化的今天，企业之间为争夺全球市场，其发展战略不能局限于自身内部，而是要与同一市场内的竞争对手横向比较，从以往的“不进则退”，转变为“少进亦退”。

核心竞争力的概念最早由战略管理大师哥印拜陀·克利修那·普拉哈拉德与加里·哈默尔提出，指组织的累积性学识，特别是产生于如何协调不同生产技能和有机结合多种技术流派的学识。

医院核心竞争力更强调医院的多元功能定位，指医院在文化、制度、技术、管理的协同支持下，通过整合知识和技能，获得的比竞争对手更好更快地满足患者需求、获得持续竞争优势的一种独特能力。医院核心竞争力主要通过三种渠道获得。

1. 技术创新

随着医疗技术日趋同质化，医院如何提供差异化、高精尖医疗服务，决定着其在区域医疗卫生领域的地位以及区域民众间的口碑。

2. 学习文化

医院是知识密集型单位，医疗技术日新月异，只有不断地学习才能拥有持续的竞争力。同时，需要全员自主的学习，即形成全院的学习氛围及文化。

3. 制度保障

医院需要出台相关激励政策，鼓励技术、服务、科研、管理等方面创新的同时强化医院对有形资产和无形资产的获取与保护。尤其是对无形资产的保护，我国很多医院仍未引起重视。例如，四川大学华西医院经过130多年的发展，已经成为享誉全国的集医、教、研于一体的大型三甲综合医院，但因其发展之初对无形资产的保护意识淡薄，未及时在工商部门注册商标，随后在全国范围内涌现了大批带有“华西”字眼的医疗机构，一定程度误导了患者群体，相对削弱了医院自身的核心竞争力。

二、医院竞争战略类型

基于迈克尔·波特竞争战略理论，竞争战略主要有成本领先战略、差异化战略、集中化战略三种形式。根据医院的自身特点，医院竞争战略得到进一步扩展，新增人性化战略。

（一）成本领先战略

成本领先战略的实施关键在于医院如何在行业内通过提供价廉物美的医疗服务取得领先优势。这就需要医院管理者加大对医院服务成本控制与管理的重视与关注，力争以最低的费用成本提供同质量的医疗服务。成本领先战略适合服务同质化且难以差异化、价格竞争激烈、患者转换成本较低的医疗市场。医院在创新、学科发展等领域投入相对较少。

（二）差异化战略

差异化战略的实施关键在于如何在不违背医疗规范的前提下，在服务内容、流程及服务者形象等方面开展创新，提供有别于竞争对手的医疗服务，创造改变行业边界的“蓝海”。差异化战略适用于存在服务差异化途径、患者有差异化需求的医疗市场，且医院拥有差异化创新的资源与条件。医院在技术创新及人才培养等方面加大投入后，医疗成本方面普遍会加大。

（三）集中化战略

集中化战略又称聚焦战略，是指医院将医疗服务活动集中于某一特定医疗人群、医疗技术领域或地域市场，从而集中资源发展放大自身核心优势的一种战略。例如，选择老年患者作为核心服务人群，定位自身为老年病医院；选择肿瘤疾病作为核心疾病，定位为肿瘤专病医院；选择中西部作为核心市场区域，定位为中西部医疗中心。集中化战略适用的条件包括同一市场内其他竞争对手不打算实行集中化战略、医院自身资源有限、在特定领域具有相应基础和优势等。

（四）人性化战略

医院的服务对象是人本身，需要秉持以人为本的服务理念，坚持以患者为中心的医疗服务模式。人性化战略实施的关键在于如何满足患者个性化的就医需求以及多结构、多层次的市场需求。因此，医院将配置较多的资源在技术创新、服务升级、人事培训、医院文化塑造及运营优化等方面，相应地也会加大运行成本。

医院在实际制定竞争战略的过程中，也可以尝试将多种战略组合使用。结合医院多层次、多部门、多系列、多功能的特殊性，根据不同业务特点而选择不同战略，进行整合。

三、医院战略模式

本部分将着重介绍近年来兴起的、运用较为广泛、收效良好的五种医院战略理论与模式。

（一）蓝海战略

蓝海战略和红海战略是近年兴起的前沿战略理论，皆由来自欧洲工商管理学院的金伟灿与勒妮·莫伯尼于2005年提出。

两个战略将市场设想为一片“汪洋大海”。红海被形容为一片血腥的战场，市场高度饱和，竞争无处不在，行业界限明确，产品差异化较小；旨在这一现有的市场空间中竞争，是指导企业如何生存、壮大的战略思想。而蓝海被形容为尚未被开发的市场，等待新思想、新理念、新业务的进入，创造新的市场需求；旨在开创这片无人争抢的市场空间，要求企业把视线从市场的供给一方转向需求一方，从关注并超越竞争对手转向为买方提供价值的飞跃，指导企业跨越现有行业边界找到新的市场，是指导企业如何在生存的基础上发展的战略思想。

红海战略在如今现实社会中得到了可普遍运用，其主要原因是随着各领域的科技与经济进步，传统市场与行业已经得到了充分开发。为了战胜竞争对手，战略管理者需要在价格中或在推销中降价竞争，以成本换效率，往往消耗庞大的人力物力，同时较难占据市场绝对优势。

蓝海战略的核心在于创新与差异化，试图超越竞争的思想范围，开创新的市场需求，改变行业边界，经由差异化与价值创新来获得新的市场空间。由于新的市场暂无竞争对手，战略管理者可以在一段时期内得到快速、高效的发展。蓝海战略看似美好，实则难以掌握与实施，需要战略管理者具有先进的市场洞察力、精湛的创新意识以及卓越的领导执行力。

在充满竞争的市场经济条件下，医院和企业一样面临着生存与发展的危机。例如，将医院比作企业，医院的诊疗活动就如同企业的生产过程，医院的医疗服务就好比企业的产品。医院的根本任务是优化诊疗过程，为人民群众提供优质高效可及的医疗服务，为人民群众的健康需求提供满意的医疗产品，共同促进健康中国建设。那么医院如何在市场经济的“海洋”里，跨过“红海”找到自己的“蓝海”呢？

作为知识密集型组织，医院成功实施蓝海战略的三大关键是持续而且及时的临床创新、科技创新以及管理创新。临床创新可以为医院发掘、占据医疗制高点，克服医疗同质化的难题，达到“人无我有、人有我优、人优我特、人特我专”的效果，从而提升自身的专科影响力。科技创新是临床发展的根基与源动力，可以推动医院乃至医疗行业的科学技术进步与应用创新的良性互动，开辟全新的市场，提高社会生产力的发展水平，进而促进社会经济的增长。管理创新是现代医院核心竞争力的来源与保障，可以激发每个人的创造性和积极性，促进医院资源的合理配置，开发新的服务增长点，最终推动医院质效整体提升。通过创新，医院得以重建市场边界，以暂时摆脱竞争，开创“蓝海”。

医院蓝海战略的成功实施需具备以下条件：第一，新提供的服务能够给患者带来价值的提升，也是基础；第二，新的医疗服务价格合理，可被患者所接受；第三，新服务的成本在可接受范围内，满足医院运营需要；第四，蓝海战略能得到医院员工的广泛认可，以切实落地；第五，医院能够及时、准确地洞悉患者、市场的需求变化，懂得如何创优创新、抢占先机并具备及时转型的魄力。

（二）发展战略

医院发展战略指在一定时期内对医院发展方向、发展效率与质量、发展关键点及发展能力的重大选择、规划及策略。帮助医院明确远期发展方向，找准发展目标，指明发展点，并确定自身所需的发展能力，实现医院的快速、健康、可持续发展。

医院在确定自身发展方向及发展点时，常采用行业竞争者分析，该理论由迈克尔·波特提出，即波特五力模型。其认为一个行业的竞争状态和盈利能力取决于五种基本竞争力量之间的相互作用，即新进入者威胁、替代者威胁、购买者讨价能力、供应商讨价能力和现有竞争者间竞争，而其中每种竞争力量又受到诸多经济技术因素的影响。

医院竞争环境中同样包含以下五种力量。

1. 潜在进入者

潜在进入者包括社会办医、外资医院、互联网医疗等。

2. 替代者

替代者包括健康服务、保健、养老机构等。

3. 购买者

购买者包括患者、政府、家属、社区等。

4. 供应商

供应商包括政府、厂商、员工等。

5. 现有竞争

现有竞争包括针对同一人群开展同类服务的医疗机构等。

根据以上五种行业力量进行分析，进一步识别医院的竞争者及竞争者所采取的策略，判断竞争者的目标，评估竞争者的优势及劣势，确定竞争者的战略并预判竞争者可能的反应模式。上述即是行业竞争者分析的实施步骤。之后，医院便可据此确定医院在当前环境下需要什么样的资源和核心竞争力，以及采取什么样的措施，才可以保持持久的竞争优势以及健康高效的发展。

（三）动态竞争战略

美国沃顿商学院市场营销学教授乔治·S. 戴伊于2003年出版的《动态竞争战略》一书中首次提出并阐释了动态竞争战略的概念。

医院所面临的外部环境日新月异，医疗政策不断地出台与完善，医疗机构数量在增加，医疗服务模式在时刻创新，疾病谱与医疗技术也在不断变化更新。这样的环境需要一种动态的竞争战略——一种能对竞争对手的反应、患者需求的变化以及医疗市场的变幻莫测做出快速有效反应和对战略的调整。

以上需要医院管理者能够以超前的视野预见医院服务过程中的一系列彼此衔接的步骤与潜在的问题，找准竞争领域与竞争对手，并通过规范制约等手段，实时评估、反馈与控制，持续地进行预期调整、优化创新、控制改进，使医院在迅速变化和充满不确定性的内外环境下始终占据核心竞争优势。

（四）合作竞争战略

合作竞争战略突破了传统竞争战略强调战胜与淘汰对手这种“你死我亡”的观念，指出企业经营活动是一种可以实现双赢的非零和博弈，提出了合作竞争的新理念。该理论最早由耶鲁大学管理学教授拜瑞·内勒巴夫和哈佛大学企业管理学教授亚当·布兰登勃格于1996年提出。

合作竞争战略的实施方法为，首先将商业博弈绘制成一幅可视化的图——价值链，利用价值链定义所有的参与者、分析与竞争者、供应商、顾客和互补者的互动型关系，寻找合作与竞争的机会。在此基础上，利用PARTS战略，改变构成商业博弈的五大要素（参与者，participators；附加值，added values；规则，rules；战术，tactics；范围，scope。简称PARTS）中的任何一个要素，形成多个不同的博弈，保证了“PARTS不会失去任何机会”“不断产生新战略”，并分析和比较各种博弈的结果，确定适应商业环境的合作竞争战略，最终实现扩大商业机会和共同发展的战略目标。

医院实施合作竞争战略的主要形式为成立医疗集团或医疗联合体，基于区域卫生统筹规划以及彼此对区域医疗市场的预期和经营发展目标规划，通过各类协议自愿结合而成的利益共同体。如四川大学华西医院通过构建共享共赢的医疗生态圈，探索出集团型医联体、领办型医联体、区域专科联盟、城市社区联盟、远程网络联盟协作网五种模式的医联体，推进了区域医疗同质化发展。在带动区域内医疗水平整体提升，力争让西部地区人民群众可以就近获得东部地区同样高水平的优质医疗服务的同时，也成就了医院自身及区域内其他医疗机构发展、社会民主福祉的多方共赢。

（五）边缘竞争战略

1998 年，肖纳 L. 布朗与凯瑟琳 M. 艾森哈特合作出版的《边缘竞争》一书中，详细阐明了“边缘竞争战略”这一全新战略管理理论。

边缘竞争战略的核心思想是认为企业所处环境充斥着不可预测性与不可控制性，认为企业需要持续的变革来构建和调整企业的竞争优势，通过不断调整自身组织结构形式，并采取与之相适应的半固定式的战略趋向，以处理、应对各种不确定的意外事件的发生。重视企业的应变能力，要求企业尽可能早地预测变革，并抓住时机领导和促进变革。半固定式的战略趋向即是边缘竞争战略与传统战略方法的最主要区别。

医院所处经营环境同样表现出高速变化和不可预测性的特点。社会办医异军突起，“互联网＋”医疗如火如荼，医疗大数据、人工智能蓬勃发展，医疗集团、多点执业等医疗改革打破了医院固有的传统思维。医院在实施边缘竞争战略时，应时刻保持组织的开放性，力图建立水样组织结构，在不断适应与变革的过程中，保持医院在无序与有序的边缘的动态平衡。

（姜艳丽）

第二章

医院感染管理

第一节　医院感染管理概述

随着医院感染预防与控制工作不断深入，医院感染防控措施的有效落实，使得医院感染及医源性感染的发病率逐年下降。“循证感控、科学防控”的理念得到了普遍认可。医院感染管理越来越得到卫生行政部门、医院管理者及广大医务人员的高度重视和关注，已成为医疗质量和患者安全的重要组成部分。本章从医院感染管理概述、现状与进展、内容和特点等方面进行阐述。

一、医院感染管理的定义

医院感染管理是各级卫生行政部门、医疗机构及医务人员针对诊疗活动中存在的医院感染、医源性感染及相关的危险因素进行的预防、诊断和控制活动。

二、医院感染管理的意义

医院感染管理的意义重大，是保障患者安全，提高医疗质量以及维护医务人员职业健康的基本措施。医院感染管理涉及医疗安全、职业健康和环境保护三个方面，具体而言，医院感染管理的目的在于：①在医疗活动中不给接受医疗服务者（如患者、孕产妇、接受疫苗接种或体检的健康者等）带来新的感染或使其原有的潜在感染（如结核、疱疹病毒感染等）激活；②不给提供医疗服务者（如医务人员）和医疗机构中其他工作者（如保洁人员、行政管理人员等）带来新的感染或使其原有的潜在感染被激活；③不给社会带来感染危险（如感染性废物丢失、污水未经充分处理而排放、有生物危害的微生物泄漏等）。

三、医院感染管理的法律、法规、规章、标准和规范

医院感染管理本身尚无专门法律，但医院感染管理涉及面广，相关法律包括《中华人民共和国传染病防治法》《中华人民共和国职业病防治法》《中华人民共和国环境保护法》和《中华人民共和国固体废物污染环境防治法》，相关法规（国务院令）包括《突发公共卫生事件应急条例》《医疗废物管理条例》《病原微生物实验室生物安全管理条例》《艾滋病防治条例》和《医疗器械监督管理条例》等。

医院感染管理方面涉及许多规章（部令），包括《医院感染管理办法》《消毒管理办

法》和约25项国家标准（国家标准GB和国家职业卫生标准GBZ）、行业标准（卫生行业标准WS、医药行业标准YY和环境保护标准HJ；标准编号中/T表示为推荐标准；医院感染管理相关的卫生行业标准见国家卫生健康委员会（后文简称卫健委）官网卫生计生标准—卫生标准—医院感染控制标准），以及国家卫生健康委员会颁发的40多项规范性文件。

四、医院感染管理的组织架构

住院床位总数在100张以上的医院应设三级机构，包括医院感染管理委员会、独立的医院感染管理部门和病区医院感染管理小组。

住院床位总数在100张以下的医院则应指定分管医院感染管理工作的部门、设有病区的应建立病区医院感染管理小组。

其他医疗机构应有医院感染管理专（兼）职人员。

（一）医院感染管理委员会

医院感染管理委员会由医院感染管理部门、医务部门、护理部门、临床科室、消毒供应室、手术室、临床检验部门、药事管理部门、设备管理部门、后勤管理部门及其他有关部门的主要负责人组成，主任委员由医院院长或者主管医疗工作的副院长担任，其职责如下。

（1）认真贯彻医院感染管理方面的法律法规及技术规范、标准，制定本医院预防和控制医院感染的规章制度、医院感染诊断标准并监督实施。

（2）根据预防医院感染和卫生学要求，对本医院的建筑设计、重点科室建设的基本标准、基本设施和工作流程进行审查并提出意见。

（3）研究并确定本医院的医院感染管理工作计划，并对计划的实施进行考核和评价。

（4）研究并确定本医院的医院感染重点部门、重点环节、重点流程、危险因素以及采取的干预措施，明确各有关部门、人员在预防和控制医院感染工作中的责任。

（5）研究并制定本医院发生医院感染暴发及出现不明原因传染性疾病或者特殊病原体感染病例等事件时的控制预案。

（6）建立会议制度，定期研究、协调和解决有关医院感染管理方面的问题。

（7）根据本医院病原体特点和耐药现状，配合药事管理委员会提出合理使用抗菌药物的指导意见。

（8）其他有关医院感染管理的重要事宜。

（二）医院感染管理部门

医院感染管理部门、分管部门及医院感染管理专（兼）职人员具体负责医院感染预防与控制方面的管理和业务工作，主要职责如下。

（1）对有关预防和控制医院感染管理规章制度的落实情况进行检查和指导。

（2）对医院感染及其相关危险因素进行监测、分析和反馈，针对问题提出控制措施并指导实施。

（3）对医院感染发生状况进行调查、统计分析，并向医院感染管理委员会或者医疗机构负责人报告。

（4）对医院的清洁、消毒灭菌与隔离、无菌操作技术、医疗废物管理等工作提供指导。

（5）对传染病的医院感染控制工作提供指导。

（6）对医务人员有关预防医院感染的职业卫生安全防护工作提供指导。

（7）对医院感染暴发事件进行报告和调查分析，提出控制措施并协调、组织有关部门进行处理。

（8）对医务人员进行预防和控制医院感染的培训工作。

（9）参与抗菌药物临床应用的管理工作。

（10）对消毒药械和一次性使用医疗器械、器具的相关证明进行审核。

（11）组织开展医院感染预防与控制方面的科研工作。

（12）完成医院感染管理委员会或者医疗机构负责人交办的其他工作。

（三）病区医院感染管理小组

病区医院感染管理小组应包括医生和护士，成员宜为病区内相对固定人员，医生宜为主治医师以上职称。病区负责人应为本病区医院感染管理第一责任人。病区医院感染管理小组的职责如下。

（1）医院感染管理小组负责本病区医院感染管理的各项工作，结合本病区医院感染防控工作特点，制定相应的医院感染管理制度，并组织实施。

（2）根据本病区主要医院感染特点，如医院感染的主要部位、主要病原体、主要侵袭性操作和多重耐药菌感染，制订相应的医院感染预防与控制措施及流程，并组织落实。

（3）配合医院感染管理部门进行本病区的医院感染监测，及时报告医院感染病例，还应定期对医院感染监测、防控工作的落实情况进行自查、分析，发现问题及时改进，并做好相应记录。

（4）结合本病区多重耐药菌感染及细菌耐药情况，落实医院抗菌药物管理的相关规定。

（5）负责对本病区工作人员医院感染管理知识和技能的培训。

（6）接受医院对本病区医院感染管理工作的监督、检查与指导，落实医院感染管理相关改进措施，评价改进效果，做好相应记录。

（陈展鹏）

第二节　医院感染管理的现状与进展

一、我国医院感染管理的现状

我国自1986年在全国范围内有组织地开展医院感染管理工作，迄今已有近30年。我国医院感染管理工作在政策法规、组织管理、人才队伍建设和专业发展等诸多方面取得了长足发展，多方共同努力，医院感染的发生率显著降低，为保障以我国有限的医疗资源满足全体人民群众的健康需求做出了重要贡献。

在政策法规建设上，我国已经构建了医院感染管理方面相对完整的法律和政策体系，形成了有力的保障。不过，医院感染管理相关的规章、标准和规范名目较多，令出多头，相互之间还存在一些不一致之处，还需要加强顶层设计，统一协调。我国医疗机构也基本上都按照要求、依据法律、法规、规章、标准和规范构建了自身的制度，不过许多医疗机构的制度存在照搬规范，未按照其实际情况细化等不足，因此使这些制度在可操作性上存在较大问题。

在组织管理建设上，我国医疗机构大都按照《医院感染管理办法》建立了相应组织架构。不过也存在医院感染管理委员会流于形式，未发挥其应有作用，以及医院感染管理部门未独立，人员配置不足等常见问题。

随着我国医疗机构近年来对医院感染管理的日益重视，在资源配置上也日益加强。但总体上“医院感染花钱而不挣钱”的观念并未得到根本扭转，不少医疗机构未配备与医院感染管理相适应的足够资源，包括但不限于：①医院感染管理专兼职人员配备不足；②临床一线的医务人员护配置不足。此外，由于医学快速发展、人民健康需求提高、过度医疗、利益驱动等诸多因素驱动，高值耗材使用变得日益频繁；然而许多耗材标注为一次性使用，但由于相应的收费未跟上，医疗机构中存在部分标注为一次性使用的耗材重复使用的情况。当然，相关部门也需要加强对耗材是否确为一次性还是能够被复用的认定，减少生产和丢弃一次性耗材所带来的环境压力。

在医院感染防控措施的依从性上，近年来经过一些医院感染暴发事件的警示、教育培训数量增加和医务人员意识逐渐提高，医务人员对手的卫生、环境物表清洁消毒、安全注射等医院感染防控措施执行的依从性有了较大提高。然而，观察依从性时常受到霍桑效应（观察者效应，如被观察时做，不被观察时就不做）影响，观察到的依从性常常虚高。由于安全文化尚未建立，重治疗轻预防的观念未根本转变，我国医务人员中医院感染防控措施的真实依从性仍然较低。

尽管近年来我国医院感染管理上取得了巨大进步，发展形势令人鼓舞；但不可否认的是医院感染暴发事件或门诊患者中的医疗保健相关感染暴发事件仍层出不穷。以上情况一方面反映了部分医疗机构重视不足、医务人员违规操作；另一方面，由于这些事件发生的原因带有普遍性，也反映出了整个医疗、医保和教育体系乃至社会文化中的系统性问题，如医疗机构为发展过度追求利润、人力配置不足导致过于繁忙、收费不足使得物品违规复用、医务人员缺乏规则意识等。我们要理性地认识到即使在发达国家投入了巨大医疗资源，医院感染暴发也很常见；我们也必须承认我国医院感染管理还存在大量问题，有极大的改进空间，其改进在很大程度上有赖于整个社会的进步。

二、国际上医院感染管理的进展

1. 公开报告医院感染相关指标

公开报告医院感染相关指标在理论上将给医疗机构带来压力，促进其改进而降低医院感染率。目前在美国、英国、法国、挪威和爱尔兰等部分国家制定了政策，要求医疗机构公开其医院感染相关指标（主要是医院感染发生率），大多数欧洲国家的医院感染管理专家也支持在其国家实施公开报告医院感染相关指标。不过公开报告的内容和形式却各不相同，有些国家关注结果指标（医院感染率），有些国家关注过程指标（如含酒精速干手消毒剂的用量）。由于医院感染类型多样，多数国家只要求医疗机构报告特定感染类型的发生情况，而非所有的医院感染类型。在英国，各医疗机构被要求报告金黄色葡萄球菌［包括耐甲氧西林（MRSA）和不耐甲氧西林（MSSA）菌株］血流感染发生率、艰难梭菌感染（CDI）发生率和外科手术部位感染（SSI，主要是报告骨科手术部位感染）发生率。在爱尔兰，除了医疗机构的金黄色葡萄球菌血流感染和艰难梭菌感染发生率会被公开之外，医疗机构每季度的含酒精速干手消毒剂用量也被公开。在挪威，所有医疗机构的医院感染两年的患病率在网站上被公布。在法国，对医疗机构依据其是否有医院感染管理委员会、参加监测的外科病房百分比和速干手消毒剂用量进行公开的排名。在美国，情况更为复杂，各州有自己的规定。例如，在加利福尼亚州，有专门网站可以将各医院导管相关血流感染、MRSA 和耐万古霉素肠球菌（VRE）与该州的平均水平进行比较，将各医院的 SSI 与全美国平均水平进行比较，了解该医院所处水平，但并没有提供实际的数据；绝大多数医院比较后都处于平均水平。在宾夕法尼亚州，则以年度报告的形式公布其 165 家监测医院的每 1000 入院患者中所有医院感染例次数。在华盛顿州，各家医院的导管相关血流感染发生率可以通过网站进行比较。值得注意的是，以上这些国家和美国的各州关于公开报告的政策常有变化。

不过，目前尚缺乏有说服力的证据证明公开报告医院感染相关指标能降低医院感染率，但现有发现表明公开报告有助于促使医疗机构发现感染的显著性改变。对各种不同的公开报告策略和方式，还需要进一步研究以明确公开报告的实际影响和找出相对较好的报告方式。公开报告这一做法也面临许多挑战，包括选择合适的指标、公开的程度和报告方式等。指标公开后必然面临不同医疗机构间的比较；专科医院和综合医院之间、三级医院与非三级医院之间、大学教学医院和市级医院之间所收治患者病种和病情常不同，这些患者发生医院感染的风险也差异较大。需要选择尽可能客观、可靠的指标及比较方式，避免造成感染率高就认为一定代表医院感染防控差的错误印象。公众也难准确掌握公开指标所代表的意义，因此公开报告还需要配套其相应的解释。

2. 对部分感染医保拒付

对服务提供者达到某些质量目标后追加部分付费的经济奖励常被称为按工作效果付费。按效果付费常被作为提升医疗质量和保障医疗安全的重要手段；然而其对患者预后的实际影响常与预期不一致，一些研究发现该措施实际上无效。

医保拒付部分医院感染带来的费用是医院感染管理方面的一大新举措。然而，一项发表在新英格兰医学杂志的研究却发现执行医保拒付并未带来医院感染率的降低。分析其原因可能包括：①上有政策下有对策：因为美国医保与医助服务中心是通过医疗账单上疾病的 ICD-9（国际疾病分类第 9 版）编码付费，而研究已经发现 ICD-9 编码系统在识别医院感染上的敏感性低，医院可通过修改账单将医院感染标注为“入院时就存在”而躲避拒付；②美国的导尿管相关尿路感染和导管相关血流感染已经通过多年的努力，通过实施集束化的感控措施而已经降低到很低的水平（1～2 例/1000 导管室），通过医保拒付再使感染率降低有一定困难；由于我国的相应感染率较高，医保拒付是否有效尚值得研究；③医保拒付两种感染类型多带来的经济影响很小，不超过医院从医保来的收入的 0.6%。是否更大范围的医保拒付会对感染率有影响也还值得深入研究。

3. 医院感染监测进展到医院感染相关事件的监测

医院感染管理需要大量数据以便于发现问题和评估干预措施的效果等，这就需要进行相应监测。医院感染监测包括全院综合性监测（持续不断地对所有临床科室的全部住院患者和医务人员进行医院感染及其有关危险因素的监测）、目标性监测（针对高危人群、高发感染部位等开展的医院感染及其危险因素的监测，如重症监护病房医院感染监测、新生儿病房医院感染监测、手术部位感染监测、抗菌药物临床应用与细菌耐药性监测等）。此外，医疗机构还可开展横断面（现患率）调查作为医院感染监测的补充。现代医院管理日益依赖各种数据，这就要求数据真实可靠，但数据常经不起拷问；其原因很多，包括判断标准主观等。

美国全国医疗保健安全网络（NHSN）近年来将目标性的感染监测改称为事件监测，其中血透事件和呼吸机相关事件（VAE）代表了两种不同的改变。

血透事件监测名称中没有感染，其监测 3 种事件［静脉使用抗菌药物、血培养阳性、穿刺点感染征象（脓、红或者肿胀加剧）］，然后据此推断出 4 种感染类型（血流感染、血管穿刺部位感染、血管通路相关性血流感染和血管通路感染）。这种两步法监测有助于在判断感染时能有据可依，避免随意性；也包括了静脉使用抗菌药物这个与感染相关但并非感染本身的指标，以期避免判断感染时由于医疗文书记录不详等多种原因，导致达不到感染判断标准而致感染率虚低的情况。

呼吸机相关事件（VAE）监测是对原有医院感染监测突破性的改变。对于呼吸机相关性肺炎（VAP）这一重要的医院感染类型，其监测存在特异性差（多达 50% 的 VAP 患者在死后尸检中未发现肺炎证据）、主观性强（不同监测者往往得出截然不同的结论）等瓶颈。因此，美国疾病预防控制中心组织了专门的专家小组开发除了替代 VAP 监测的 VAE 监测。VAE 分为层层递进的三层事件，包括呼吸机相关并发症、感染相关呼吸机并发症和疑似呼吸机相关性肺炎。VAE 的突破性改变不仅在于其不依赖医生听诊、X 线结果等易造成主观性的指标，而且在于其突破了感染这一框架，将能够导致患者呼吸恶化的各类并发症均纳入了监测，包括液体复合过多、成人呼吸窘迫综合征、咯血、肺栓塞等，从而将患者视为一个整体，不再孤立关注感染这一负性事件，而将感染纳入众多医疗相关负性事件之中。

4. 重视行为改变

医院感染管理的关键在于落实防控措施，这就需要改变医务人员的行为。然而行为改变非常复杂，往往需要多种措施并举。近年来，发达国家重视行为学改变，以下是对几项进展的举例说明。

正向偏差被发现能在一定程度上促进行为改变。正向偏差是基于实践观察中发现，在社区或社群中，总有一部分特定的人或群体在面临同样问题和挑战时，在拥有同样资源的条件下，其与众不同的行为或策略使得其能找到解决问题的更好方法。有些类似于我们常说的“智慧在民间”。在美国和加拿大的数项研究和实践中可以发现：通过发动一线临床工作人员自行提出和实践解决医院感染方面的问题，也就是让临床医务人员寻找“如果是你，对这个问题你会怎么做”的答案，在很大程度上找到了更好解决问题的方法和有更高的医院感染防控措施的依从性。

社会化营销借鉴商业营销的理念和操作方式而推动行为改变。社会化营销也被成功用于推动部分医院感染防控措施（如手卫生）的执行，其通过借鉴营销理念，全面深入分析“顾客”（医务人员个体或某个病房的医务人员整体）的行为模式，并深入分析“产品”（防控措施）的优缺点，通过扬长避短和采取有针对性的个性化措施［如对不同病房或者不同医务人员群体（医生、护士和技师等）］而推动行为改变。

患者授权是另一个被发现可能行之有效的行为改变措施，类似于“人民战争”的理念。授权患者监督医务人员的医院感染防控措施（如手卫生）的依从性，当医务人员未执行某项措施时，患者可以提醒医务人员，甚至拒绝服务并反馈给其主管。

（王　静）

第三节 医院感染管理内容与特点

一、医院感染防控方面的主要措施

医院感染防控包括多种措施，分为普遍适用的措施和针对某些特定感染类型、特定病原体、特定人群和特定医疗环节的针对性措施。

（一）普遍适用的措施

（1）教育培训。

（2）标准预防。标准预防是针对医院所有患者和医务人员采取的一组预防感染措施。包括手卫生，根据预期可能的暴露选用手套、隔离衣、口罩、护目镜或防护面屏，以及安全注射。也包括穿戴合适的防护用品处理患者环境中污染的物品与医疗器械。标准预防基于患者的血液、体液、分泌物（不包括汗液）、非完整皮肤和黏膜均可能含有感染性因子的原则。

（3）无菌操作。

（4）环境和物表的清洁和消毒。

（5）可复用用品的清洁（清洗）、消毒和灭菌。

（6）使用后物品的正确处理。

（7）空气净化（通风、空气洁净和空气消毒等）。

（8）咳嗽礼仪/呼吸道卫生（呼吸道感染患者佩戴医用外科口罩、在咳嗽或打喷嚏时用纸巾盖住口鼻、接触呼吸道分泌物后实施手卫生，并与其他人保持1米以上距离的一组措施）。

（9）缩短患者住院时间。

（二）针对性措施

针对性措施常包括多种措施并举，常见的有以下3个方面。

（1）隔离。对传染病和多重耐药菌定植/感染者依据病原体传播的途径（空气、飞沫和接触）采取隔离措施；对有感染高风险的特定患者（如大面积烧伤患者、免疫严重受限者）可采取保护性隔离。

（2）抗菌药物管理。

（3）针对导管相关感染（如导管相关血流感染、呼吸机相关性肺炎、导尿管相关尿路感染）和手术部位感染的集束化措施。例如针对导管相关血流感染需要采取置管时最大化无菌屏障（操作者穿手术衣或隔离衣、戴口罩、帽子和手套，对患者铺大巾）、用含氯己定酒精进行皮肤准备和超声引导下穿刺等，在维护时每日评估导管留置必要性、导管接口一用一消毒、定期更换敷料等。

有些措施常用于特定患者，但在资源充足的情况下也可能被用于所有患者，如：①主动筛查，患者尚未发生感染，而对特定具有潜在致病性的微生物进行主动筛查；②去定植，采用特定的消毒剂（如氯己定）或药物（如莫匹罗星）对所有病原菌（如氯己定针对所有病原菌）或者特定病原菌（如莫匹罗星针对金黄色葡萄球菌）进行去定植。

在众多的措施中，手卫生常被认为是最简单有效的单个措施。

二、医院感染管理方面的主要措施

医院感染管理除了包括以上防控措施之外，还包括如何使这些防控措施落实的各项活动、方法和措施，主要包括以下 6 个方面。

1. 制定制度，并及时和定期更新

通过制度告诉医院工作人员什么应该或者最好做而什么不应该做，约束工作人员行为。由于医院感染管理进展很快，国家层面不断新推出规章、标准和规范等；而各行业学会或协会也不断推出指南和专家共识。因此，应依据新颁布的规章及时更新制度；同时应定期检视现有制度并更新（如每两年一次）。

2. 配置资源

医院感染管理需要有相应资源，主要有：①人力，包括充足的临床一线医务人员以保质保量完成医疗工作、充足的医院感染防控专兼职人员以推动医院感染管理工作的落实（按《医院感染监测规范》规定医疗机构中每 250 张开放床位应配置一名医院感染管理专职人员，而在西方发达国家要求为每 100 ~ 150 张开放床位配备一名专职人员，医疗机构中每个病区应指定医院感染管理兼职人员）；②经费，为医院感染管理活动，如教育培训（包括人员外出进修学习）、奖励机制等配置适宜的经费，如医院感染管理部门制定预算；③设施和物品，包括手卫生用品和设施［洗手槽、洗手液、非手触式水龙头（用于手术室和 ICU 等感染高风险区域）、擦手纸或干手设备、速干手消毒液等］，消毒药械（消毒剂、消毒器械、生物指示剂、化学指示物、灭菌包装物），清洁用具和清洗用品（酶、刷子、超声波清洗机等），灭菌设备（或寻求第三方服务），个人防护用品（外科口罩、医用防护口罩、手套、护目镜、防护面屏、隔离衣、防护服、防水围裙等），环境卫生学采样和检测的设施（或者寻求第三方服务）等；④微生物实验室，医院感染管理在很大程度上依赖强有力的微生物实验室，对于规模较小的医疗机构也常将微生物检验服务外包；⑤信息系统。

3. 教育培训

通过形式多样的教育培训告诉工作人员为什么要做医院感染防控以及如何做等。现在证据表明单纯说教式的教育培训效果差，应尽可能针对不同人群（外科医生、内科医生、护士、技师、实习生等）设计其应该重点掌握的内容，尽可能结合案例（而不仅是理论）和图片开展教育培训。

4. 监督管理

其是医院感染管理的基石，通过监督管理掌握规章制度的落实情况，落实所面临的障碍，并发现解决这些障碍的方法。监督管理常包括对工作人员手卫生、环境物表清洁消毒、无菌操作、隔离措施、医疗废物处置、特定感染类型的集束化防控措施等方面的依从性进行监督，包括现场观察，环境采样、采用特定设备进行检测等多种方法。要让监督管理有效，医疗机构负责人应对医院感染管理管理团队充分授权，并且在医疗机构需要逐步形成“说出来”的文化。

5. 监测

监督管理更多是关注医院感染管理的过程，而监测更多是针对结果指标（如感染与否、什么样的感染等）。通过监测采集相应感染数据，可以发现问题、寻找解决问题的方法、并且评价所采取措施的效果。

6. 集束化干预

医院感染管理涉及面极广，需要对所面临的问题基于监测、监管的数据资料，结合国内外形势，通过风险评估、头脑风暴等多种形式细致分析，对面临的问题设置优先次序。对面临的优先问题采用指南、规范、共识等推荐的一系列措施（称为集束化措施）对其进行干预，以期解决该问题或者降低相应感染的发生率。基于目前我国相关规定，加之目前医院感染管理专业能力尚不足，目前的集束化干预往往都集中于导管相关感染、手术部位感染、多重耐药菌定植/感染等。

三、医院感染管理的特点和挑战

1. 资源配置

医院感染管理需要消耗大量资源，但我国尚处于发展中阶段，资源极为有限，而且人民日益增长的医疗保健需求则需要更多资源。因此，不可否认，医院感染管理和医疗服务之间对资源有竞争关系。医疗服务的效果往往立竿见影（如明确了诊断，解除了疾病），但医院感染管理的效果（阻止了感染的发生，阻止了暴发）往往看不见摸不着，发生感染后的检查治疗费用往往作为医疗总费用的一部分，常由患者自身（如门急诊患者）或者通过报账而大部分由医保支付（如住院患者）；因而，医院感染管理节约的资源往往让医疗机构不易察觉。不少医疗机构在医院感染管理方面只是以“不出事”为根本要求，在口头上高喊“重视、很重视、非常重视、尤其重视、特别重视”等，但实际上在人力、物品方面则尽可能压缩，难以保障真实有效的医院感染管理工作的开展。

医院感染管理是以较小投入获得较大回报的典型案例。按照北京大学第一医院李六亿组织的对 14 个省、自治区和直辖市的 68 家医院资料进行卫生经济学评价发现：每发生 1 例医院感染，医疗机构则会少收治 1.8 名患者（因为医院感染病例住院时间长）；人力方面投入 362 元可减少 1 例医院感染；在医院感染管理上投入 1 万元，则可获得 50 万元的直接效益。因此，国家和省市医保政策制定者、医院管理者都应高度重视医院感染管理，梳理底线思维和规则意识，这样才能使得国家和医疗机构有限的资源用在急需之处，带来更多、更好的经济和社会效益。这样的道理易懂，但思想的转变需要假以时日，也需要社会整体进步。

2. 政策规定的制定

好的政策规定应是科学性、先进性、实用性和可操作性的合理妥协。我国在将来很长时间内仍将是发展中国家，而且人口众多，很多地区人口密度大。这些国情决定了我们不能照搬西方发达国家医院感染管理方面的规范和指南，更应强调政策规定中的措施其证据是否充分、成本效益比、其对资源的消耗和对环境保护带来的影响。例如，许多医疗物品被标注为一次性，然而一些在实践中被证明其实在灭菌前提下可以被重复使用，因此相应的政策规定应更加明确规定物品是一次性还是可复用。我国国情复杂，地区差异大，有些地方（如部分沿海城市）已经达到发达国家发展水平；然而还有很多地方仍有很大差距，因此政策规定的制定不能一味追求向发达国家看齐的“先进性”，而应结合实际，在此基础上依据情况变化逐步提高。政策制定还面临规定含混不清，难以理解或者容易被误解等挑战。例如，医院感染管理方面制定了很多标准，这些标准出台后往往需要对专职人员进行培训。“标准需要培训”这一现象在另一个方面往往说明标准中规定不够清晰，专职人员自学时难以理解，因而要进行培训；而要对全国每个专职人员进行培训是不现实的。更关键的是这些规定不仅医院感染管理专职人员需要知晓，广大的医务人员也需要知晓，所以培训不是传达政策规定的最佳方式。而是应尽可能把政策规定说得足够清楚，在实行过程中发现问题后可以通过不断更新或出台解释，让专职人员和医务人员能够通过自学和实际应用而理解。可操作性是目前医院感染管理方面政策规定的另一个短板。医疗机构在依据国家或者省级卫生行政部门等出台规定制定自身的制度时，需要充分考虑可操作性。这就要求明确“谁去做（who）”“做什么（what）”“什么时候做（when）”“哪里去做（where）”“如何去做（how）”“不这样做要承担什么后果（so what）”等。好的制度和政策规定都需要在实践中检验和不断完善。因此，制定新制度、政策规定时最好能有一段时间的试行期。

3. 措施执行的依从性

医院感染管理所面临的一大主要挑战是防控措施虽然看似简单，但在实践中执行的依从性常不高。有了指南和规范以及教育培训告诉医务人员为什么要做医院感染防控和如何做，并不代表着医务人员就会这样去做，而现实情况往往恰恰相反。医学的复杂性不仅体现在疾病的病因、诊断和治疗上，还体现在需要改变医务人员的行为来减少或者避免医疗带来的各类不良事件（包括医院感染）。正如美国著名医师和患者安全方面专家彼得·普罗诺佛斯特（Peter Pronovost）指出的，现代医学严重地忽视了如何将由科学证据支撑的治疗和预防手段在临床中贯彻执行，因为这被视作是艺术而不是科学，而艺术往往需要天赋而且不一定是必需的；而这是“一个错误，严重的错误”。世界卫生组织在2009年也指出：“说服和影响医务人员改变行为和习惯以遵守能改进患者安全的流程和方案的传统尝试在很大程度上已经失败。现在有至少数千条关于患者安全的指南、共识和规范推荐的意见，但很少有证据显示医务人员依据这些意见而改变了自己的行为和习惯。”因此，要让医院感染管理能在临床等一线工作中落地，则需要重视行为学研究，找出打破习惯这一强大力量的方法。而行为学研究在我国医院感染管理中尚处于起步期，还需要高度重视和开展相应研究。

除了行为学研究，还有一个关键是树立安全文化。虽然在医疗机构中安全文化常被提及，然而实际上其尚未被树立起来。一方面，医务人员等医院工作人员中常缺乏规则意识，常有“我们没什么问题，有问题也不大”“我们不否认有些问题，但这些问题普遍存在，不用管它们”“我们这么多年都这样过来了，也没见发生什么事，何必管呢?”“临床这么忙，压力这么大，还有这么多要求这样那样”等这样、那样的疑问或情绪。另一方面，我国强调治标的处理方式也不利于梳理安全文化。我国近年来医院感染暴发事件仍层出不穷，每次事件发生后几乎都会处罚医疗机构负责人和相关职能负责人。表面上，这样的处理将责任落实到了人，可以给人民群众一个交代。然而，由于普遍存在的侥幸心理，其所起警示作用常极为有限而且持续时间短暂。更为关键的是，这些层出不穷的问题反映出来我国的医疗体系中存在的系统问题。当出了医院感染暴发事件后更应关注的是为什么会出这样的问题，例如，是否是规定不够清楚、不够科学、环节过多导致操作人员可能失误？是否因为医务人员工作量过大、过度疲劳所致？是否有些医疗服务收费过低、成本过高，相应收费未跟上，诱导部分人员违规操作？是否是卫生行政部门的监管不力？等。只有坦率地面对问题的本质，认真思考问题背后的深层次原因，才能找出解决问题的方法，避免问题周而复始地出现。树立安全文化还有很长的路要走，从医务人员个体和整个医疗体系整体都需要做出相应努力，关键是求真务实。

（赵　勋）

第四节　医院感染

四川大学华西医院近年来在院内启动了手卫生推广项目，特别是近五年来，在综合 ICU 各级医务人员的大力支持下，更是取得了良好的效果。下文将展开介绍。

一、手卫生项目推进方法

在医院感染管理部门和综合 ICU 的通力合作下，成立了由综合 ICU 主任、护士长、感控护士和医院感染管理专职人员共同组成的项目推动小组，按照世界卫生组织颁布的《医疗机构手卫生指南》和《世界卫生组织多模式手卫生改善策略的实施指南》中推荐的建议，从系统改变、教育培训、评估反馈、工作场所提醒、建立安全文化 5 个方面推动手卫生工作。

1. 系统改变

每床配置了速干手消毒液，并将速干手消毒液和洗手液、干手纸等手卫生用品的成本全部纳入医院的成本核算，以鼓励医务人员使用。

2. 教育培训

定期对医生、护士、工人以及进修生、实习生等医务工作者进行分层的专题培训和强化培训、加强对探视者、来访者的宣教等方式，强化各级各类人员的手卫生知识和意识。

3. 评估反馈

综合 ICU 感控护士和医院感染管理专职人员分别按照世界卫生组织《手卫生技术指南》提供的方法，按计划开展医务人员手卫生依从性的监测，观察时当面反馈给当事医务人员，并通过每周三的科室管理小组会议进行反馈，同时将医院感染管理专职人员观察的依从性结果纳入科室医疗质量考核。

4. 工作场所提醒

制作了内容丰富的海报张贴于科室宣传栏、墙面等区域，同时制作印有手卫生知识的折页、鼠标垫，并将全科的电脑屏保更换为手卫生相关知识的宣传图片，定期更换。

5. 建立安全文化

由科室主任、护士长主导签署了医务人员手卫生承诺书，并张贴于科室的宣传墙上；科室内部自发组织不定期的医院感染相关知识的教育、培训和宣传活动，同时对患者的家属和访客进行手卫生知识的宣传工作。

二、项目取得的效果

通过 5 年的努力，手卫生项目在华西医院的综合 ICU 内取得了较好的成果。

1. 手卫生依从性和手卫生用品的领用量逐步增加

自 2012 年在综合 ICU 内全面推动手卫生项目以来，该科室手卫生相关的各项指标均呈上升趋势，其中速干手消毒液的领用量从 2012 年的每天 64. 5 mL/床上升至 2016 年的每天 105. 0 mL/床，医务人员手卫生的依从性从 2012 年的 49. 5% 上升至 2016 年的 94. 2%，正确性从 2012 年的 80. 5% 上升至 2016 年的 100%。

2. 医院感染发病率逐渐降低

综合 ICU 的医院感染目标监测结果显示，在项目实施期间，该科室医院感染发病情况呈下降趋势，其中例次医院感染率从 2012 年的 14.6% 下降至 2016 年的 7.16%（$P < 0.001$）。

三、项目实施过程中的成本效果、效益分析

1. 花费情况及成本效果分析

手卫生相关用品的总花费（包括速干手消毒液、洗手液和擦手纸）从 2012 年的 36.15 万元上升至 2016 年的 40.51 万元。另外，项目实施期间每年用于设计、制作宣传画、鼠标垫等用品等费用约 2000 元。经一般线性模型检验，手卫生相关花费的趋势与未发生医院感染的趋势有统计学差异，且未发生医院感染率的上升趋势明显高于手卫生相关花费的增长趋势。

2. 成本效益分析

以 2012 年患者花费的数据为基线数据进行成本效益分析。虽然发生医院感染患者的 ApacheⅡ评分略高于非医院感染组患者（中位数分别为 23 分和 20 分），2012 年发生医院感染的患者平均住院天数为 43 天，入住 ICU 期间的平均花费为 161 985.02 元（中位数），显著高于未感染患者的 18 天和 58 600.47 元，全年因医院感染增加医疗支出 15 507 682.5 元，并且由于医院感染的发生导致减少收治患者 208.3 人。在本案例中，由于推行了手卫生项目，通过五年的努力，该科室的医院感染率从 2012 年的 14.6% 降低至 2016 年的 7.2%，降低幅度达 51.0%。由此计算，仅 2016 年通过降低医院感染，就可以减少 7 497 468.1 元的医疗支出，而同年在综合 ICU 内推动手卫生项目的总花费仅为 405 077 元（含速干手消毒剂、洗手液、擦手纸、宣传画等费用）。

由此可见，遵循世界卫生组织的指南，在医院内成功推动手卫生项目，通过多策略模式增加医务人员的手卫生意识，提高其手卫生依从性，能显著降低医院感染的发生率，节约医疗资源，具有良好的成本效益比。

（殷桂红）

第三章

医疗质量管理

第一节　医疗质量管理体系

医疗质量管理体系是指医院在质量管理方面，建立方针、目标以及实现这些目标的过程的相互关联或相互作用的一组要素，它是医院管理的重要部分。建立质量管理体系是现代医院质量管理的重要标志之一。由于医疗质量关系到民生大问题，我国政府一直对医疗质量管理给予了极大的关注与重视。根据质量管理工作的特点，我国医疗质量管理体系可分为医疗质量管理组织体系与医疗质量管理标准体系两种。

一、医疗质量管理组织体系

医疗质量管理组织体系是医疗质量管理职责保证。组织体系的设计和实施受各种需求、具体目标、所提供的医疗服务、所采用的过程以及医院的规模和结构的影响。国内医疗质量管理组织体系通常是以层级网络结构式表示。

（一）国家医疗质量管理与控制组织体系

我国医疗质量管理是政府导向，《医疗质量管理办法》规定：建立国家医疗质量管理与控制体系，各级卫生计生行政部门组建或者指定各级、各专业医疗质量控制组织，落实医疗质量管理与控制的有关工作要求。此外，还规定了体系中各级卫生行政部门、质量控制组织和医疗机构的职责（图3-1，表3-1）。

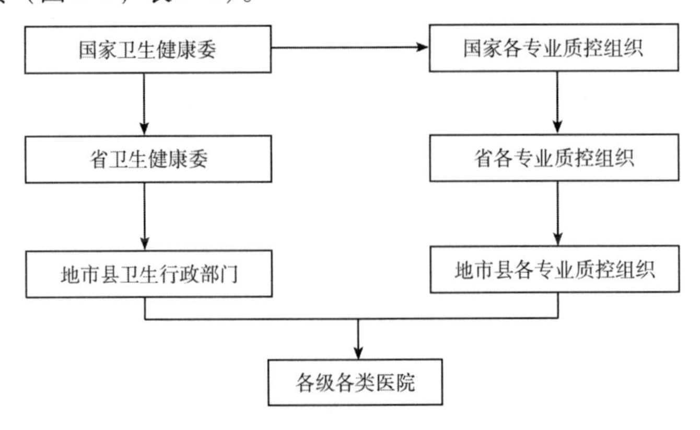

图3-1　国家医疗质量管理与控制组织体系架构示意图

表3-1 国家医疗质量管理与控制体系各层面关系与职责一览表

层面	机构	职责	备注
国家级	国家卫生健康委员会	建立国家医疗制订医疗质量管理制度、规范、标准和指南	—
	质控组织	（1）制定全国统一的质控指标、标准和质量管理要求 （2）收集、分析医疗质量数据，定期发布质控信息	在国家卫生健康委指导下开展质控工作
省级	省级卫生计生行政部门	（1）制定行政区域制度、规范和具体实施方案 （2）监督、指导	—
	质控组织	在全省范围内落实、开展医疗质量管理与控制的有关要求	在上级质控组织与省卫生健康委指导下开展质控工作
地市县级	地市县级地方卫生计生行政部门	监督、指导	—
	质控组织	在本行政区域内落实、开展医疗质量管理与控制的有关要求	在上级质控组织与区域内卫生行政部门指导下开展质控工作
医疗机构	医疗机构	开展医疗质量管理工作，落实执行卫生行政部门的各项医疗质量管理要求	—

（二）医院医疗质量管理组织体系

由于医疗质量的内涵不断延伸，医疗质量管理的内容也不断发生改变。在医院管理体系中，医院的医疗质量管理组织构架体系也随之发生变化。在卫生行政部门发布的有关医院管理的文件，如《医院管理评价指南》《医院评审标准》《医疗质量管理办法》以及近期国务院办公厅发布的《关于建立现代医院管理制度的指导意见》中均明确规定，院长是医院质量管理第一责任人和建立各种质量管理委员会，并规定了各层面在医疗质量管理体系中所扮演的角色。其中，《三级综合医院医院评审标准（2011版）》和《二级综合医院医院评审标准（2012版）》明确提出：有医院质量管理组织架构图，能清楚反映医院质量管理组织结构，体现院长是第一责任人。在其他专科医院的《医院评审标准（2011版）》中还指出：医院质量管理组织体系中体现院长作为医院质量与安全管理第一责任人统一领导和协调各相关委员会工作的地位与作用。由于各医院职能部门设置有差别以及赋予的管理功能不同，其医疗质量管理组织体系中的组织会有一定变化。医院医疗质量管理体系如图3-2所示。

1. 院长

院长是医院医疗质量管理第一责任人，领导医院的医疗质量管理工作。负责制定医院质量方针与目标，策划医院质量管理，确保质量与安全管理体系所需资源的获得，指挥与协调医院质量管理活动，定期专题研究医疗质量和医疗安全工作，其职责如下。

（1）制定医院质量方针与目标。

（2）对医院质量管理体系进行策划，组织落实。

（3）确保质量管理体系所需资源的获得。

（4）确保各职能部门质量职责与权限明确，对重要问题亲自主持协调。

（5）对质量管理体系每年进行评审，并不断改进。

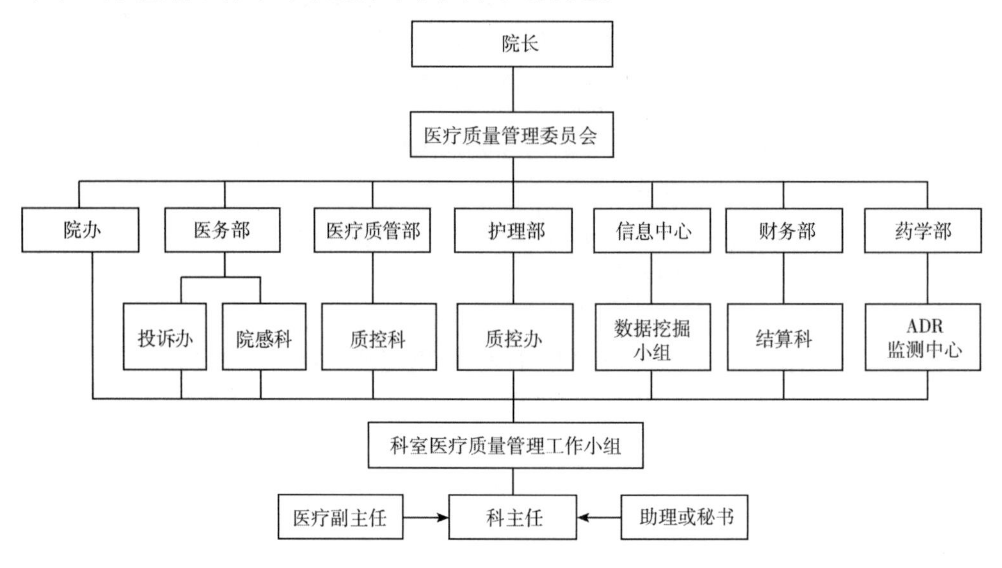

图3-2　医院医疗质量管理组织体系示意图

2. 质量管理委员会

医院质量管理委员会包括各种委员会，如医疗质量、药事、院感、护理、输血和病历等质量管理组织，由医院领导、医院管理者和医学专家组成，主要负责各类医疗质量的管理工作。其职责如下。

（1）按照国家医疗质量管理的有关要求，制订本机构医疗质量管理制度并组织实施。

（2）组织开展本机构医疗质量监测、预警、分析、考核、评估以及反馈工作，定期发布本机构质量管理信息。

（3）制订本机构医疗质量持续改进计划、实施方案并组织实施。

（4）制订本机构临床新技术引进和医疗技术临床应用管理相关工作制度并组织实施。

（5）建立本机构医务人员医疗质量管理相关规章制度、技术规范的培训制度，制订培训计划并监督实施。

（6）落实卫生计生行政部门规定的其他内容。

3. 医院质量管理职能部门

医院质量管理职能部门包括：专职质量管理职能部门、医务部护理部以及与质量管理有关的主管部门等。医疗质量管理职能部门是医院医疗质量管理的核心，主要行使指导、检查、监督、考核、评价和控制管理职能。实施医疗质量管理制度与标准，组织考核评价，提出改进工作意见，处理医疗质量管理中存在的问题与隐患，其职责如下。

（1）负责制订全院性的质量管理规划。

（2）负责研究、制订质量管理的各项规章制度。

（3）组织领导医院的医疗质量检查和评估工作。

（4）负责监督各科室、各部门的质量管理工作。

（5）负责调查分析医院发生的医疗、护理缺陷的原因，有权判定医疗缺陷的性质。

（6）负责医院医疗质量的分析和总结。

（7）落实并医管会安排的各项任务，负责全院医疗质量的监测、考核、检查等工作。

4. 科室医疗质量管理工作小组

科室主任全面负责本科室医疗质量管理工作。科室医疗质量管理工作小组负责制订本科室与部门质量管理的各项规章制度，负责教育监督、检查各项与医疗质量有关的规章制度执行情况，发现问题及时纠正。定期收集汇报总结有关资料向上级管理机构汇报，其职责如下。

（1）贯彻执行医疗质量管理相关的法律、法规、规章、规范性文件和本科室医疗质量管理制度。

（2）制订本科室年度质量控制实施方案，组织开展科室医疗质量管理与控制工作。

（3）制订本科室医疗质量持续改进计划和具体落实措施。

（4）定期对科室医疗质量进行分析和评估，对医疗质量薄弱环节提出整改措施并组织实施。

（5）对本科室医务人员进行医疗质量管理相关法律、法规、规章制度、技术规范、标准、诊疗常规及指南的培训和宣传教育。

（6）按照有关要求报送本科室医疗质量管理相关信息。

二、医疗质量管理标准体系

标准体系是一定范围内，标准按其内在联系形成的科学的有机整体（图3-3）。

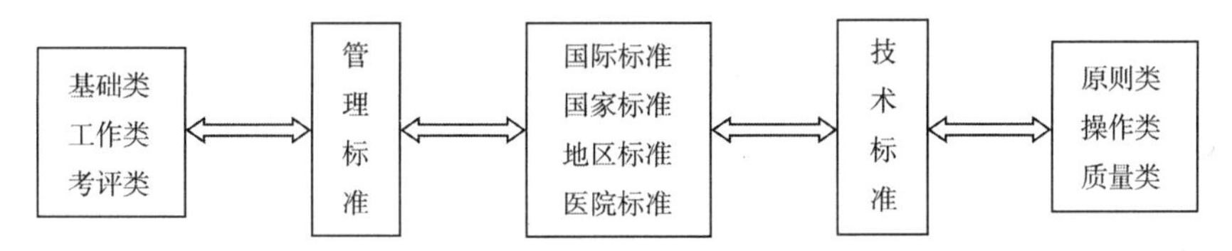

图3-3 医疗质量管理标准体系示意图

（一）标准与标准化的概念

标准是衡量事物的准则，是技术工作与管理工作的依据。标准是一种权威性规定，适用于广泛的重复性事物。标准化一般指从制订标准，贯彻执行实施的全部过程。标准化也可以理解为标准化管理。医疗质量标准是衡量医疗质量应达到的水平、尺度和必须遵守的规定与要求。

医疗质量标准化管理是指在医院医疗质量管理过程中，通过制订和实施标准，引导和控制医院的质量管理目标、行为方向、技术规程和服务方式。以标准化的形式实施质量管理组织计划、协调、监督、评价、控制和质量改进，达到提高医疗质量水平和提升患者满意度的效果。

（二）医疗质量管理标准体系构架

医疗质量管理标准体系分为技术标准和管理标准两大类。从客观上分为国际、国家、地区和医院四个层次的标准。例如，ISO 9000、我国的《医院评审标准》等。

各层次的标准又分为两类，即技术标准和管理标准。技术标准是对技术工作质量的保证；管理标准是保证技术标准的贯彻，同时为质量管理工作本身提供依据。

1. 管理标准

（1）基础标准：一般由国家和地区卫生行政机关统一制定。包括人员配备、机构设置、技术力量、物质保证和时间（如诊疗人次/小时）等标准。

（2）工作标准：即基础标准运用于医院管理和医疗工作的规章和要求，是医院相关职能部门和医护技人员以及行政后勤人员的行为准则。

（3）考评标准：一般是定性或量化指标对医疗质量进行督导、检查、评价、考核以及奖惩的标准，考评的结果作为质量改进的依据。

2. 技术标准

（1）原则标准：多为医疗技术活动中的原则性规定，一般不需要操作。

（2）操作标准：多为实际技术操作要求和程序，即各种诊疗技术操作常规、规范和指南。

（3）质量标准：指对临床技术工作直接的质量要求。

标准化管理是医院医疗质量管理重要管理手段之一，是医院适应社会需求以及自身发展与生存的良好管理方法。质量管理有“始于标准、终于标准”的提法，也就是把质量管理归结为从制定标准开始，经过实施和检查，发现问题，进一步修订标准，形成一个以标准为核心的不断上升的工作循环，可见标准和标准化对于医疗质量管理来讲具有十分重要的意义。

（苗玉连）

第二节　医疗质量管理方法与管理工具

医疗质量管理方法是在质量管理理论和原理的基础上，为实现医疗质量管理目的和目标、保证医疗质量管理活动开展而运用的手段、方式、途径和程序等的总称。医疗质量管理方法实质是质量管理方法学在医疗质量方面的具体管理应用，在医院的医疗质量管理过程中，大部分医院都是根据自身情况和管理者掌握的管理知识，选用数种管理方法实施质量管理。

医疗质量管理工具是指将质量管理的思想运用于质量管理实践的手段和方法。医疗质量管理工具可以对实现医院质量管理运行的稳定性、规范性并获得较高的效率起到明显的推动作用，它是影响医院竞争力的核心要素。本节将分别阐述在开展医疗质量管理活动中常用的几种管理方法和质量管理工具。

一、医疗质量管理方法

目前，全世界的医院医疗质量管理方法归纳起来共有十余种，如三级质量管理、医院分级管理、标准化管理、目标管理、医疗指标管理、品管圈（QCC）、单病种管理、临床路径（CP）、诊断相关分类组（DRGs）等。下面简述三种医疗质量管理方法。

（一）三级质量管理

该方法引用了多那比第安“结构—过程—结果”医疗质量三维理论管理概念。我国有学者把医院服务质量分为基础质量、环节质量和终末质量，明确地划分为三级质量结构。在我国，“结构—过程—结果”的质量管理方法在卫生行政部门和医疗机构的实际管理工作中运用较多，从20世纪70年代末就开始广泛采用，其管理内容如下。

1. 基础质量

医院医疗质量决定要素是各类人员编制比例，床位数与人力配置的比例、医疗技术、就医环境、设备设施、器械物资、工作效率、医疗信息等，这些质量要素通过管理和整合形成医疗质量的基础质量。

2. 环节质量

环节质量是各种质量要素按医疗工作本身的特点与规律，通过组织管理所形成的各项工作能力、服务范围与项目、工作程序或工序的质量。这些过程质量是一环套一环的，故称为环节质量，如住院诊疗是由门诊就诊—入院—住院诊治—出院以及健康指导等环节组成。

3. 终末质量

终末质量是对医疗机构结构与运行最终质量的测量和评价，是医疗质量的最终体现。医疗终末质量是采用某种质量评价方法进行测量和评价，包括按某标准进行的现场检查、追踪检查、患者满意度测定、统计指标分析等。

该方法的优点是明确将医疗质量分为三个质量结构，分级管理针对性较强，重视事前控制和环节质量控制，效果比较可靠，易被理解，也易被管理者承认。

（二）目标管理

目标管理是美国著名管理学家德鲁克的首创。德鲁克认为，并不是有了工作才有目标，而是相反，有了目标才能确定每个人的工作。所以“企业的使命和任务，必须转化为目标”，如果医院没有目标，医院的工作必然被忽视。

目标管理是以目标为导向，以人为中心，管理者通过各侧面、各层级目标的科学确立，引导执行者一步步实现各层级目标以实现最终目标的管理方法。目标管理看起来可能简单，但要将它付诸实施，医院管理者和员工必须对它有很好地领会和理解，概括起来主要有几个过程。

1. 目标制订

由医院目标管理部门根据医院医疗质量管理现况，通过调查研究提出管理的主要目标，再由医院管理高层评估给予确定。制订总体目标时，注意目标具有具体化、超前性、平衡性和目标之间的逻辑顺序。所设置的目标必须是正确和合理的。

2. 实施目标

目标管理部门将总体目标进行分解，将目标分别下达到医院实施部门和临床科室，实施单位通过任务下达落实到每个员工，明确其职责。使全院各层级统一步调、各司其职，形成一个目标管理链。

3. 检查和评价效果

在目标实施过程中，有关职能部门应有计划阶段性的检查目标实施情和有无偏差，是否需要有关部门的协调等。目标实施期限完成后，要及时评价是否达到医院所制订的目标。如果经过考评达到了目标的预定值，则说明实行目标管理的效益是较好的，反之，则没有较好的管理效益。

医院实行目标管理应对广大医务人员广泛进行目标管理的知识教育，让全院员工知道“我们的目标是什么、我们如何执行目标、目标要达到什么程度、什么时候达到目标要求、能否很好完成目标”，增强其目标意识，达到全员参与。目标管理成果的考核评价必须有明确考核标准和指标，以实际的客观事实或数据为依据，做出实事求是的评价，并依据考评结果，以责定利，确定奖惩。

（三）临床路径

临床路径是现代医院质量管理的一种现代新模式。从20世纪90年代中期开始，采用临床路径对某些单病种进行质量管理已日益受到全世界医院管理者的关注和重视。

1. 定义及概念

临床路径是由组织内的一组成员（包括医师、护士以及医院管理者等），根据某种疾病或手术制订的一种医护人员同意认可的诊疗模式，让患者由住院到出院都按照该模式来接受治疗。

2. 产生的历史背景

20世纪80年代中期，美国政府为了遏止医疗费用不断上涨的趋势和提高卫生资源的利用，以法律的形式，实行了诊断相关分类定额预付款制（DRGs-PPS）。参加DRGs-PPS的医院最明显的影响是所承担的经济风险。如果医院能使其提供的实际服务费用低于DRGs-PPS的标准费用，医院才能从中获得盈利，否则，医院就会出现亏损。

在这种历史背景下，1990年，美国波士顿新英格兰医疗中心医院，选择了DRGs中的某些病种在住院期间，按照预定的既可缩短平均住院天数和节约费用，又可达到预期治疗效果的医疗护理计划治疗患者。此种模式提出后受到了美国医学界和医院界的重视，并逐步试行和推广。人们将此种既能贯彻持续质量改进，节约资源，又能达到单病种质量管理的诊疗标准化模式，称为临床路径。

2009年，原国家卫生部正式将临床路径作为医院的管理项目之一，近几年政府有关部门先后发布了近2000个病种临床路径。2011年，原国家卫生部发布的《三级综合医院评审标准》明确提出，将推进规范诊疗、临床路径管理和单病种质量控制作为推动医疗质量持续改进的重点项目。

3. 临床路径实施内容

（1）成立临床路径管理的组织（包括院级委员会和实施管理小组）、制定实施的相关制度和工作职责。

（2）根据本院实际情况，以临床科室和专业选择进入临床路径病种目录和文本。

（3）建立临床路径信息化管理平台，以利临床路径管理。

（4）临床路径实施需有多部门和科室间的协调配合。

（5）确定“临床路径”监测指标，包括患者的入组率、入组后完成率、平均住院日、平均住院费用等。

（6）主管部门对临床路径实施监管，每季度对监测指标进行汇总与分析，有问题及时反馈。

临床路径的实施具有提高医疗品质、控制医疗成本和促进质量持续改进的现实意义。

二、质量管理工具

质量管理工具最常用的有十余种，如最常用的因果分析图、排列图、控制图、直方图、散布图、统计图、流程图和某些分析技术等。在实际的医院管理工作中，各医疗机构的管理者是根据各医院的实际情况和工作所需，采用适合自身的管理工具实施质量管理。

运用管理工具可在质量管理过程中，系统地或有目的地收集与医疗质量有关的各种数据，并用统计方法对数据进行整理，加工和分析，用特定的方法做出各种图表，计算某些数据指标，从中找出质量变化的情况，为实现质量的控制提供依据。

（一）因果分析图

因果分析图是1953年日本质量管理专家石川馨提出的一种管理工具，故此图又称为石川图、鱼刺图、树枝图和特性因素图等。因果分析图是非定量工具，可以帮助管理者找出潜在问题的根本原因。

1. 因果分析图的特点

（1）反映出特定问题的基本规律。

（2）直观、简单明了、实用。

（3）可进行不同层面、不同问题的分析。

2. 方法

（1）确定某一“为什么会发生的问题”作为主题问题，供开会之用。

（2）召集项目小组或相关有经验的人员4~10人。

（3）准备白板或大白纸、数支色笔做记录用。

（4）采用脑力激荡法每人对影响该问题的原因发言的内容记入载体上，中途不质问。

（5）搜集20~30个原因则可结束（约1小时）。

（6）再由参会人员根据收集的原因轮流发言，经磋商后归类，找出影响最大的原因，认为影响较大者用符号做上标识。

（7）与上步骤一样，对已做上标识的，若认为最重要的可以再做上标识。

（8）再次标识后，删去未做标识的原因，将以标识的原因并进行分类处理。

3. 绘制操作步骤图

（1）根据上述分析，确定问题原因和质量特性，分出大、中、小原因，并分别对应大原因分类。

（2）绘制鱼刺形状图。

（3）将已确定和列出的大、中、小原因分别写入相应的箭头部位，但要注意不能错位和遗漏。

（4）检查已制作的因果图有无错误（图3-4）。

（二）排列图

排列图是在1897年由意大利经济学家和统计学家帕累托创始运用的，故排列图又称帕累托图或柏拉图。按其实际应用的含义，也称为主次因素排列法。排列图是为寻找主要问题或影响质量的主要原因所使用的图。

1. 排列图的特点

（1）按问题大小进行排列，以便找出关键因素。排列图是按问题分类，把数据从大到小排列，成为一种数据分布。

（2）强调分类分析，有利于确定问题的次序。

（3）强调以数据说明问题，每项有数据和累计百分比，以数据为依据，以数据反映质量问题。

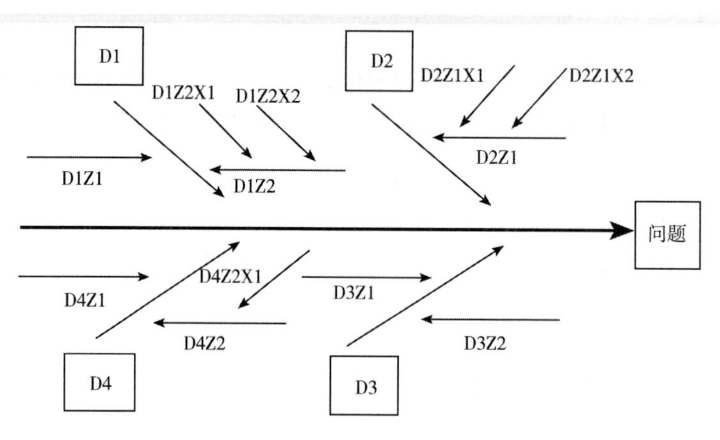

D 示大原因；Z 示中原因；X 示小原因；数字示原因代码

图 3-4　因果分析示意图

2. 制图操作步骤

（1）收集确定分析问题的一定时间内的数据并制订出与问题原因相应的统计表。

（2）统计表栏目包括序号、名称、频数百分率、累积百分率等。

（3）按栏目要求，填入和统计出相关数据以备绘制之用。

（4）应用办公软件绘制排列图，表 3-2，图 3-5 为某医院 2012 年 105 件书面投诉科室分析表与科室排列图。

表 3-2　某医院 2012 年 105 件书面投诉科室分析表

序号	投诉科室	频数（件）	百分率（%）	累积百分率（%）
1	妇产科	20	19.0	19.0
2	门诊部	18	17.1	36.1
3	急诊	13	12.4	48.5
4	骨外	12	11.4	59.9
5	儿科	11	10.5	70.4
6	普外	6	5.7	76.1
7	眼科	5	4.8	80.9
8	神外	4	3.8	84.7
9	泌尿外	3	2.8	87.5
10	呼吸内科	3	2.8	90.3
11	心内科	2	1.9	92.2
12	消化内	2	1.9	94.1
13	皮肤	2	1.9	96.0
14	五官科	1	1.0	97.0
15	内分泌	1	1.0	98.0
16	中医	1	1.0	99.0
17	感染	1	1.0	100.0

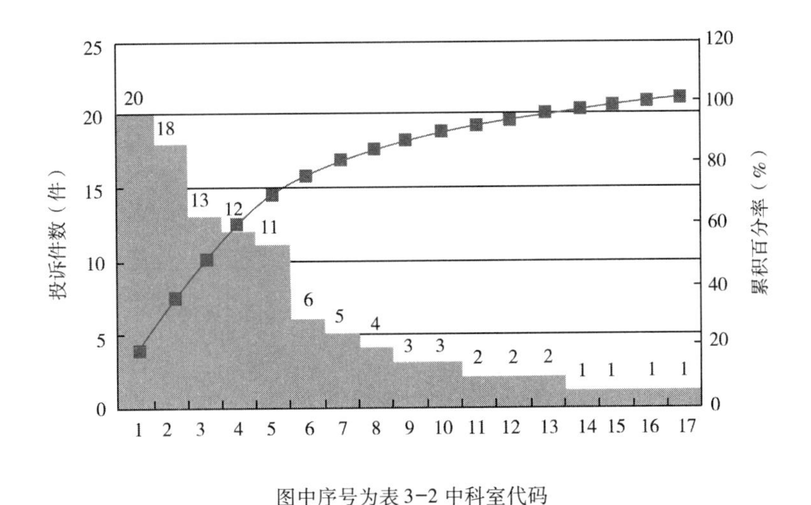

图中序号为表3-2中科室代码

图3-5　某医院2012年105件书面投诉科室排列图

（三）控制图

控制图是质量控制中最常用的有效工具和最常用的管理方法之一，也是最基本的统计工具。它是由美国数理统计学家休哈特于1924年创立的，故又称为休哈特控制图。质量控制图简单明了、可及时地观察、判断、分析管理指标的动态变化规律，并且与标准值比较，发现问题采取措施进行质量控制。质量控制图在医疗质量管理方面，主要用于临床检验、单病种、平均住院日以及病历等质量控制。2001年，国家质量技术监督局发布的GB/T 4091—2001《常规控制图》在中，常用的计量质量控制图有：均值（$\bar{X}$）图与极差（R）或标准差（S）图、单值（X）控制图、中位数（Me）控制图。

1. 作图步骤

（1）确定主题，收集数据选择并计算有关统计数值。控制图常用的统计数值如下。①样本平均值$\bar{X}$，样本均值又叫样本均数（即为样本的均值）。均值是指在一组数据中，所有数据之和再除以数据的个数。它是反映数据集中趋势的一项指标。②标本标准差S，标准差也称均方差，是各数据偏离平均数的距离的平均数，它是离均差平方和平均后的方根，用σ表示。标准差是方差的算术平方根。标准差能反映一个数据集的离散程度。平均数相同的，标准差未必相同。③标本极差R，一组数据中的最大数据与最小数据的差叫作这组数据的极差，以R表示。在统计中常用极差来刻画一组数据的离散程度。它是标志值变动的最大范围，它是测定标志变动的最简单的指标（极差=最大值-最小值）。

（2）采用统计方法确定中心线和控制限。位于中心线（CL）上侧，称为上控制限（UCL）、位于中心线下侧，称为下控制限（LCL）。控制限一般采用虚线表示。

（3）应用办公软件绘制控制图（图3-6）。

2. 异常现象判别

根据控制图中各点子波动的情况，给出一定的异常判别准则，以便做出异常因素起作用的判断。异常状态图形结构可分为链、偏离、倾向和周期4种缺陷。

（1）在控制图中心线一侧连续出现的点称为链，其点子数目称为链长。出现链表明过程均值向链的一侧偏移，如1/3的点数间断出现在控制界限外时，判定为异常；1/4的点数连续出现在控制界限外时，可以判定为异常。

（2）较多的点数间断地出现在控制界限上侧或下侧时，可以判定为异常偏离。

（3）点数在控制界限内向一侧上升或下降基本呈斜线，并且超出控制界限时，可以判定为异常倾向。

（4）点数的上升或下降出现明显的周期性变化，并且时常超出控制界限，可以判定为异常周期。

3. 控制图的作用

一般认为：①控制图可诊断评估一个过程的稳定性；②决定某一过程何时需要调整，何时需要保持原有状态，即当过程发生异常质量波动时必须对过程进行调整和控制，采取措施消除异常因素，使过程能够稳定在合理的正常质量波动状态；③确认某一过程的改进效果。

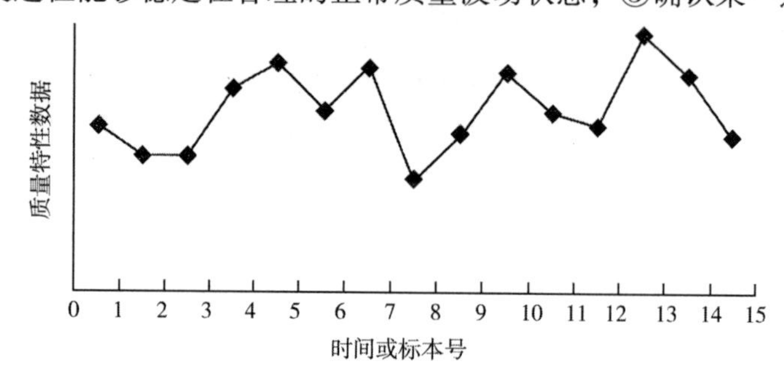

图 3-6　应用办公软件绘制控制图基本模式

（孙　慧）

第三节　医疗质量管理实施

医疗质量管理是指导和控制与医疗质量有关的活动，此活动通常包括质量方针和质量目标的建立、质量策划、质量控制、质量保证和质量改进。

医疗质量管理仅仅是医院管理的一部分，但由于它涉及患者的生命健康、医院的生存与发展以及社会的和谐稳定，故在医院的管理工作中始终处于中心地位。医疗质量管理的内容与医疗卫生行业本身的属性和功能特性有关，同时，其管理内容与法律法规规定、政府各时期的要求和社会民众的期望有密切的关系。

如 2011 年，原国家卫生部发布的《三级综合医院评审标准》共有七章。其中，第四章“医疗质量安全管理与持续改进”包括质量与安全管理组织、医疗质量管理与持续改进、医疗技术管理等共 27 个方面的医疗质量与安全管理要求。另外，第七章日常统计学评价与质量管理有关的监测指标等，医疗机构必须将其纳入医疗质量管理内容之中。

医院管理者和员工应根据质量管理基本原理，遵循质量管理七项原则，运用医院质量管理方法与管理工具实施医疗质量管理。实施医疗质量管理有以下 4 个方面。

一、医疗质量策划

医疗质量策划是医院质量管理的一部分，致力于制订质量目标并规定必要的运行过程和相关资源的活动以实现质量目标。质量策划的最终目的是实现质量目标，不断满足患者的需要。质量策划属于“指导”与质量有关的活动，也就是“指导”质量控制、质量保证和质量改进的活动。在质量管理中，质量控制、质量保证和质量改进只有经过质量策划，才可能有明确的对象和目标，才可能有切实的措施和方法。因此，质量策划是质量管理诸多活动中不可缺少的中间环节，是连接质量方针和具体的质量管理活动之间的桥梁和纽带。

（一）质量策划环节

医疗质量的任何一项管理活动，不论其项目是什么、涉及的范围大小、内容多少，都需要进行质量策划。医疗质量管理中所涉及的质量策划主要包括以下 4 个方面。

1. 医疗质量管理体系的策划

医疗质量管理体系的策划是一种宏观的质量策划，应由医院院长或领导班子负责进行，根据医院质量方针确定的方向，设定质量目标，确定质量管理体系要素，分配质量职能等。在组织尚未建立医疗质量管理体系而需要建立时，或虽已建立却需要进行调整或重大改进时，就需要进行这种质量策划。

2. 医疗质量目标的策划

医院医疗质量目标是医院在质量方面追求的目的。医疗质量目标的建立为医院全体员工提供了其在质量方面关注的焦点；质量目标可以帮助医院有目的地、合理地分配和利用资源，以达到策划的结果；同时，质量目标可以发挥员工的潜能，注重自我控制，这对医疗质量改进、满足患者需求发挥了不可替代的作用。

由于医疗活动受诸多可变因素的影响，如患者需求的变化，服务项目与范围的变化，各个时期卫生行政部门提出新的医疗质量内容，医疗技术的改变，医院需要对某一特殊的、重大的项目和临时的、阶段性（月、季度、半年、全年）的任务进行控制时，就需要进行这种质量策划，制订有针对性的质量目标，以便调动各部门和员工的积极性，确保策划的质量目标得以实现。

3. 过程的策划

医疗活动是不同类别的医疗项目和非医疗项目构成的，这些项目可能有共同的、相似的过程，但各种项目有不同的过程。如做检查、手术、输血都是为了患者健康实施的诊疗项目，它们各自有不同的过程（工作流程）和工作环节，这些过程（工作流程）和工作环节均需进行质量策划。医疗质量管理针对具体的医疗项目进行质量策划，重点在于规定必要的过程、相关的资源、各个项目的实际工作流程、各个工作流程之间的相互关系、各个项目之间的工作接口以及把管理要求附加在过程实现的各个环节，使各医疗项目的工作流程和管理要求有机结合起来。这种策划是根据项目过程本身的特征（大小、范围、性质等）来进行的。

4. 质量改进的策划

医疗质量改进与持续改进的策划是针对特定的改进项目或目标进行的，目的是使医疗质量管理不断深化，故质量改进过程需加强策划。持续改进在于增强质量改进的能力，质量改进应遵循前面已介绍的“七项质量管理原则”过程方法理论。质量改进包括：①分析和评价现状，识别需改进的问题类别（项目、环节、过程等）；②确定改进目标（目标层级、近期或远期）；③寻找可能的解决办法和措施以实现改进的目标；④对解决办法和措施进行评价并做出选择和实施；⑤测量、分析和评价实施的结果，以确定这些目标是否实现。

（二）质量策划实施

质量策划是一种高智力活动，一般来说，涉及医院层次的质量策划，应由院长或院领导班子负责，由相关的管理人员组成的委员会或小组召开会议，由大家共同来完成质量策划。如果质量策划的内容涉及的范围很大，还可以多次召开会议或召开分层次会议来进行质量策划。

1. 策划前准备

进行质量策划时，收集将涉及该项活动的全部信息，作为质量策划的输入。涉及质量策划的信息包括：存在的问题点、新的质量要求（如卫生行政部门新规定和要求）、患者和其他相关方的需求和期望，医疗质量管理已明确规定的相关的文件，针对某项目或问题事先草拟的方案（包括任务、计划、目标等）有关材料。

负责主管部门与人员在进行质量策划准备时，应尽量搜集与策划内容有关的信息，最好能有形成文字材料。这些材料应尽早交与参与策划的所有人员。

2. 策划会议

质量策划会议是根据策划的项目和范围大小进行分层（院级、部门级、科室级和班组级）召开。为了使质量策划会议更有效率，院级策划也可由院长或委托有关部门，有关部门准备好质量策划的有关材料（包括事先拟好的方案等），然后交由质量策划会议讨论、删减、修改，这种形式可提高质量策划效率和质量。

质量策划会议达成共识后应由主管部门整理，形成相关文件，包括通过质量策划设定计划、质量目标、方法或措施、所需资源、具体工作、负责部门或人员等。

这种质量策划的重点在确定具体的、可测量的、可实施的、能满足各方要求的质量目标和强化质量管理体系的某些功能，而不是对质量管理体系本身的改造。

3. 策划后实施

（1）质量策划的目的就是要确保项目质量目标的实现，确定责任部门、科室和人员是质量策划贯彻落实的基础，也是保证质量体系持续有效运行的关键。确定相关的职责和权限是质量策划的难点和重点，如果没有文件对职责和权限给予具体规定，那就会出现推诿扯皮现象。

（2）实施过程控制是质量策划落实的一项重要内容。在执行落实过程中，应根据质量策划要求实行医院层面或科室层面的检查与监管，以保证质量策划的实现。

（3）测量和评价实施的结果，以确定这些策划的计划和目标是否实现和是否达到有关要求。

二、医疗质量控制

控制是管理的一种基本职能，控制对于医疗质量管理具有极为重要的意义。医疗质量管理是一种有意识的活动，并要达到一定的目的。但是医疗过程活动受多种因素的制约，其结果有多种可能性，为保证医疗质量管理目标的实现，管理者必须对这个“活动”实行科学的控制。

ISO 9000：2015 对质量控制的定义是：质量管理的一部分，致力于满足质量要求。医疗质量控制主要是对内部使用，重点是对医疗服务过程的监控，以保证医疗质量目标的实现。控制是质量管理的重要组成部分，该方法运用控制论原理对医院实施全面的质量管理，使医院处于最佳标准规定的运行状态之中。

医疗质量控制是指为保证达到既定医疗质量要求而采取各种措施检查和监督医疗质量各项活动，并纠正各种偏差的过程。医疗质量检查是以事实或数据为依据，了解实现标准的程度；控制是根据质量检查的反馈信息，针对偏移标准的程度，分析其原因，采取措施使偏离标准的程度保持在允许的范围内，以实现质量目标。检查侧重于发现问题，控制侧重于解决问题。医疗质量控制重点是对医院工作人员服务过程的检查控制，以保持医疗质量目标的实现。

（一）医疗质量控制组织层次

根据层次原理，医院实行三级质量控制层。

1. 科室医疗质量控制

科室医疗质量管理小组负责科室的医疗质量管理和控制工作，内部实行三级质量控制。医院应建立医疗质量、护理质量和医技质量控制程序，使医疗、护理和检验质量管理工作制度化、程序化和标准化。严格执行三级医生负责制、护理工作三级检查制以及医技三级质量控制。如三级医生查房制度要求住院医生检查患者、书写病历、巡视患者、检查化验报告单、分析检查结果、提出检查或治疗意见等；主治医生对所管患者系统查房，检查病历并对治疗计划及病历书写进行指导，检查医嘱执行情况及治疗效果等，副主任以上医生或科室主任抽查医嘱、病历、护理质量，主持重大抢救，制订疑难患者的治疗方案等，三级医生负责制体现了各级医生承担的任务、职责和责任，也体现了上级医生对下级医生的工作质量检查控制。

2. 医疗质量控制的职能部门

2016 年，国家卫健委发布的《医疗质量管理办法》第十条规定：医疗机构应当成立医疗质量管理专门部门，负责本机构的医疗质量管理工作。医院的医疗质量管理专职部门、医务科（处）和护理部等是医疗质量管理和控制的职能部门。这些职能部门属质量管理的控制层，其主要职责是根据医院的质量方针、质量目标、质量计划以及质量标准，组织实施全院的医疗质量监控。

3. 院级质量管理组织对医疗质量的控制

院级质量管理组织对医疗质量控制应起到决策和领导作用，其职责主要是开展医疗质量监测、预警、分析、考核、评估等。负责召开医疗质量控制会议，全面了解与掌握全院医疗质量存在的问题，并负责组织有关人员研究讨论改进措施。

（二）医疗质量控制运作方式

为了达到医疗质量持续改进，使医疗质量处于最佳状态，医疗质量的监控可采用以下运作方式。

1. 自我控制

医务人员要不断增强质量意识，强化自主管理的自觉性。在医疗质量控制中，医院基层人员是被控对象，也是控制的主体，自觉实施自我控制是成熟的表现和医德高尚的具体体现。医德的内涵是医学良心，所谓良心是在没有任何外部的监督情况下的自我约束，体现基本的思想觉悟。由于医疗活动在许多场合和时间是在分散情况下独立实施，自我控制更为重要。医疗质量的自控可形成制度化，如自查病历，定向质控等。

2. 同级控制

医疗活动是由多专业、多层次的集中协作形式体现的。同级控制实质上是各专业、各层次之间的协调与配合。在临床科室、医护之间是横向控制关系。如护士转抄与整理医嘱是对医生工作的控制；医生检查医嘱执行情况时，是对护士的横向控制；医技科室与临床科室之间，对处方笺、检查申请单的书写质量以及对报告诊断的符合情况的监控属同级控制。

3. 逐级控制

医疗质量的逐级控制是医院各管理层次的职责，高层次的部门对低层次的控制，一级控制一级，主要是根据医院的质量目标、质量标准实施质量控制，如科室内部的三级查房制，医技部门对报告结果的复核、审阅、会签制等控制。

4. 越级控制

高层次人员或管理组织具有越级控制医疗质量的权限，一般是指医院领导或医院行政管理部门越级检查执行者工作质量。

5. 预防性控制

预防性控制属事前控制，是质量控制不可缺少的形式，如对新职工、进修医生、实习医生进行医疗质量教育的岗前培训制；对具有高风险的手术实行手术预审批制；职能部门的检查和检查后的反馈意见；与患者进行面对面交谈沟通，了解病员的抱怨与不满等均是预防性控制的措施。

6. 回顾性控制

回顾性控制的形式有各管理层面召开的各种医疗质量分析会议、利用院内宣传媒介、会议通报、简报以及信息部门提供的医疗质量指标的统计分析报告等。

（三）医疗质量的考核评估

医疗质量的考核评估是一项较为复杂而科学的系统工程。医疗质量的考核评估应根据医疗服务工作流程的规律寻找质控点，有选择的控制医疗服务实现过程中的关键环节和容易发生问题的薄弱环节，并针对这些环节制订相应的考核标准。

目前，国内尚无一套统一的考核评估标准，各医院基本是按照自身情况和管理者对医疗质量的考核评估理解而制订的。考核评价的意义和目的主要是通过考核评估持续改进医疗质量，不断提高医疗服务水平使患者满意。

1. 设置质量目标

医院应建立各考核单元的质量目标，其质量目标应与医院的质量方针保持一致。质量目标包括满足医疗服务要求所需的内容，质量目标是可测量的，即对质量目标建立相应的质量标准与项目。

2. 建立医院医疗质量考核评估体系

考核评估标体系一般由考核部门、考核方法、考核评价标准、考核指标（包括定性与定量指标）、考核数据和接受考评单位等构成，考核结果是医疗质量管理实施效果的客观证据。

（1）建立考核标准：体系中考核标准首先要按照和参考国家法律法规、卫生健康委和当地卫生行政部门有关规定与要求进行制定。其次，还应根据整个医疗活动过程的特点与规律寻找质控点，针对有医疗过程的关键环节和容易出现问题的薄弱环节制订相应的考核标准。另外，还要考虑到随着国家卫生改革的不断深入发展和医院管理的需要，考核标准也要随之进行修订和改变。

（2）确定考核评价指标：制订医疗质量考核评价指标需遵循“科学性、准确性、可操作性”的原则，应具有医院医疗服务要素、过程和结果三个维度结构，并有既包含定量也能包含定性的多层次多指标。

考核评价指标的选择应考虑：①国家、省和当地卫生行政部门在医疗质量管理方面明文要求的考核评估指标；②政府各行政管理部门要求，且与医疗质量有关的指标；③医院自身管理要求的指标。

同时，指标的选择还要注意其通用性和不同性质与不同功能科室的差异性，避免烦琐、做形式、搞花架子的做法。考核评估指标可根据实际情况进行动态增减和调整。

3. 考核分值的设置

国内大部分医院的考核评价均采用多指标综合评价方法，对考核标准中各项目和指标赋予具体分值或权重，经考核后，最终形成一个总分值，该总分值的多少代表某接受考核单位当时的医疗质量量度。为了体现和保证考核评价的客观性和科学性，考核分值的设置要做到以下几方面。

（1）根据考核评估对象工作的性质、环节质量要求进行设置。

（2）分值的分布要注意到科学性，如重要关键环节以及工作难度大的分值的权重系数应大些，反之则小些。

（3）不同科室同一考核内容尽量注意到分值分布的同一性，合理性和可比性。

4. 数据收集与结果处理

医疗质量的考核评估要认真负责、实事求是，恪守“公开、公平、公正”原则。在提取、收集和汇总原始数据时，一定要客观真实，分值计算要精确无误，问题分析有根有据。考核的结果要反馈给接受考核的科室和部门，并与绩效挂钩，使考核结果能起到医疗行为更加规范有序，医疗质量得到持续改进，患者满意度不断提高。

三、医疗质量保证

质量保证是在全面质量管理的基础上，应用行之有效的方法和手段，推行规范化、系统化的质量管理。质量保证属于质量管理的一部分，致力于满足质量要求。世界各国对质量保证的表述各异，我国有学者认为，质量保证是为了达到一定的医疗服务质量目的，在组织上、制度上和物资技术条件上所提供的实际保证。

（一）医疗质量保证的特征

1. 系统性

医院质量是由医院这个复杂系统运转而形成的。在医院管理中，医疗质量保证是一种有目的、有计划、有系统的质量活动，每一个人与每一项工作、每一个环节都存在相互联系、相互作用和相互影响，任何工作和环节的问题都可能直接影响医院的质量。因此，医院质量保证应当是一个系统工程，需全体员工、全过程和全部工作的质量管理进行质量保证。

2. 主导性

医院质量包括医疗质量、教学质量、科研质量、行政质量、后勤保障质量、医学装备质量等，虽然衡量各质量的具体标准因其内容不同而有别，但无论哪一种质量的问题均会直接影响医疗质量，医疗质量是医院其他质量的最终体现，所以医院要以医疗质量为主导进行质量保证。

3. 可追溯性

医院诊疗活动过程的可追溯性是医疗质量保证重要特征。在质量保证工作中，凡事要求有可追溯性，医院各有关部门、科室和岗位在履行其各自质量职能的同时，必须留下表明其已按规定落实的文字记录。这个记录既是实施质量追踪检查的基础，又是确保质量保证活动得以连续不断进行的重要手段。凡不具备可追溯性的质量活动，肯定不具备质量保证效果。

（二）质量保证管理内容

质量保证是一个广义的概念，它既包括保证质量的物质资源、人力资源、科技资源等，又包括保证质量必备的组织结构、管理制度、管理技术等。质量保证也是一种工作过程，通过这一工作过程来确定、执行并达到所需求的质量因素，以保持质量水平。质量保证包含以下管理内容。

1. 人员的保证

人是医疗质量的关键，没有符合要求的人员就不可能有质量保证。人员保证要素包括人员的配置比例（如卫生技术人员与开放床位之比、病房护士与开放床位之比、在岗护士占卫生技术人员总数比例等）、学历、职称结构以及员工的素质。高素质员工是质量保证的前提，提高素质需要形式多样、讲求实效的继续教育和员工培训。

2. 规章制度保证

规章制度是质量保证的根本。医院规章制度是医院工作人员在日常工作中应当自觉遵守的工作要求、行为准则和道德规范。医院的规章制度应根据社会的发展，患者的需求变化不断完善。应加强各项规章制度，特别是医疗质量安全核心制度的贯彻执行。

3. 技术的保证

医疗技术是医疗质量的核心，对医疗质量保证起到支撑作用。医疗技术的管理包括的内容如下。

（1）运用的医疗技术服务符合法律法规、部门规章和行业规范的要求，并符合医院诊疗科目范围，符合医学伦理原则，技术应用安全、有效。

（2）建立医疗技术管理制度，医疗技术管理符合国家相关规定与管理办法，不应用未经批准或已经废止和淘汰的技术。

（3）有医疗技术风险预警机制和医疗技术损害处置预案，并进行实施。对新开展医疗技术的安全、质量、疗效、经济性等情况进行全程追踪管理和评价，及时发现并降低医疗技术风险。

（4）对实施手术、介入、麻醉等高风险技术操作的卫生技术人员实行“授权”管理，定期进行技术能力与质量绩效的评价。

4. 时间的保证

时间保证是质量保证的重要内容，时间管理是医疗质量管理的内涵组成部分。医疗质量保证时间是指门诊就诊时间、住院天数、术前等待时间、会诊时间、检查时间、治疗时间等。如在我国医院看病存在了近 20 年的“三长一短”（挂号时间长、候诊时间长、取药时间长、就诊时间短）现象就是时间质量问题。

在医院管理中，时间的质量管理一直受到卫生行政部门和医院管理者关注与重视，卫生行政部门对时间质量管理有硬性规定，如平均住院日，择期手术患者术前平均住院日，院内急会诊到位时间，急诊留观时间，挂号、划价、收费、取药等服务窗口等候时间，大型设备检查项目自开具检查报告申请单到出具检查结果时间，血、尿、便常规检验、心电图、影像常规检查项目自检查开始到出具结果时间，超声自检查开始到出具结果时间，术中冰冻病理自送检到出具结果时间等。医院只有充分利用信息系统、互联网等途径优化患者就诊流程，通过科学规划，合理布局门诊功能，充分利用人力、物力资源等管理措施给予解决。

5. 设备的保证

设备设施是医疗质量保证的重要基础。设备的质量控制与质量保证对现代医院管理的建设与发展起着积极的促进作用。医院将设备购置前的市场调查、可行性论证、选型以及购置、安装、使用、维护、修理等环节纳入设备的管理之中，把住医疗设备的环节质量关。医疗设备的质量保证就是通过科学的有计划的统一管理行动提供一种保证。

医院做好医疗设备的质量保证和质量控制是确保患者进行的各类物理检查数据的真实、可靠，为医师的诊疗工作和患者的抢救提供科学的数据和信息。另外，也可避免医疗设备意外给患者和医务人员带来的伤害。

6. 信息的保证

21 世纪是信息社会，在现代社会生活中，我们时刻都在吸收和传播不同的信息，医院的信息也是如此。在医疗活动中，医护人员的诊疗过程就是设法获取信息并利用信息做出诊断与治疗决策的过程；医生的问诊是医患之间的信息交流，医生开出的各种检查申请单是为了进一步获得患者的健康信息，这些申请单和检查报告在临床与医技科室之间的传递实质上是信息的传递；护士执行医嘱是根据医生下达的医嘱信息完成的。财务收费是根据医嘱项目信息划价计费而定。病历则是患者就医信息的记录和载体，也是患者信息的集中体现。因此，医疗工作是高度依赖信息处理的工作过程，信息管理系统是医院信息管理工作正常开展的基础。

在科学技术发展日新月异的今天，医院信息管理系统是医院为患者提供医疗服务的强有力的技术支撑，以患者临床信息为中心，能够优化患者就医流程，对提高医护人员和行政管理人员的工作效率，提高医疗服务水平，保证医疗质量，降低医院的运营成本，增强医院竞争优势的信息保证。

质量保证的实质在于提供信任。由于质量保证关系到医院内部质量保证和外部质量保证，建立由组织机构、职责、程序、活动、控制和医疗资源等构成的医疗质量保证体系尤为重要。因此，医院应通过完善的规章制度、操作程序、流程等将质量保证活动加以系统化、标准化和制度化，把质量控制与质量保证结合起来，从整体管理出发，有计划、有系统地开展质量保证活动，有联系地而不是孤立地去分析和改善质量问题。当医院医疗质量能满足患者的需求时，质量保证就能给患者提供充分的信任。

四、医疗质量改进

质量改进是质量管理的构成部分，也是质量管理的原则之一。改进可是一次性的或持续的，质量改进可提高对内外部的风险和机遇的预测和反应的能力，增强对存在问题的调查、确定其根本原因以及后续的预防和纠正措施的关注度，加强利用学习实现改进；增强创新的驱动力，改进过程绩效、组织能力和提高顾客满意度。

医疗质量是一个内容复杂、涉及面和影响面大的综合概念，政府和医院管理者一直高度关注和重视有关的质量改进问题。我国的《综合医院评审标准》中就有专门的章节提出了近 30 个方面的医疗质量管理和持续改进的要求，由此可见医疗质量改进在医院管理中的重要性。医疗质量持续改进实施方法如下。

（一）抓医院质量文化建设

医院文化是医疗质量改进不可缺少的基本条件。质量管理不是一项纯技术行为，它涉及医院管理者和员工的法律观念、人文精神、思维方式、道德水平、价值取向、行为准则等方面。医院质量文化可激发员工的动机，发挥人员的主观能动性，诱导人的行为，使其充分发挥内在潜力、聪明才智和创造性，为实现组织的目标，包括持续改进的目标而努力。抓医院质量文化建设，对提高医疗质量具有重要意义。

（1）医院最高管理者和领导层是医院质量文化的创造者和引导者，医院应围绕“为人民服务”“以患者为中心”“使命、责任、奉献”等开展文化活动。

（2）采取措施改变以职能管理、制度约束为主的外在管理模式向调动员工内在积极性为主的流程导向管理模式转变。

（3）重视员工的质量意识教育和素质教育，牢固树立起质量意识。

（4）建立健全医院医疗质量责任制的相关制度和标准。

（二）开展医疗质量管理教育培训

开展医疗质量教育培训使医务人员牢固树立“以人为本、质量第一”的思想，增强责任和质量服务意识，提高医疗质量和改进服务质量的重要途径。医疗质量管理培训内容包括以下三个方面。

1. 质量意识教育

增强质量意识是质量管理的前提。质量意识教育的重点是要求各级员工知晓本岗位工作质量职责，其工作结果对工作过程质量的影响以及采用何种态度、方法才能为实现与本岗位直接相关的质量目标做出贡献。

质量意识教育的内容可包括：与医院质量有关的法律法规，质量的概念、质量对社会、医院、科室、员工和的意义和作用，质量责任等。

各级卫生技术人员在医疗护理工作和技术操作中都应该不断增强质量意识，强化自主管理的自觉性，认真执行质量标准，实行质量自我检查，自我管理，医院工作制度、诊断常规、操作程序等都应严格执行。

2. 质量管理制度与流程培训

质量培训是质量管理培训内容的主体，医院应对所有临床科室和部门进行质量管理制度的培训，特别是医疗质量安全核心制度的学习与流程的培训。

3. 技能培训

技能是指为质量保证的专业技术操作和管理技能。技能培训是质量管理培训中不可缺少的重要组成部分。医务人员主要是强化“三基”知识（如临床路径）和专业技术操作培训；担任管理职务的人员主要是进行管理方法和管理工具的培训以便能掌握管理技能。

医疗质量管理教育培训要做到培训内容有针对性和实效性，不同层面的人员应使用不同的培训内容，制订的培训计划或方案应合理，选择的培训应合适培训对象，培训方式多样化和培训的规范管理等，以达到预期的培训效果。

（三）完善组织体系各司其职

必要的组织和人员配备是管理的根本保证，医院质量管理组织机构应健全、人员构成合理、职责明确、各司其职。

1. 质量相关管理委员会

包括医疗质量管理委员会、伦理委员会、药事管理与药物治疗学委员会、医院感染管理委员会、病案管理委员会、输血管理委员会、护理质量管理委员会等，在质量管理体系中，各质量管理委员会在质量管理中发挥领导决策和督导作用。各相关管理委员会要定期专题研究质量与安全工作，职责落实到位，对存在的质量问题进行分析，并提出改进措施。

2. 医院医疗质量管理部门负责医院的质量管理工作

根据医院质量方针与目标，制订并实施相应的质量管理工作计划与管理方案，履行指导、检查、监督、考核、评价和控制管理职能。

3. 科室医疗质量管理工作小组负责本科室质量与安全管理小组工作

定期对科室医疗质量进行自查。制订科室质量管理工作计划，召开工作小组会议，研究解决本科室存在的质量管理问题，对科室存在的问题和相关管理指标进行分析，对存在的问题提出改进措施并落实执行。

4. 医院质量管理组织配备的管理人员能满足管理需要

质量管理人员应有较高的素质，具备一定的管理知识，掌握一定的质量管理方法与工具的使用方法。

（四）医疗质量指标数据库的建立

建立科学的医疗质量评价指标是实施医院科学评价的基础。通过持续性的医疗质量评价监测，可以对医疗机构质量管理过程进行追踪评价。运用基于客观衡量数值的定量指标，对医院过程质量和结果质量进行评价是促进医疗质量持续改进的重要手段。

1. 指标分类

根据政府卫生部门有关文件要求、指标产生范围、指标可及性以及医院管理的实际情况，质量管理指标群可分为基本监测指标、患者安全管理、疾病或手术管理、药事管理监测、临床路径管理、专科质量控制指标（包括麻醉、重症医学、急诊、临床检验专业、病理专业、医院感染管理、康复医学科、精神科、血液净化、输血科）等，此分类目的主要是便于指标的识别和实际操作。

2. 建立医疗质量管理指标数据库

医疗质量管理指标数据库包括以下几点。

（1）基本监测指标类：①非手术住院患者总例数、死亡例数、当日再住院例数、平均住院日与住院费用；②手术（或操作）患者总台次、死亡例数、术后非预期再手术例数、非计划再次手术、术前住院日与住院费用。

（2）患者安全管理类：①住院患者当天出院再住院率、患者出院 2 ~ 31 天内再住院率；②非手术患者并发症包括肺部感染、压疮发生、跌倒/坠床发生、人工气道意外脱出例数；③手术（或操作）患者相关术后并发症，手术患者术后并发症的总例数、择期手术后、急诊手术术后、围手术期手术后并发症总例数，包括伤口裂开、手术过程中异物遗留、医源性气胸、医源性意外穿刺伤或撕裂伤、肺部感染、肺栓塞、深静脉血栓发生例数、出血或血肿、髋关节骨折、生理与代谢紊乱、呼吸衰竭、败血症等；新生儿器械辅助阴道分娩及非器械辅助阴道分娩产伤发生例数；④信息上报，不良事件上报例数、输血反应发生例数、输液反应发生例数。

（3）疾病或手术管理：①代表性疾病（重点）❶ 的总例数、死亡例数、再住院例数、平均住院日与住院费用，肺部感染、压疮发生、跌倒/坠床发生等并发症；②代表性（重点）手术或操作❷的总台次、死亡例数、术后非预期再手术、术前住院日、住院日与住院费用、手术后并发症例数、非计划再次手术例数。

（4）药事管理监测：抗菌药物处方数/每百张门诊处方（%）、注射剂处方数/每百张门诊处方（%）、药费收入占医疗总收入比重（%）、抗菌药物占西药出库总金额比重（%）、常用抗菌药物种类与可提供药敏试验种类比例（%）、药物不良反应例数。

（5）临床路径管理：医院临床路径总病种数、医院临床路径总入组例数、入组后完成例数、平均住院日、平均住院费用、死亡率、各病种临床路径入组例数、入组后完成例数、平均住院日、平均住院费用。

（6）专科质量控制指标（2015 年版）：①麻醉专业医疗质量控制 13 个指标；②重症医学专业医疗质量控制 15 个指标；③急诊专业医疗质量控制 10 个指标；④临床检验专业医疗质量控制 15 个指标；⑤病理专业医疗质量控制 13 个指标；⑥医院感染管理质量控制 13 个指标。

（7）康复医学科：康复治疗有效率、年技术差错率、住院患者康复功能评定率、设备完好率。

（8）精神科：住院患者使用物理约束的总小时数、患者使用隔离的总小时数、出院时患者仍两种及以上，抗精神病药联合应用的比重。

（9）血液净化：年度血液透析（简称“血透”）总例数、年度血透治疗总例次（普通血透、高通量血液透析、血液透析滤过、血液滤过、单纯超滤例次）、年度维持性血透患者的死亡例数、年度维持血透患者透析 1 年内死亡率、年度血透中严重（可能严重危及患者生命）并发症发生例次、年度可复用透析器复用率与平均复用次数；年度血透患者乙肝病毒表面抗原或 E 抗原转阳病例数、年度血透患者丙型肝炎病毒抗体转阳病例数、年度血透转腹透例数、血透转肾移植例数、年度溶质清除（尿素下降率 $URR > 65\%$）患者比例、年度维持性血透患者血红蛋白达标率、年度钙磷代谢（钙磷乘积 $< 55\ mg^2/dL^2$）例数、年度继发性甲状旁腺功能亢进［血清甲状旁腺素（iPTH）100～300ng/dL］患者比例、年度血管通

---

❶代表性疾病（重点）指急性心肌梗死，充血性心力衰竭，脑出血和脑梗死，创伤性颅脑损伤，消化道出血（无并发症），累及身体多个部位的损伤，成人细菌性肺炎（无并发症），慢性阻塞性肺疾病，糖尿病伴短期与长期并发症（并发症包括酮症酸中毒、高渗透压、昏迷、肾脏、眼睛、神经、坏疽、循环或其他未特指并发症），结节性甲状腺肿，急性阑尾炎伴弥漫性腹膜炎及脓肿，前列腺增生，肾衰竭，成人败血症，急性胰腺炎，恶性肿瘤化学治疗。

❷代表性（重点）手术及操作是指髋、膝关节置换术，椎板切除术或脊柱融合相关手术，胰腺切除手术，食管切除手术，腹腔镜下胆囊切除术，冠状动脉旁路移植术，经皮冠状动脉介入治疗，颅、脑手术，子宫切除术，剖宫产，阴道分娩，乳腺手术，肺切除术，胃切除术，直肠切除术，肾与前列腺相关手术，血管内修补术，恶性肿瘤手术。

路类别（动静脉内瘘、中心静脉血透导管、动静脉直接穿刺、其他血管通路例次）、年度血压控制（透析间期血压 90/60 ~ 150/90 mmHg）例数、年度腹膜透析例次。

（10）输血科指标：涉及输血安全、质量的相关指标。

3. 指标的管理

（1）根据医院实际情况，加强信息系统的建设与网络技术的应用，确定获得指标数据的最佳方法与途径。

（2）对指标实行分类管理，确定监测部门与科室，再按分类由责任部门与科室实施管理。

（3）为防止填写数据失实，医院要明确基础数据源填写要求，确定指标数据来源、统计标准、统计时限和统计部门。

（4）制订工作流程和管理措施，对数据信息产生过程与数据的流向实施管理，以保证数据的及时性、真实性、正确性和一致性。杜绝不实、虚假数据的产生。

（5）将指标应用于医院和科室的管理，持续改进医疗质量。

（五）加强医院信息化建设改进质量管理手段

医院信息管理系统作为一种现代化管理手段和工具，现已在全国各医院得到了广泛的应用，各医院的信息化建设的程度已成为衡量医院管理水平的重要标志。医疗质量管理的手段也应随着计算机网络技术的发展而发生改变。目前，医院的计算机网络技术可通过提供一系列数据传输、数据检索和数据挖掘等技术支撑，为各类数据的有机融合、应用分析提供了开放性的智能化的医疗质量管理应用平台，从而为医院、科室和人员提供有价值的医疗质量管理与控制信息，改进医疗质量。

医疗质量管理应用平台的建立主要取决于医院管理者管理思路、管理需求、信息利用的意识、系统的支撑和软件的开发能力等。医院信息化建设的建立可用于以下几个方面。

1. 患者服务管理平台

目前，为患者服务的应用平台已逐渐在医院得到采用，如信息化预约管理平台可方便患者及时获取预约诊疗信息和医师出诊时间的变动信息，实行分时段预约、预约挂号统一管理与动态调配。又如影像自助打印服务和检验报告自助打印服务可为前来看病的患者缩短就医看病检查等待时间，同时避免了可能因同名同姓或装袋、翻找等流程原因造成的差错。这不仅改善了患者的就医体验，也优化了服务流程，方便患者。

2. 临床路径与单病种管理平台

临床路径与单病种管理是医疗质量持续改进的重点和规范临床诊疗行为的重要内容之一，建立相关信息化平台可提高临床路径与单病种管理质量。

3. 医疗质量实时监控

医疗质量实时监控是以在计算机网络系统基础上，运用控制论和信息论的基本理论，采用决策技术、预测技术等建立的一种质量控制模式，它可用于电子病历质量、医嘱质量、信息采集质量、临床路径、单病种质量、药物使用评价、处方点评等的管理。医疗质量实时监控可及时发现问题和偏差，并及时给予改进。

4. 医疗质量管理信息应用平台

在医院 OA 办公系统建立医疗质量管理信息应用平台：①该平台可整合相关的质量管理子系统，实行单点登录；②将与质量管理有关的规章制度、技术规范、SOP、工作流程等上传到平台，以方便大家学习查阅；③各科室质量管理资料可以上传到质量管理平台，方便质量管理部门查阅、检查、监管和分析；④公示各种检查结果、数据以及质量考核评价结果。

建立和运用医疗质量管理信息应用平台，可减少管理程序和环节，加速医疗质量管理信息的交流和传递，提高工作效率和有效性，改进工作质量。由于时代的发展是永无止境的，现移动医疗和互联网 + 的运用，无疑会给医疗质量与医疗服务质量增加更多内容，质量改进本身是一个变革和突破的过程，这就需要新的管理理念和新的改进管理手段和模式。

（六）分析问题改进质量目标

医疗质量目标管理是医院重要的管理方法之一，在医院医疗质量目标管理中，首先是确定一个时间段的医疗质量总体目标，然后对总目标进行逐级分解，制订出各科室、部门甚至单个员工的质量目标。

1. 目标考核评估

当目标进入执行期后，需结合目标值、目标进度计划、过程的实施、阶段性完成情况和结果进行监管、跟踪，以了解与掌握目标的执行情况。同时，还要了解系统内部各个环节的协作配合和存在的问题。

2. 达标情况分析

医院的医疗质量目标是医院根据政府卫生部门的要求、自身现状和管理发展趋势制订的，质量目标一般是由能量化的、多层次的各类指标数值构成，如单病种质量目标、临床路径管理目标、医疗安全目标、药事管理目标、医疗费用目标、患者满意度目标以及各专科质量管理目标等。医院的质量目标必须和质量方针保持一致并得到持续改进。

达标分析可判定各分目标和总目标完成情况。判定目标制订是否具有可行性、可操作性。若目标实现，总结好的经验，继续管理。有的可不再作为年度质量目标，有的则根据行业标准要求、医院发展的需要以及潜力又提出新的目标。对没有实现的目标，分析执行过程，寻找原因及对策，并继续作为下一年度的改进目标，采取措施力争不断改进。

3. 管理意义

实际上，医疗质量目标管理的意义是一个紧紧围绕制订、确定、实现改进目标和寻求改进机会的持续 PDCA 循环的管理活动过程。该过程使用数据分析、管理评审、管理结论等方法，其结果通常会找出纠正或预防措施，使医疗质量不断得到改进。

（七）运用质量管理技术和工具实施全程质量改进管理

在整个医疗过程中，质量改进的重点是“在管理中发现问题，而不是发现问题再管理”，是将质量安全隐患消除在萌芽阶段，而不是事后的检查和补救。所以，医疗质量改进的关键是对医疗全过程实施管理，消除、减少质量安全隐患，防止医疗差错、医疗事故和不良事件的再发生。只有事前质量控制，才能达到长久性的、根本性的质量改进。

1. 医疗全过程质量环管理

在整个医疗过程中，不同情况的患者到医院看病就医过程有差别，急诊患者就诊要经历的过程有分诊、诊断、检查、缴费、治疗、取药，而部分急诊患者还要经历院前急救、留观诊疗；门诊患者就诊要经历预约挂号、挂号、诊断、检查、缴费、治疗、取药的过程；住院患者诊疗经历的过程有门诊（或急诊）、等候住院、办理住院、检查诊断、治疗或手术、出院、随访等，每类患者还会有若干子过程。以上全过程构成了不同的质量环，每个质量环节过程直接影响和决定医疗和服务质量。因此，对质量环的管理，首先要进行识别，对全过程细化分解，直到过程质量环的最基本单元，并对其质量问题进行研究改进。在上述质量环中，特别是手术室、麻醉科、消毒供应中和医技辅助部门等支持或医疗辅助环节质量改进的有效性和效率特别重要。

改进的前提是以现有医疗质量全过程为基础进行监管，并针对监管的结果、患者的不满意和各环节存在的问题进行分析，寻找原因，改变现状，解决问题，以提高质量完成此阶段的质量改进。

2. 质量改进组织形式与方法

（1）质量管理小组：医院临床科室和部门可根据医院要求或自身情况成立若干质量管理小组主要进行本科室和部门范围内的质量改进；如是跨部门、跨专业质量管理改进小组还是进行本院某质量项目质量改进。质量管理小组根据质量改进的情况可以是长期的也可以是临时的。

（2）PDCA 循环：PDCA 循环又称质量环，是开展所有质量活动的科学方法。PDCA 是在管理活动中，为提高系统质量和效率进行的计划（plan）、执行（do）、检查（check）和处理（action）等工作的循环过程。PDCA 循环运行步骤如下。

1）P（计划）阶段。确立主题。分析现状，找出质量问题；分析各种原因，找出主要原因；提出改进计划，制订管理措施；论证计划与措施的可行性。

2）D（实施）阶段。对提出的计划与措施进行宣传和相应教育培训，再实地去实施管理措施与计划，实现和执行计划与措施中的内容。

3）C（检查）阶段。评估比较执行前后效果，注重效果，找出问题，并证实管理的有效性。

4）A（处理）阶段。总结经验，将成功的经验和存在的问题制订成相应的标准、制度或管理规定，防止再次发生过去已经发生过的问题。未解决的问题放到下一个 PDCA 循环。

（3）品管圈：品管圈（QCC）已被公认是一种调动职工积极性和创造性，提高质量和效益的有效方法。活动不仅可以提高医院质量、改善工作质量和提高组织的综合素质，而且也会促使员工增强质量意识，更好地发挥创造才能，达到人人参与质量管理的目的。

（4）标杆学习：这是最具有挑战性的质量改进方法。它是与本行业内在质量管理方面比自身做到更好的其他医院对比，找出自己的差距。对比包括业内声誉对比、管理理念对比、管理方法对比、管理措施对比和管理效果对比等。标杆学习包括参加会议、医院访问、现场考察和互动交流等。可以说，标杆学习是最具有促进持续质量改进的动力。

3. 运用质量改进技术和管理工具

医疗质量的改进工作离不开质量改进技术和管理工具，在质量改进工作中，除前述的医院质量管理方法与工具外，还可以运用适合本行业特点和需要的以下质量改进技术和工具。

（1）4M1E 法：4M1E 指人（man）、机器（machine）、物料（material）、方法（method）、环境（environments），合称 4M1E 管理法，简称人、机、料、法、环，它告诉我们质量改进管理工作中要充分考虑人、机、事、物五个方面因素的管理。

在医院医疗质量改进中，人指人员比例、资质、职责、培训、准入、授权等；机器指医院的设备设施“采购、安装、运行状态、维护保养、校准、入出库、各种记录”的管理等；物是指物资、耗材、药品类的“申购、验收、出库、保管储存、供应、使用、账务管理、效期”管理；法是指医疗过程中所需遵循的法律法规、规章制度、技术规范的教育培训、执行、落实、流程、操作等；环境是指在医院这个特定的场所中，空间的分区、洁污的分开、人、物流分开、安全通道、特殊物品存放地等的管理都会影响医疗质量和安全。

（2）5W1H 分析法：5W1H 分析法是一种思考方法，是对选定的项目、工序或操作，都要从原因（why）、对象（what）、场所（where）、时间（when）、人员（who）、方法（how）等六个方面提出问题进行思考。5W1H 分析法在运用时，可针对不同性质、不同类型的不同质量问题发问，可使思考的内容更深入、更科学。

（3）5why 分析法：也被称作 5 个为什么分析，它是一种探索问题原因的诊断性技术，用于识别和说明因果关系链。通过对一个问题不断提问为什么前一个事件会发生，直到问题的根源被确定下来才停止提问。解释根本原因以防止问题重演。提问的“为什么”的语句都会定义真正的根源。通常需要至少 5 个“为什么”，但 5 个“为什么”不一定就是 5 个，可能是小于 5 个或可能是大于 5 个。

（4）根本原因分析法（RCA）：根本原因分析法是一个系统化的问题处理过程，包括确定和分析问题原因，找出问题解决办法，并制订问题预防措施。在医院质量管理中，根本原因分析能够帮助管理者发现医院质量问题的症结，并找出根本性的解决方案和措施。在进行根本原因分析时，常常会运用到其他管理工具如：头脑风暴法、因果分析法、5 个为什么分析法等。

（5）失效模式和效应分析（FMEA）：失效模式和效应分析（FMEA）是一种系统性、前瞻性的定性分析方法，用来确定潜在失效模式及其原因，是事件发生之前就认清问题并预防问题发生的风险管理手段。其目的是发现、评价过程中潜在的失效及后果，找到能够避免或减少潜在失效发生的措施并不断地完善。

在医院医疗质量管理中，主要用于个医疗环节的医疗风险管理、流程的制订与修订或在问题解决后预防再发生方面等。

（6）循证管理：循证管理就是运用循证医学的理论，寻找最科学、最合理的依据，并把这些依据应用到医院质量管理上的思维模式和运作方法。ISO 已将“循证决策”列为七项质量管理原则之一，说明在医疗质量管理方面，管理者应有循证医学的理念。在进行医疗质量改进工作时，首先，要做到决策是建立在数据和信息分析的基础上，一定要用“数据说话”；其次，要保证数据的准确性和可靠性，并使用正确的统计分析方法分析数据；最后，医疗工作中要注意认真各种记录和有关数据的录入留下证据的痕迹，并使记录和数据有可追溯性。

（7）统计技术：统计技术是促进持续质量改进的管理工具。应用统计分析能帮助我们更好地识别管理事项的性质、程度和产生变化的原因，从而帮助决策，采取有针对性的改进和预防措施。掌握和运用统计技术是质量改进必不可少的。

医疗质量是医院生存发展之本，医疗质量管理与持续改进永无终点。医院的每位员工应做到“人人关心质量、人人重视质量、人人参与质量、人人改进质量”，只有这样，医疗质量才能得到极大提高。

【案例分析】

2016 年 11 月 20 日晚 23 时 20 分，某市一市民拨打该市 120 急救中心电话告知：一女性在路上行走遭遇车祸，请医院出诊派车急救（后了解呼叫者是患者家人）。接电话后，医院及时用救护车将患者护送到医院。该医院急诊科医师书写的急诊病历记录为：××，女，23岁，货车撞伤1小时，于2016年11月21日凌晨1时25分入急诊科。患者神志清楚，诊断：多发伤。在急诊室经抢救后病情稳定后，于2016年11月21日4时10分收入ICU继续治疗。即日，主管医师（中级职称）考虑患者有较严重的外伤，在未做细菌培养情况下，首选大剂量三线抗菌药物进行治疗。11月24日分别请了普外科、呼吸内科、妇科等多个科室会诊，而妇科会诊的医嘱26日才得到执行。2016年12月5日，检验科危急值报告：血细菌培养有多重耐药菌生长。2016年12月7日医院按省卫健委工作安排，接受医院评审复评。

当日，医院评审员通过资料查阅、现场访谈以及追踪检查的方法发现该案例有以下问题：①出诊的医生120出诊记录资料记录不全，无记录患者的生命体征、患者当时病情，只口头向患者家属交代了病情，未做记录和患者家属签字；②查医院制度汇编，分析交接班制度中对120出诊交接无明确的要求；③患者入急诊科后，120出诊医生与急诊科接诊无交接资料，只有口头交接，在现场抽问医务人员交接班的内容，但知晓度低；④急诊医师未在急诊病历上记录患者在急诊科的抢救与治疗经过，只有护士的抢救记录；⑤患者收入ICU医护均无交接班的记录；⑥给患者下达病危通知后，无与患者家属谈话记录；⑦患者病情较复杂未进行多学科会诊；⑧妇科会诊意见未及时处理；⑨病程记录中，无危急值的记录和相关分析；⑩抗菌药物使用不合理，管理不规范，无质控分析。经归类整理后，该患者在这个诊疗过程中，存在多环节交接班缺陷（③、④、⑤条）、患者处理缺陷（⑦、⑧条）、病历书写缺陷（①、③、④、⑥条）制度管理缺陷（②条）、危急值管理缺陷（⑨条）、抗菌药物应用缺陷（⑩条）等多方面医疗质量缺陷。

此后，医院管理层和科室十分重视，多次召开质量分析会进行讨论分析，寻找根本原因和改进措施，最后认为：上述质量缺陷是由于规章制度不全、全员培训教育不到位、院科两级缺乏对医疗质量管理核心制度落实情况的监管和检查所致。采取的改进措施是：①完善相关的医疗质量管理规章制度，并及时更新，切实保证医疗质量；②在开展全员培训教育，提高员工执行规章制度及履行本岗位职责的自觉性；③改变院级管理层监管的方式，科室内的质量控制用制度给予保证，明确病房治疗小组组长的职责，责任落实到人。医院和科室经过一系列整改以及有关措施落实半年后，上述医疗质量缺陷逐步得到了纠正和改进。

（刘　梅）

第四章

临床科室质量管理

临床科室是医院实现其功能的最基本单元，是医院宗旨、方向的最具体体现者，是医院工作方针、领导管理意图的最直接实践者，是医院面向社会的最直接窗口。因此，临床科室的管理是医院管理工作的关键点，而临床科室的质量管理是医院质量管理系统工程中最重要的环节之一。

一个医院要想顺应时代的进步和发展的要求，以高质量的医疗服务在激烈的竞争中立于不败之地，必须高度重视、想方设法抓好科室管理，努力达到“科有特色、人有专长”的技术建设目标，完成医院赋予科室的各项任务，为医院“两个效益”的提高作出贡献。

第一节　临床科室质量管理概述

一、临床科室的工作特点

1. 科学性

医学是在考察、积累和总结人类同疾病、自然作斗争的经验基础上逐渐形成和发展起来的，是研究人类生命过程以及同疾病作斗争的一门应用科学技术体系。通过临床观察、现场调查、实验研究等方法，不断总结经验，研究人类生命活动及其与外界环境的相互关系，研究人类疾病发生、发展及其防治的规律，以及增进健康、延长生命、提高劳动能力的有效措施。因此，作为医学理论的重要实践场所和医学科学不断发展进步重要信息来源的医院临床科室，其工作必须充分依赖医学科学整体水平，依赖先进的诊疗技术和仪器设备，具有很强的科学性。

2. 实践性

医学是一门实践性很强的学科体系。已经形成的知识体系需要在临床实践中加以印证和完善，新的知识体系又需要依靠科技进步，通过不断在实践中发现问题、解决问题而产生。因此，临床科室的工作具有很强的实践性。特别是随着医学模式从生物医学向生物—心理—社会医学模式的转化，提高健康水平的措施从治疗扩大到预防，从生理扩大到心理，从院内扩大到社会，把医学从生物层次提高到社会层次，进一步拓展了临床科室的实践范围和领域。

3. 规范性

临床科室的工作，有其内在的运行规律。依据所处学科专业领域的划分，从与患者的接触和各种不同病种的诊治到常规使用的诊疗操作项目、对医务人员技术素质的要求以及病房的管理等方面，都具有区别于其他学科专业的鲜明特点，无论人员编配、设施配置、工作程序、各种要求等，都具有很强的规范性。

4. 协作性

随着医学技术的飞速发展，当今学科的交叉性和专业互补性越来越明显，划分学科的界限越来越模糊，表现在临床一些基础研究涉及许多跨学科的专业领域，一些疑难危重疾的救治工作需要多个相关学科的密切配合。在现行的医院运作体制下，无论技术力量多么强大，人员配置多么齐全、仪器设备多么先进，一个临床科室都不可能独立地完成对所有患者实施诊疗的全过程，需要医院各部门、各单位、各科室的密切协作。特别是在科学技术发展突飞猛进、学科之间专业分工越来越细、研究领域越来越专的情况下，往往是一个科室连对一个患者实施完整、科学、合理的诊疗全过程都不能实现，更谈不上诊断的正确、及时、全面，治疗的合理、安全、有效以及出经验、出水平、出成果。各部门之间、多学科之间、科室内部专业技术人员之间的科学分工、密切协作越发显得重要。因此，临床科室的工作具有很强的协作性。

5. 个体性

对一种疾病发生、发展的过程，生理、病理的变化以及转归相对来说是较为单一的，但罹患同种疾病的患者无论从解剖结构、生理属性、病理变化、心理素质等属性却都是千差万别的不同个体。同一种疾病，对于不同的患者需要不同的治疗，决不可一概而论，这也是临床医学区别于其他学科的关键因素之一。所谓“辨证施治”，就是说临床科室工作具有很强的个体针对性。随着医学模式的转化，随着疾病谱和人们健康观的变化，随着人们生活水平的提高，临床科室工作中个体性的特征将愈加突出。

6. 服务性

患者是临床科室医疗工作的服务对象和主体。在实施临床医疗工作过程中，必须坚持患者第一、优质服务的原则，达到延长生命、减轻病痛、增进健康的目的。这个服务包括以下几方面的含义：一是在医疗工作中，运用医学科学知识、先进诊疗设备和技术以及药物等为患者医治病患，终止或减轻罹患疾病对患者造成的身体痛苦；二是通过医护人员的医疗实践、与患者多形式的交流及其对患者生活上、精神上的体贴照顾，缓解患者的心理负担和压力，增强战胜病患、早日康复的信心；三是让患者了解所患疾病的基本知识和预防、保健常识，拓展医学模式转变对医疗服务范围的要求；四是“一个患者是一个生动的广告”，通过优质服务赢得患者的信任，既体现了医务人员“救死扶伤”的崇高价值，又为医院赢得声誉，而后者正是医院发展中无法比拟的“无形资产”和丰富的“病种资源”。

二、临床科室质量管理的原则

1. 突出医疗工作的“中心”地位，医教研协调发展

医院建设依赖医疗、教学、科研三方面整体推进、协调发展。医、教、研三者犹如“一体两翼”，医疗保健是主体，教学、科研是两翼，三者之间相互联系、相互促进、相辅相成，密不可分。做好医院工作，一方面要重点抓好基础医疗质量和特色技术；另一方面要处理好基础与临床、医疗与科研的关系。科研和教学工作要紧密结合临床、依靠临床，充分发挥医院临床工作的优势，以临床一线为基地，围绕临床搞科研，以临床需要和医疗工作中

的难点为突破口，将科研工作的成果应用于临床，不断提高医疗技术水平和医疗质量。同时，依靠临床搞好教学工作，相得益彰，共同发展。

2. 强化质量意识

质量是临床科室建设永恒的主题。科领导要始终把医疗质量管理作为科室的中心任务，并将医疗质量当作衡量科室水平的首要标准常抓不懈。要制订各项工作质量标准和诊疗常规，以此作为做好临床科室工作的重要指导思想和医疗服务的准则，引导医务人员自觉地把工作重点和主要精力投入到临床工作和患者身上，保证各项工作的质量达到要求。在安排工作、进行总结时，都要把医疗质量作为重点内容进行分析讲评，不断强化全科人员医疗工作的“中心意识”和“质量意识”，自觉地把工作重点和主要精力投入临床工作和患者身上。要进行经常性的质量教育，教育所属人员牢固树立以质量为本，视质量为科室的生命，促进医疗质量和技术水平的不断提高。

3. 强化服务意识，以人为本，以患者为关注焦点

医院依存于患者。因此，临床科室应当理解患者当前和未来的需求，满足患者要求并争取超越患者期望。要调查、识别并理解患者的需求与期望；要确保医院、科室的目标与患者的需求和希望相结合；要确保在科室内部沟通患者的需求和期望；要调查患者的满意程度并根据结果采取相应的活动或措施；要系统地管理好与患者的关系。就在临床科室来说，就是满足患者合理要求和利益，把“以患者为中心”的口号真正落实到每个员工的具体工作中，保护患者的利益，提高临床科室的服务质量和社会信誉。随着市场经济的发展和临床科室间的竞争，保险公司和患者越来越注重对医院、对医生的选择，而且国家医疗制度改革的一个基本原则，就是要增加社会和患者对就诊医院的选择余地。医疗服务市场竞争中患者对医疗机构“货比三家”式的选择意识逐渐增强。今后就医方式变革的趋势，就是从患者求医生发展到医院求患者。临床科室的各项工作目标要定位在以满足患者医疗需求为第一上，把起点定在患者需求上，衡量我们工作的标尺应当定位在患者满意不满意，方便不方便，就医环境好不好，医疗质量高不高，医疗费用是否合理。这是吸引患者的根本，也是实实在在地把“以患者为中心”贯穿在整个医疗全过程中的实际行动。

4. 狠抓规章制度建设，建立健全惯性运转机制

要根据医院的总体要求，在全面落实共同制度的前提下，对有关规章制度进行分解细化，同时针对本科室的工作特点、人员情况和薄弱环节，制订相应的规章制度、规定和要求，形成目标明确、要求明确、责任明确、奖罚明确、操作性强的科室规章制度体系，使得常规工作程序化，日常管理制度化，各项要求标准化，技术操作规范化，监督检查日常化，以期对本科室的全部工作、全部环节、全体人员进行定量与定性相结合、定量为主的综合考核和控制，做到“事事有遵循，件件有标准，人人有职责，项项有记录”。

5. 实施全面目标管理，目标明确、责任到人

依据等级医院评审标准和医院年度工作目标，以“建设有目标，检查有尺度，考核有标准，监督有措施”的思路，实施全员全面目标管理。对不同岗位、不同年资、不同工种的各级各类人员年度应当达到的数质量指标从医护质量、工作效率、医德医风、劳动纪律、工作秩序等几方面作出明确、系统、符合实际的目标值；明确制订各级各类人员岗位责任制，以此为依据，对所属人员进行全面的量化考评，其结果与个人的达标评比、立功受奖、晋职晋级等实际利益紧密挂钩，以此调动全科人员的积极性。

6. 明确学科建设方向，尽快形成技术特色

凡事预则立；不预则废。学科建设也是一样，要制订明确的奋斗目标。有了目标，前进就有了方向，发展就有了参照，工作才能做到持之以恒、心中有数。对照目标经常进行回顾分析，总结所取得的成绩和存在的不足，才会摆脱干扰，有的放矢，迅速前进。特色是学科的立足之本。一个学科在社会上的地位和影响取决于是否具有明显的特色和优势。一个学科要想在本专业领域内有一定的竞争力，必须要有自己的“王牌”。这既代表科室的学术地位、学术水平，也在很大程度上影响和制约着医疗质量。没有优势特色技术，医疗质量也就成了无源之水，无本之木，必须依靠科技进步，充分利用现有的人力、财力、物力资源，扶持特色技术和优势项目，培养专门人才。

7. 建设和稳定技术干部队伍

学科要发展，人才是关键。科学技术的竞争归根到底是人才的竞争，优秀的人才是任何先进的设备所无法代替的。谁拥有了一批技术精英，谁就站在了所在学科领域的前沿。医学人才的实践性很强，成长周期长，人才的培养就显得尤为重要，同时也比较艰难，必须引起高度重视。要营造学科内外团结和谐的人际关系，积极进取、浓厚活跃的学术风气，发挥老专家的“传帮带”作用，依靠中年骨干承上启下的桥梁作用，加强对青年科技干部的培养，扶持优秀中青年科技干部脱颖而出。

8. 强化经济意识，加强经济管理

要使医务人员明确，通过加强经济管理，搞好医院的成本核算，以较少的人力、物力、财力投入，获得尽可能多的产出，不断提高医疗服务质量，决定着科室和医院的经济效益，决定着医院能否适应现代社会的要求，能否以高质量、高效益在竞争中取胜。重点是强化科室的经济意识，加强经济管理。过去医生一般只提供服务，而很少考虑到服务对象的经济问题，现在则要关注患者的经济支付能力和社会的承受能力，在目前贵重药品和普通药品差价很大的情况下，应尽量提供“价廉物美、价廉质优”的医疗服务，协助政府和社会抑制卫生资源的浪费。

9. 注重思想政治工作，强化医德医风建设

思想政治工作是社会主义物质文明和精神文明建设的根本保证。思想政治工作能够提高医务人员的思想政治觉悟，自觉按照客观规律办事，保证各项任务顺利完成，以提高社会效益和经济效益；思想政治工作能够促进和保证生产力的不断发展，人的思想觉悟提高了，工作的积极性和主动性就调动起来了。思想政治工作的作用，一是为其他一切工作指明正确的政治方向，保证各项工作沿着社会主义道路前进；二是激发和振奋医务人员的革命精神，同心同德为实现奋斗目标而努力；三是防止各种腐朽思想对医务人员的侵蚀，加强医德教育，树立良好的医德医风是医院精神文明建设的重要任务，也是加强精神文明建设的重要内容。临床科室应当树立良好的医德医风，成为医院社会主义精神文明建设的窗口。

三、临床科室质量管理的主要任务

1. 为伤病员提供良好的医疗服务

科室作为医院最基本的构成、功能、运行和效益单位，其管理的任务是保证科室提供以患者为中心和各种专业及其相应的服务。这种服务是全方位的，如各科室直接或间接为患者提供的各检查、治疗、急救技术，保健、生活和心理医疗护理，各种咨询、信息、仪器设

施、物品资金和休养环境等服务。科室在提供全方位服务的同时，还必须保证良好的服务质量。在各种专业服务中，由于医疗服务具有特殊性，对医疗质量指标的判定往往源于医务人员，而患者因为需求和知识的差异，对质量的看法与医务人员不尽相同。因此，良好的医疗服务质量既表现在各种质量指标客观上的达标，也体现在被服务者主观上的满意。对医务人员的服务质量必须有具体标准和明确要求。规范的医疗质量标准和要求，通过医护人员的精湛技术和优质服务，达到使被服务者满意的目的。

2. 完成各项医疗任务

完成医疗任务是医院各科室的首要任务。临床科室主要完成伤病员的住院、检查、诊断、治疗、护理，做到及时住院，及时检查，及时确诊，有效、全面、彻底的治疗，精心护理；医技科室主要是为完成医疗任务保证医疗设备良性运转，正确实施检查，及时、正确作出诊断。各科室都要完成医院分级管理评审标准中的各项医疗指标，保证为伤病员提供优质的医疗保健服务。

3. 提高专科技术水平

医院科室工作主要是从事技术性工作，提高专科技术水平是科室管理的基本任务。在专科技术建设中，首先要重视先进医学科学技术的学习，追踪医学高新技术信息，在科学论证的基础上，制订先进的、可行的专科技术建设远期规划和年度计划以及具体实施方案，明确科室专科技术发展的方向和重点，适时、适宜地引进新技术、新业务。其次，应遵循以下原则：①根据医学科学发展的综合化和精细化，把边缘学科和交叉学科作为专科技术发展的主攻方向，使医院的医学专科技术发展具有先进的水平；②坚持有限目标，重点突破原则，选择能带动本科和其他科的技术项目，通过该项技术的开展，促进全科技术的发展；③坚持以人带科的原则，达到人有专长，科有特色；④重视技术发展的配套建设，在开展新技术、新业务过程中，要注重系统性、科学性和标准化建设，做到技术开展与人才配备、设施设备配置、技术操作规范、规章制度的制订以及工作任务质量评价标准等同步建设。

4. 保证医疗活动惯性运转

科室管理的重要任务就是为科室工作人员和患者创造一个良好的内部和外部环境，保证科室各项工作处于良好的运行状态。内部环境指全科工作人员以及医患之间关系、工作人员良好的工作作风、各项法规和制度的落实，患者对医疗活动的配合、医疗活动物质条件等。外部环境系指科室与医院领导、职能部门及相关科室的关系，患者家属及其单位对医疗活动的配合等。为此，科室经组织本科人员认真学习和执行各种法规、规范、常规、制度和标准，培养和树立良好的医德医风，在医疗工作中严格把好“五关”，即诊断关、治疗关、手术关、急危重症抢救关、开展新技术新业务关，确保医疗安全。

5. 抓好专业训练

提高科室人员的素质是科室管理的基本任务。科室对本科室人员要加强毕业后教育和医学继续教育，组织各种形式的专业训练。搞好专业训练的内容与目的是：加强专业基本训练，提高医务人员业务素质；学习新理论、新知识、新技术，提高专科技术水平；发现和重点培训有发展前途的人才，搞好专科技术骨干队伍建设，培训学科带头人，使专业人才结构保持合理的状态。

6. 开展医学科学研究

科室医疗工作代表着医院的科学技术水平。科室管理必须有目的、有重点地抓医学科学研究工作。科室的科学研究必须紧密结合医疗工作实践量力而行，突出临床医学、军事医学和中西医结合的研究，提高科研成果的可行性和实用性，注重科研成果的推广应用和经济效益的转化，增强医院发展的后劲。

7. 抓好经济管理

经济管理是科室的主要组成部分，为了保证经济管理的健康发展，应做好以下工作：①正确处理经济效益和社会效益的关系，把社会效益放在首位，完善经营运行机制，坚持以最小的经费投入，获取最佳的医疗效果，并讲求经济效益；②强化科室人员对经济管理的参与意识，人人参与科室经济管理；③加强科室医疗经费的成本核算管理，严格挂靠财务管理制度和程序；④加强经济管理中的法规教育，树立经济管理法规观念，防止违反经济管理法规的现象发生。

四、科主任在临床科室管理中的作用与地位

在科室的各项工作和建设上，科主任处在十分重要的地位，具有十分重要的作用。临床科室管理的好坏，很大程度上取决于选准科主任，建好领导班子。

（一）科主任的地位与作用

（1）科主任在学科发展上是带头人，具有领衔作用；在人才培养上是导师，具有人梯作用；在优质服务和执行院规方面，具有表率作用；在医德医风建设上，具有楷模作用；在政治、医疗、行政管理上，具有核心作用。

（2）科主任不仅是学科带头人，而且是医院组织实施医教研工作最基础、最重要的管理者，肩负着组织和领导全科人员努力实现科室功能，向社会提供专业服务，保证科室服务质量，培养专业人才，提高技术水平，促进学科发展，提高学术地位，创造两个效益的重要任务，在医院建设中起着上情下达、下情上达、举足轻重的桥梁和纽带作用。

（3）实践证明，科主任的水平决定着学科的水平。一个学术水平和知名度很高、管理能力很强、在群众中享有较好威望的科主任，可以带动一个学科的发展，出质量、出人才、出效益、出成果；一个能力不强的主任，也会阻碍、甚至拖垮一个科室的发展和进步，断送掉一个科室的前程和命运。

（二）科主任在科室管理中应当注意克服的几个问题

科主任在院党委的领导下，以高度的政治觉悟，以对党、对军队、对医院高度负责的责任感，以恪尽职守的敬业精神，在科室全面建设和管理工作中，认真负责，奋发进取，以身作则，坚持原则，大胆管理，为科室的不断发展和进步作出了突出的贡献。这是我们能够很好地完成所担负的医教研任务，医疗技术水平和声誉不断提高的重要基础和保证。但是，科室管理工作毕竟难度很大，科主任的管理工作也还存在一些薄弱环节和问题，主要表现是松、软、散，展开来说有以下 5 个方面。

1. 学科技术建设和人才培养没有规划

有的科主任在抓学科技术建设和人才培养规划上，缺乏长远设想和规划，甚至心中无数，措施不力，付出的精力也不多，以致使一些学科长期停滞不前，甚至滑坡。不仅没有形成新的特色和优势，甚至过去的一些专长也快丢掉，人才也是接不上茬。

2. 心胸不宽，团结协作差

有的科主任心胸不宽，不能容人，团结协作差，唯我独尊，压抑和排斥他人，唯恐别人在技术上超过自己，结果是损伤了大家的积极性，形不成凝聚力，自己也成了孤家寡人。

3. 思想、政治素质不高

有的科主任在事关医院建院方向的重大原则问题上，不是按照医院的统一要求，从医院的整体利益出发，对所属人员做工作，很好地引导，而是为了小集体的利益，搞上有政策下有对策，甚至“唱反调”，导致贯彻医院各项规定、要求的梗阻，难以做到令行禁止，相同性质的问题在个别科室接二连三地不断发生。也有的不能很好地领会、贯彻上级和医院领导的工作意图，工作部署没有原原本本地传达到位，组织动员和抓落实不够。

4. 严格管理不够

有的科主任虽然自己要求很严，各方面做得都很好，但坚持原则、严格管理、大胆管理不够，对于反映下属的一些问题甚至是错误行为，不仅没有坚决批评制止，严肃处理，甚至睁一只眼，闭一只眼。出了问题姑息迁就，想方设法说情、庇护、遮掩，大事化小，小事化了，实际上对不良问题起到了纵容作用，对科室管理极为不利。

5. 遵纪守规和职业道德方面表率作用发挥不好

有的在自身执行医院规章制度方面有一定差距，模范作用差，发生了不假外出的问题，个别人带头吃请、受礼、接受“红包”、私自外出会诊、手术、直接或者间接推销药品、器械的问题时有出现。大家普遍反映的“有些技术骨干，一到星期五，就忙于到外面搞副业，甚至有的不假外出”的现象与科主任有很大的关系。科主任自己做得不好，管别人就无从谈起。有些科主任岗位职责不落实，在位率不高，一定程度上影响了科室的管理和建设。

以上这些问题和现象虽然只发生在少数科室、个别科主任身上，但从中反映出的科主任政治素质、个人修养、政策水平、管理水平上的缺陷和不足，需要引起每个科室领导的高度重视和深入思考。

（三）科主任在科室管理中必须强化的几个观念

“科主任这一层抓不住，医疗质量和服务水平就上不去。对技术骨干、管理骨干既要关心爱护，又要严格要求”。一方面，医院要选好科主任，配强科室领导班子，对科主任的工作给予全力支持、帮助和指导，创造良好的工作环境；另一方面，科室领导一班人也必须牢记肩负的重任，认真履行职责，切实抓好科室管理。科室管理是一个系统工程。科室的建设和发展千头万绪，但其最终的目标是通过各种努力，提高科室的综合水平，能够有效履行其所担负的职能任务，为医院的全面进步作出自己的贡献。

1. 增强责任感

科主任在科室和医院建设中具有十分重要的地位和关键作用。这就要求科主任必须要有很强的责任感。科主任的工作做好了，带头作用、表率作用、楷模作用发挥好了，医院的工作就是抓住了核心，奠定了基础。科主任肩负的责任确实非常重大，科室的工作能否搞好，关键看科主任怎么抓、怎么管。每个科主任都应当有重任在肩、不负重托，为官一任，有所成就的责任和意识。

2. 增强紧迫感

医学技术发展很快，竞争日趋激烈。国内外的同行和院内各科室都在积极进取，进步和发展日新月异。这也犹如逆水行舟，不进则退。一些学科没有特色优势，发展方向不明，不思进取，停滞不前；个别科室甚至每况愈下，举步维艰。这种状况与医院发展的总体要求是极其不适应的，也是不允许的。因此，要求科主任都要有适应形势、适应要求、“争先创优”的紧迫感。对于科室的技术建设和人才培养，要有长远考虑和打算，要有具体的举措和办法。

3. 敢于管理、善于管理

管理既是一种责任，也是一门艺术。既要讲原则，又要讲方法，既要敢抓敢管，又要善管会管。既要严格按照上级的规定、要求和制度，狠抓落实，使各项工作有条不紊地运行，又能把科室一班人团结起来，凝聚起来，把大家的积极性和工作热情调动起来，把每个人的优势和专长发挥出来，体现出领导水平和管理艺术。特别需要强调的，就是科主任要注意团结问题。胸怀要宽广，要大度，不要怕别人超过自己；要善于和能够与自己有不同学术观点，甚至有成见的同志一同共事，能够忍让，主动消除隔阂和误解，共同谋求科室的进步和发展，不计个人恩怨和名利得失。要公道正派，不能掺杂私心，不能凭借个人的好恶处理问题，要一碗水端平；要讲政治，讲大局，有很强的政策性，对于科室中违反法规政纪，违背建院方向，影响学科建设的不良行为要坚决予以制止，决不能模棱两可，听之任之。在管理中，还要统筹兼顾，突出重点，着力抓好科室的政治、技术建设，抓好人才培养，抓好医疗质量和医德医风。

4. 严于律己、以身作则

科主任自身的形象和楷模作用非常重要。所谓其身正，不令而行。抓一项工作，群众首先看领导是怎么做的。言教不如身教，要求别人做到的，我们自己必须首先做好；明令禁止的，我们首先要坚决不做。只有这样，才能够理直气壮，也只有这样，才能有资格管理别人，让被管理的人服气。我们的科主任绝大多数同时又是支部领导，要特别注意按照组织原则办事，充分发挥支部的战斗堡垒作用，这对加强科室管理是非常重要的。而且要严格地把自己置于组织的管理和监督约束之中，保证自己的行为不发生大的失误。

（四）科主任应当加强的领导艺术

1. 运筹帷幄，通观全局

领导者的主要职责就是对方针、策略、目标、重点、程序等问题，以及在实际工作中遇到的许多难题进行深思熟虑，制订目标并采取一切行之有效的手段，保证既定目标得以实现。要讲学习、讲政治、讲正气，运用全方位的眼光，观察和分析问题，并用纵横相连的方法解决问题。安排工作、制订目标，必须有通观全局的战略眼光。

2. 改革创新，抓住关键

领导艺术一个很重要的特点，就是对已知有效的管理手段进行“综合转换”。因此，是否最大限度地利用新的管理手段进行领导活动，是区别“传统领导艺术”和“现代领导艺术”的重要分界线。在统筹全局的基础上抓住重点，也叫抓“中心任务”或“中心环节”。从大量事务的复杂关系中判断出最重要、最有意义的东西，善于抓住事物的主要矛盾，是一种高超的领导艺术。

3. 因势利导，打开局面

要善于运用客观条件，包括国家的大政方针、组织内外环境和自然资源，以便极大提高领导的效率和效益。要设计和营造良好的工作环境，就应该善于组织和发挥本地区、本部门、本专业的各种优势，努力开创新局面。

4. 用人所长，同心协力

要善于发挥主体优势，就是用人所长。善于发现人的长处是一种本领，充分发挥人的长处则是“艺术”。要善于团结一切可以团结的力量，组织调动各方面的积极因素和发挥集体的智慧，同心协力，使共同的目标得以实现。要善于设计、改造和创造环境，包括物质环境、制度环境、人际关系环境和组织内部的基本价值观、工作节奏、工作态度、荣誉感等，增强环境对人们的感应力，提高领导自身的威望和在群众中的信任度。

5. 身教与言传并重

有些道理不是讲出来的而是做出来的。这就要求各级领导必须重视自己的言行举止，率先垂范，以身作则，用自己的模范行动影响和教育他人，要求他人做到的自己首先要做好。与此同时，也不能忽视言传的作用，要制止错误言论和错误行为。

6. 表扬与批评相结合

我们要旗帜鲜明地表扬先进，鞭策后进，批评和揭露消极和阴暗面，切实把表扬和批评结合起来，只有这样才能教育人、调动人的积极性。要善于发现典型、培养典型，实事求是地宣传典型，运用典型做思想工作。同时，要以科学的态度对待典型。一方面，既要关心爱护先进人物，也要严格要求，使其健康成长；另一方面，要教育群众正确认识和对待典型，既要虚心学习先进，又要努力争当先进，形成学先进、赶先进的良好氛围。

7. 耐心教育与严格纪律相结合

耐心教育就是摆事实，讲道理，关心人，体贴人。然而，说服教育不是万能的，对那些严重违反纪律、屡教不改的人，就是要实行纪律处分。同时，对科室内员工要关怀体贴，尊重和信任，热情帮助，真诚爱戴，建立起具有共同目标、共同理想的同志感情和朋友感情，才能到动之以情，晓之以理，情理结合，以情感化。同时，要倡导自我修养、自我批评、自我反思的自我教育。

8. 物质鼓励和精神鼓励相结合

物质鼓励，就是运用物质利益的原则来满足人们一定的生理需要和物质需求，调动人们生产、学习和工作的积极性。精神鼓励就是运用表扬先进、给予荣誉的办法来激发人们的事业心，鼓舞人们上进，调动其积极性。物质鼓励和精神鼓励互为补充，相辅相成，缺一不可。

五、临床科室质量管理效果的评价

衡量和评价临床科室管理的效果，就是看科室的医教研是否以医疗为中心，协调发展、整体推进；医疗质量、技术水平、工作效率、技术干部队伍、医德医风、服务态度、行政管理、后勤保障等方面的工作，是否适应医院对科室功能定位的具体要求；是否达到等级医院评审标准的要求；是否创造更大的社会效益和经济效益；是否最大限度地满足社会和不同层次伤病员对医疗服务的需求。简单地说，就是看是否做到了质量优、效率高、缺陷少、消耗低、医风正、服务好。评价采用定性与定量相结合，以定量为主的综合办法。

1. 医疗质量

在诊断质量上，要达到等级医院规定的各项要求。例如，三级医院门诊诊断与住院诊断符合率、临床初诊与确诊符合率、手术前后诊断符合率要在 95% 以上；临床与病理诊断符合率在 90% 以上。在治疗质量上，急诊抢救脱险率要在 80% 以上；住院抢救成功率在 84%

以上；治愈、好转率要在75%以上；与同类医院、相同转科比较，单病种治愈率处于较高水平。在基础医疗质量上，医疗文书甲级率在95%以上；技术操作和等级护理合格率在90%以上；住院患者陪护率低于8%；急救物品准备完好率、常规物品消毒灭菌合格率达到100%。在医护缺陷的控制上，无菌手术切口甲级愈合率要在97%以上；术后并发症发生率低于2%；院内感染发生率低于10%；尽量减少医护差错，杜绝责任和技术事故。全面推行以伤病员为中心的整体护理模式，护理工作适应医疗工作的需要。

2. 技术水平

达到等级医院标准中对本学科专业开展技术项目及其水平的要求。要积极探索学科发展的新支撑点，着力引进新项目，开展新技术，形成稳定、公认的高水平特色优势。能够接受下级医院转送的本专科疑难、危重患者。

3. 工作效率

核心是缩短无效（或低效）住院时间。在出院患者平均住院日、择期手术术前平均住院日达到等级医院评审标准要求的基础上，通过科学管理，计划诊疗，提高质量，合理使用病床，不断缩短无效（或低效）住院时间。

4. 教学和科研工作

能够接受并高质量地培养研究生、进修生和实习生，教学工作规范有序，专人负责，教材完善配套，教学效果好。科学研究紧密围绕临床，方向稳定明确，代表本学科领域发展现状和前沿的高水平课题多、课题资助多，科研成果丰硕。

5. 人才队伍建设

在年龄结构上，老中青梯次配备合理；在学历结构上，要在注重高学历的同时，强化能力和临床经验的培养；在业务发展上，高级专业技术职务人员实现定向培养、定向发展，形成不同的专长和特色，力求做到通科培养与定向使用相统一；在接班人的培养上，要强调综合素质，又红又专，早压担子早成才；在育人环境上，要形成有竞争、有压力、有培养、有使用的良好氛围。

6. 卫生经济管理和信息自动化建设

医嘱、收费、实物管理实现计算机联网；参加医院的成本核算工作，投入产出比较高；单病种治疗费用在同类医院中处于较低水平；药品收入在全部医疗费用中所占比例符合国家有关要求。

7. 医德医风和职业道德建设

以伤病员为中心、以提高医疗质量、切实方便患者为主要内涵的医德医风和职业道德建设成效显著，普遍推行文明用语、行为规范和服务忌语；有效杜绝收受“红包”、礼品、回扣、吃请、乱收费、私自购进和推销药品、器械等问题；有效克服服务工作中“生、冷、硬、顶”现象；门诊、住院伤病员对医疗工作的总体满意率在90%以上。

8. 思想政治工作和行政管理

经常性思想工作和管理工作严格到位，医务人员思想稳定，情绪饱满，精神振奋；各项规章制度健全完善、落实好，常规工作惯性运转；陪伴率符合等级医院标准要求，探视管理严格有序，伤病员诊疗环境清洁、安静。

（刘海辉）

第二节　临床科室质量管理的主要内容

一、健全质量管理组织，强化个体质量控制

1. 建立健全科室质量管理组织，发挥其在质量控制中的作用

在院—科室—个人的三级质量控制网络结构中，科室质量控制起着举足轻重的作用。从某种意义上讲，科主任的技术水平和管理能力决定了该学科的质量水平。除非同行专家评审，作为一般业务行政职能部门没有可能做到直接控制质量形成的全过程。因此，医疗质量管理主要考评科室，责任在科主任。科室医疗质量管理是以科主任负责制形式展开的。基础质量、环节质量的控制和终末质量的检查评价是科主任的职责，是科主任必须投入较多时间和精力重点抓好的经常性重要工作。

根据工作需要和年度人员轮换情况，指定专人担任管病房主任医师（副主任医师）、主治医师、科秘书，明确各自在科室管理中应起的作用和承担的责任，协助科主任抓管理、抓落实。可由科室行政领导、老专家教授、年度管病房的主任医师（副主任医师）、主治医师、护士长、科秘书共同组成科室质量管理小组。其任务是，根据医院工作的总体要求和安排，制定科室质量建设计划和年度目标，围绕本科室的工作特点和质量管理上存在的问题和薄弱环节，开展经常性的质量管理、检查监督活动，做到有计划、有重点、有记录、有成效。

2. 强化个体质量控制

临床科室医务人员多是在没有或无法由外部监控条件下进行操作、独立决断、独立实施各种诊疗工作的。因此，个体性诊疗控制就构成了医疗质量管理最基本的形式。职业责任、敬业精神、学识、技能和经验对质量的形成具有相当的重要性。临床科室医务人员在医疗工作和技术操作中都应该执行质量标准，实行质量自我检查，自主管理。自觉地与标准对照，发现问题及时纠正。在医疗工作中，要不断强化自主管理的自觉性。如诊疗常规、医院工作制度、操作规程、服务规范和护理工作“三查七对”都要严格执行。个体质量控制，一靠各级人员职责的制定和落实；二靠规章制度、工作程序和操作规程；三靠良好的作风养成和扎扎实实的工作。个体质量控制，既有自我约束性，又有互相监督性。

二、质量教育和培训

1. 严格“三严”标准，强化“三基”培训

根据医学科学发展新形势和管理工作的需要，不断补充完善“三基”内容，建立以各级各类医务人员不同标准、不同要求、不同形式的规范化学分制培训为核心、继续医学与学历教育相结合的教育培训体系，采用学术会议、学术讲座、专题讨论会、技术操作示教、短期或长期培训、自学等多种具有较强针对性和实用性形式，进行教育培训，做到训练、训练、再训练。制定管理规定，分岗前培训、岗位培训、转岗培训几个层次，以法律、法规、规章制度和工作规范的学习掌握，病案质量要求和书写水平，计算机操作能力等为重点，严格标准要求和考核检查，把好新上岗人员临床工作的“准入”关。

2. 制度规范培训

医疗护理技术操作常规是医学实践长期经验的科学总结，是确保医疗质量的重要举措。

同时，医学是一门实践性很强的科学，随着医学科学的发展和医学实践的丰富，新年项目、新技术不断涌现，新的仪器设备和药品不断被研制开发出来，常规也需要不断地被修订、完善。因此，医务人员必须通过不断的培训和继续教育，才能紧跟医学科学的发展，不断充实、提高医疗技术水平和业务能力。

3. 职业道德教育

医疗机构对医务人员进行职业道德教育是卫生系统加强精神文明建设的一项重要工作，是促进卫生事业改革与发展的重要保障。医疗机构要教育医务人员树立全心全意为人民服务的思想和“以人为本”的服务理念，学习先进典型的无私奉献精神，增强服务意识，改善服务态度，提高服务质量。要创造良好的医院文化环境，帮助医务人员树立高尚的道德品质和良好的医德医风。要按照《公民道德建设实施纲要》的要求进行道德教育，建立职业道德教育制度、考核评价标准及办法，普及道德知识和道德规范，帮助医务人员加强道德修养。

4. 医疗卫生法律、法规和规章的培训

一方面，要按照国家普法教育的重点内容和问题，结合本单位的实际，制定普法宣传计划，组织对医务人员进行《中华人民共和国宪法》《中华人民共和国刑法》《中华人民共和国民法通则》等国家法律的宣传教育，提高医务人员学法、懂法、守法的法律意识；另一方面，要组织医务人员认真学习《中华人民共和国执业医师法》《中华人民共和国献血法》《中华人民共和国药品管理法》《中华人民共和国职业病防治法》《中华人民共和国传染病防治法及其实施办法》《中华人民共和国食品卫生法》《医疗事故处理条例》《医疗机构管理条例及其实施细则》《麻醉药品和精神药品管理条例》《血液制品管理条例》等法律、行政法规和部门规章，严格依法执业，在保证患者合法权益的同时，也依法保护自身的合法权益。

三、临床工作的环节质量

（一）诊断质量

1. 掌握好内科诊断的原则和方法

诊断是主观反映客观的过程，首先是利用各种手段收集必要的资料，包括病史询问、体检、实验室检查等。其次是利用医师的医学理论知识和临床经验，对收集到的一切资料和结果加以整理、归纳分析，确定疾病的性质、轻重缓急等，之后产生初步诊断。在临床工作中，诊断和治疗在次序上虽然有先后，但是诊断工作是在整个医疗过程中持续不断地进行着的，因此要求医师不断观察病情的变化和发展，及时对诊断进行补充和修改。需要强调的是，临床医师在诊断过程中尤其应该重视病史的询问和体格检查，不能单纯依靠各种实验检查和仪器辅助检查而忽视这些十分重要的基础工作。

2. 做好对新入院患者、疑难病例的诊断工作

对新入院的患者要求及时、全面掌握病史，详细的体格检查，力求准确地做出诊断。诊断工作必须实行三级检诊制，在规定时间内检查病员、完成病历、明确诊断。诊断中的疑难问题首先应在本病区或本科室内充分研究讨论，然后再提交内科或全院会诊讨论。经治医师及上级医师应通过这种机会，不断总结经验，在诊断水平上有所提高。

3. 不断提高诊断质量

医师诊断水平的高低，取决于是否有丰富的临床经验。因此要求医师在临床实际工作中

勤于实践，不断积累经验。同时，由于医学知识的不断更新，大量新技术、新疗法的临床应用，要求内科医师不断学习新知识和新技术，努力提高基础理论水平与技术水平，要养成勤于动手做检查的习惯。在诊断工作中，不能单纯依靠实验检查和辅助检查下结论，培养严肃、严格、严谨的职业作风。

（二）治疗质量

1. 掌握好治疗原则和方法

内科是以药物为主的综合治疗，因此在用药问题上需全面考虑，坚持用药原则。既要考虑到药物对疾病局部的作用和效果，也要考虑对全身的影响。既要避免用错药，更应防止滥用药物。在用药问题上还应遵循医德原则，在疗效相同的情况下，费用少的药物优于费用高的药物，能口服的尽量避免注射。

2. 组织好重危患者的抢救

平时应做好准备工作，包括抢救器材和人员训练、抢救方案等。抢救中一方面要严密观察病情，及时处理；另一方面要适时组织会诊，集中大家的智慧和力量，防止判断上的失误。

3. 做好慢性病的治疗工作

内科慢性患者多，因此在慢性病的处理上，既存在着治疗问题，也存在着管理问题，在治疗上应千方百计，力求彻底治愈，若目前尚不能做到，也应争取阻止病情发展，防止并发症，最大限度地减轻患者的痛苦。在管理上要体贴安慰，医护人员要善于观察患者思想情绪，勤于做心理疏导，使其安心配合治疗。

（三）手术质量

1. 术前管理

所有手术都要做术前准备，急诊手术也要争取时间尽快做好术前准备。

（1）心理上的准备：患者术前对自己的手术效果会有很多想法，尤其是对大手术更会有许多顾虑。外科医师应针对患者思想做必要的解释，给以安慰，消除不必要的思想负担，增强恢复健康的信心。同时取得患者及其家属的信任和配合。讲解病情要实事求是，认真负责，各级医护人员的解释要一致。

（2）术前应完成所有必要的检查：尽可能明确诊断，只有正确的诊断才能有正确的治疗方案和取得良好的手术效果。

（3）做好术前讨论和小结：术前小结包括诊断手术适应证、手术方式、麻醉方法，术中可能出现的问题和对策，手术后注意的问题等。哪些病例需要进行术前讨论，应由主治医师作出决定。新开展的或复杂的大手术、疑难病例，需要多方面配合的手术都应有术前讨论，年轻医师、初次担任某种手术的术者也应有术前讨论。

（4）做好手术安排：应明确规定各级医师的手术范围，超过规定范围时应由科主任批准。每周进行哪些手术应事先做好安排，有计划地进行，不随意改变，否则影响病房工作秩序，容易发生差错事故。大小手术应搭配，复杂与简单的手术交替进行，这样有利于安排术后护理，手术者也可得到充分的休息和做好术后的观察与处理。

（5）手术前晚应全面检查一次准备工作：如皮肤准备做得如何，是否配血，术前小结是否已填写等。患者有无发热、月经来潮、手术有无必要延期等。术者在术前必须亲自检查过患者，对手术方法和步骤应做必要的复习和思考。

（6）术前的其他准备：对术前患者应给予热情细致的照顾，告诉患者术后深呼吸、咳痰的必要性，保护伤口的方法和必须严格按医嘱饮食等事项。术前至少戒烟 1 ~2 周，练习能在床上大小便。进手术室前应排尿、摘下义齿等。

2. 术中管理

手术是一项集体劳动。既有严格的分工，又要密切配合。一般情况下，手术人员主要有术者、助手、麻醉医师、器械护士及巡回护士。手术者应对手术负主要责任，不仅要掌握手术技能，还要组织与指挥手术的全部过程，决定操作的原则、方法与步骤，保证手术效果和患者安全。手术台上，其他人员必须服从手术者指挥。助手应全力以赴配合术者做好手术。器械护士在手术时应密切注意手术的程序和需要，准确迅速地传递所需要的器械、纱布及缝针、线等，手术完毕前应严格执行清点制度，防止物品遗留在体内。

3. 术后管理

手术后一定时间内必须严密观察病情，注意保持呼吸道通畅，防止继发性出血或休克的发生。正确进行输血、输液、维持体内水电解质平衡等。协助患者翻身，鼓励患者咳痰，预防肺部并发症，防止切口感染。各种导管、引流管必须装置妥善，保持通畅，防止脱落。术后要给予必要的止痛和镇静药物，及时处理腹部胀气及尿潴留。同时要加强营养，鼓励早期活动与功能锻炼。

4. 落实好消毒隔离制度

外科病区内物品与医疗器械一般可分为每日消毒和周期消毒两种。每日消毒的物品一般为日常所用医疗器械及用品，如注射器、体温表、换药物品、各种引流管、引流瓶等。另外病区内凡装有消毒剂浸泡各种器械的盛器，以及各种治疗盘、污染敷料等应每周清洁和消毒 1 ~2 次。凡集中供应的消毒无菌器械和敷料，应用期限一般不超过 7 天，过期必须更换，重新消毒。

5. 无菌技术管理

在外科日常工作中，必须牢固地树立无菌技术观念，要意识到感染是外科最大的危害，是手术失败的主要原因之一，因此，要求外科医师在各项诊疗工作中，应有高度的科学性和严格的操作要求，任何环节脱节、失调或忽略都会影响治疗效果，小则发生并发症，大则治疗失败甚至影响患者生命。因此，患者手术前的清洁处理，严格的洗手规程，手术野皮肤的准备和消毒，各种器械、敷料、用品的消毒以及手术、换药、穿刺、注射工作中的无菌操作，均不允许有丝毫的疏忽。

（四）患者知情同意

（1）在不违背保护性医疗制度的前提下，医务人员在诊疗过程中必须履行对患方的告知义务，并尽量做到“全面告知、准确告知、通俗告知”。

（2）告知的内容。患者的病情，可能的病因、病情发展情况；治疗方案的选择及实施中采用手术、治疗仪器和药品等的目的、方法、预期效果、不良反应、患者可能承受的不适以及潜在的危险等；预计需要支付的费用；出现医疗纠纷时的解决程序等。履行知情同意手续分为口头告知和书面签字两种方式。告知工作须由项目实施者亲自完成，不得安排他人替代。

（3）医院应提倡和鼓励各专科根据本专业的特点，制定本专业符合法律要求、具有法律效力的个体化的知情同意书。特别需要强调以下情形必须履行书面签字手续：经批准在医院首次开展的新业务、新技术；试用于人体的新技术、新方法、新器材、新药物等临床实验性治疗项目；急诊或处于抢救状态下的危重患者，患者或其亲属要求终止治疗、出院、转院的；手术中需临时改变手术方案的；临时决定实施手术中冰冻切片快速病理检查的。

（4）诊疗工作中由患者本人或其监护人、委托代理人行使知情同意权。患者委托代理人时，应由患者本人和拟委托代理人共同签署《授权委托代理书》；被委托代理人应向医院提交个人身份证、证明与患者关系的户籍资料等有关材料。医院只对患者本人或其委托代理人进行告知。

（五）医患沟通

诊疗疾病、恢复健康是医患双方的共同目的。然而，由于有些患者对医务人员不理解，挑毛病、闹纠纷、索补偿，医务人员也不得不把患者当作潜在的“起诉者”和“假想敌”，导致医患关系在某些方面比较紧张、很不正常。医患沟通渠道不通畅、交流不充分是造成这种状况的原因之一。

1. 更新观念，换位思考

摒弃“求我看病”“唯我独尊”的心理状态，消除传统的“求医”观念与要求平等的观念之间的冲撞。顺应现代医学模式，变“以疾病为中心，重病不重人”为“以患者为中心”。高度重视患者对健康权、咨询权、隐私权、知情权关注程度日益提高的现实，消除在疾病诊疗过程中“谁说了算”的摩擦。充分考虑到患者在医学知识上的匮乏和外行这一特点，即使遇到“低级”问题、“儿科”问题，也应耐心礼貌，把“话”说到，把“理”讲清。

2. 建立医患沟通的机制

把加强医患沟通与交流和落实知情同意一样，作为基础医疗工作的重要组成部分，纳入质量目标管理，定形式、定内容、定标准、定分工，组织沟通技巧培训，进行检查监督，及时反馈讲评。

3. 创造医患沟通交流的条件

定期召开医患座谈会，真心实意地倾听患者对诊疗工作、服务保障、病区管理等各方面的意见和建议，并及时加，以改进；召开病友联谊会，由医务人员宣讲康复知识、解答患者问题，患者之间交流心得体会，增加患者战胜疾病的信心和对医院、医务人员的信任与信赖；合理设计、发放问卷调查表，了解患者的满意程度、潜在要求和心中的遗憾，作为医院进行持续质量改进的依据；开设健康学校，深入街道、社区开展健康教育、咨询服务，普及医疗保健知识，健康促进、宣传沟通。

（六）工作效率

作为临床科室，提高工作效率主要体现于在计划施治前提下，完成医院下达的医疗数质量指标，加快病床周转、提高病床使用率，有效缩短平均住院时间。

1. 重视门诊工作，提倡住院前实施计划检查

加强门诊技术力量配置，指定一名副主任医师以上骨干专门负责本专科门诊各项工作，提高首诊确诊率；对 3 次复诊仍不能明确诊断的疑难病例，要及时报告科室领导和业务主管部门，组织联合会诊。根据本专业病种特点，规定对拟收入院患者在门诊就诊期间必须完成

的检查项目，除个别大型有创性特殊检查住院后进行外，绝大多数检查项目在门诊完成，减少入院后大量检查未做导致住院日的延长。

2. 加强住院后的计划施治

规定经治医师在患者入院后1小时内检诊患者，主治医师在24小时内检诊患者，并审修经治医师制订的治疗计划，管病房主任48小时内查看患者，全面指导诊疗工作（急诊、危重患者要随来随查，立即展开抢救）。对于疑难、危重患者，要及时向科主任汇报病情，并适时组织主任查房、科内讨论，申请科间会诊、院内多学科联合会诊等工作；外科系统的三级检诊还要特别注意督促下级医师及时、全面地完成各项术前准备工作，避免因为准备不足或时间过长导致手术不能如期进行而延长术前住院时间。对临床科室普遍反映强烈的科间会诊时间长、预约检查时间长、医技检查结果报告时间长的问题，要及时研究解决。作为临床科室也要从自身抓起，防止出现抱怨他科不及时会诊而他科邀请自己会诊也未按时限要求完成的现象。

（七）医疗缺陷和风险管理

对已经发生的医疗缺陷，要严格报告制度，按照“三不放过”（即：事实经过不查清楚不放过，经验教训不总结出来不放过，当事人不认真处理不放过）的原则进行严肃处理，切实吸取经验教训。发生医疗事故争议后，医疗风险处理机构要为患者提供投诉的条件，认真倾听患者的意见，使患者有陈述自己观点的机会。在接待患者投诉时，要做到耐心细致，认真做好解释说明工作，避免引发新的医患冲突。对于患者投诉的问题，要做必要的核实，问题重大、矛盾突出时，还要做好调查工作。确属由于医方原因引发的患者投诉事件，应立即按程序报告，立即采取措施，妥善处理，消除医疗事故隐患和减轻伤害后果；并应及时向患者反馈调查处理结果。

四、病历资料管理

（一）修订病历质量标准，改进病历检查工作

1. 修订和调整制度、标准

要本着“说到做到、诚信服务”的原则，筛查原有不适应形势发展需要的制度、标准，研究制定既符合国家卫生行政主管部门的规章、又符合医院工作实际和举证新规则要求的病历书写规范和检查标准。

2. 改进工作方法，提高质量检查效率

要建立院—科室—个人三级质量保证网络，明确职责分工，一级抓一级、级级抓落实。病历质量检查要从单纯的终末检查向终末检查、过程检查和网上实时监控相结合的模式转化，突出抓好病历资料内容的完整性、完成的及时性、知情同意谈话—签字的规范性，抓好重要讨论、会诊、查房内容的记录等容易出现问题的环节。

3. 电子病历管理

已经应用HIS系统并使用电子病历的医院，可尝试开发应用程序，建立病历质量网络监测系统，配备专门人员，确定专用检查标准，对电子病历的内容和完成时限进行网上实时监控，检查结果通过对话框的方式及时、不断地提醒医生，直到更正为止。由于目前电子病历法律效力存在争议，要特别注意要求医师在计算机中书写完病历后，及时打印生成文本病

历，并认真署名、审签；上级医师需修改时，应重新打印生成清洁病历并署名。

4. 严格限制病历返修工作

确需修改的，应在原有病历的基础上，另加修改附页或使用修改说明，标明修改的内容、目的以及修改时间和修改人签名等内容，明确责任，保证病历资料的原始性和真实性。

5. 加大反馈、讲评和奖惩力度

机关和职能部门要把经常性深入科室检查病历质量作为重点工作之一，及时通报讲评，性质严重或带有倾向性的问题，要适时召开质量分析会，研究解决办法，确定处罚措施。要把病历质量与科室、医务人员的经济利益和晋升相挂钩，加大奖惩力度。

（二）强化门（急）诊病历管理

1. 正式档案病历管理

在医院建有正式档案病历的患者挂号就医时，医院应指定专人负责将病历送达患者就诊科室；患者一次来院在多科室就诊时，应指派的专门人员将病历送达后续就诊科室。患者每次就诊结束后 24 小时内，应由专人负责回收病历，并按规定归档。收到患者就诊结果报告单和影像检查资料后，应在 24 小时内由专人负责归入病历档案。

2. 简易病历管理

持简易病历的患者就诊时，接诊医师必须认真记录就诊情况，病历书写必须做到简明、准确、重点突出。有条件的医院可开发使用计算机挂号系统，尽可能详细地记录和保存患者的诊疗信息。

3. 门（急）诊病历质量的检查

门（急）诊病历质量检查往往是各医院病案质量管理中的薄弱环节，必须比照住院病历检查的模式，建立标准，组织专门人员对门（急）诊病历质量进行严格检查监督。对于正式档案病历，要不定期重点抽查与定期普遍检查相结合，根据各医院门（急）诊量大小和档案病历使用频次规定检查数量的覆盖率；通过定期通报检查结果、举办病历展览、与目标管理考评挂钩等方式，奖优罚劣，提高质量。对于简易病案，也要制定书写规范和标准，利用医疗纠纷处理收集的材料、临时抽查的材料，以个案分析讲评为重点，强化医务人员重视程度，规范病历记录行为。

（三）建立封闭的路径管理系统，防止住院病历资料丢失

1. 开发应用计算机病历资料综合管理系统

以医院管理信息系统（简称 HIS 系统）为平台，开发应用计算机病历资料综合管理系统，包括住院病历资料管理、门（急）诊病历资料管理、影像医学资料管理等若干个子系统，对病历资料的入库、使用（借阅）、归档情况实行计算机管理，提高管理效果和工作效率。

2. 主动下送式病历供应

患者办理住院手续时，由住院处向病案库提供有关信息，病案管理人员将患者以往住院病历、门（急）诊病历和影像资料按时限要求下送到患者所住临床科室，并与临床科室办理交接手续。

3. 临床科室分类加锁管理

可分类设病历资料柜，分别存放本次住院病历和既往住院病历、影像检查资料，严格加

锁管理。住院期间各种病历资料原则上不得带离所住病区，确因医疗活动或复印、复制等需要带离病区时，应当指定专人携带和保管。患者需要转其他科室继续住院的，前往科室应按有关规定及时完成病历资料的书写和整理工作，护送患者前往拟转入科室时应同时移交病历资料，办理移交签字手续。

4. 病历资料的归档与回收

临床科室应按时完成病历资料的书写、整理和审签工作。病案科应安排专人在规定时限内到临床科室回收出院患者门（急）诊病历、住院病历和影像资料，并对回收资料按照目录进行清点并与临床科室办理交接手续。

5. 病历资料的借阅管理

病历资料原件原则上不得对外借阅。与医院诊疗行为有直接关系的医疗事故鉴定、上级卫生行政主管部门、公检法机关必须调阅病案原件等特殊情况，病案调用单位须持介绍信和个人有效证件并经院领导批准。本院人员需查阅病历资料的，原则上在病案库阅览室就地查阅。

（四）加强病历资料的复印、复制管理

（1）医院应制定病历资料复印管理的相关规定，明确管理复印工作的人员职责，设定专门的复印场所，严格按《条例》规定的范围为患者提供复印或复制服务。

（2）复印或复制病历资料的程序。医院医政管理部门验证申请人资质、受理患方要求复印或复制病理资料的申请，在医务人员按照规定时限完成病历后，通知病案管理部门予以办理；由医院指定的专门人员将需要复印或复制的病历资料在规定时限内送达指定地点，并在申请人在场的情况下复印或复制，经申请人核对无误后，加盖证明印记并按规定收取工本费。提出复印、复制或封存病历的患方人员资质界定应严格执行卫健委和中医药管理局卫医发〔2002〕193 号文件。

（3）发生医疗事故争议时，医院有关人员在患者或其代理人在场的情况下封存死亡病例讨论记录、上级医师查房记录、会诊意见、病程记录等。封存的病历由医院指定专门机构或人员负责保管。患者仍需要诊疗的，为保证医疗工作不间断进行，可复制相关内容予以封存。

（五）规范医学证明的管理

目前，医院出具的医学证明主要有医学诊断证明、残情鉴定报告、尸检鉴定报告等。这些医学证明涉及法律相关问题如患者的伤害程度、赔偿额度和相关当事人的民事或刑事责任。因此，出具医学证明的行为必须非常谨慎。医院要规定出具不同医学证明人员的资格要求、证明书的书写内容要求和审批程序。作为医务人员，尽可能不出具书面资料；非出具不可的，也必须客观描述，严禁主观臆断疾病发生、发展、治疗、转归之间的因果关系。

五、检查监督和制度落实

1. 加强检查监督，逐级负责，多层控制

按照各级职责分工，一级抓一级。建立质量标准，实行量化考核，根据科室工作任务、特点和人员具体情况，对医院已经建立健全的各项规章制度和全员全面目标管理考评标准、考核方法和奖惩条件进行分解、细化，使每个岗位、每个工作人员都有自己严格、明确、量

化的岗位职责和奖惩指标。在科室内部建立起严格、系统、正规的质量检查措施，上下级之间、同级之间、医护之间、医患之间相互检查、相互制约，共同督促规章制度的落实。

2. 严格奖罚

要根据科室实际，发挥全科人员的智慧，研究制订对医、护、技人员医疗工作数质量考核、评价方法，变无据可查的随意性管理为定量、定性结合，标准较为明确、科室人员评议、科务会议讨论的科学管理方式，真正把自觉执行、严格遵守规章制度作为晋职晋级、立功受奖、评选先进、出国深造的重要条件，实行“一票否决”。

（宋　微）

第三节　临床科室质量管理的实施要点

一、实施策划

（一）策划目的

策划就是为了设定目标，设定为达到目标所需要的手段。这个概述应用于质量策划，就是设定质量目标，开发为达到这些目标所需要的产品或过程。具体到临床科室的医疗质量管理策划，就是紧密围绕医院总体的办院宗旨、质量战略和质量目标，依据本科室职能任务、工作特点、工作流程、资源配置等实际，将医院的质量目标进行细化分解，确定本学科专业诊疗质量、技术水平、工作效率、服务水准等方面的分目标；从组织机构、资源利用、岗位职责、过程控制等方面，制订实现这些目标所采取的办法以及进行持续质量改进的举措，如优化工作流程、完善规章制度、明确职责分工等。

（二）策划应遵循的基本原则

（1）坚持质量第一的办院宗旨，以质量为生命线，把质量管理摆在医院管理的突出地位。

（2）坚持“大质量观”的医疗服务模式，以患者为中心，努力适应新的服务模式在服务范畴、服务深度以及服务的适用性、安全性、舒适性、经济性等服务质量特性对医院提出的更新、更高的要求。

（3）坚持质量—效益型医院管理模式，以质量求效益、求生存、求发展，走内涵发展的路子。

（4）坚持持续质量改进的原则，预防医疗缺陷，不断提高医疗质量和服务水平，增加患者和社会的信任。

（三）策划应围绕的主线

（1）以患者为服务对象，以医疗服务质量为核心，围绕与患者就诊相关的整个流程、保证诊疗质量的内部控制措施和职责不清、容易发生缺陷或既往曾经发生缺陷的重点、薄弱环节及“接口”部位三条主线进行策划。

（2）通过患者就诊相关整个流程的分析，进一步明确本科室在诊疗过程中扮演的角色、担负的任务、涉及的人员和岗位；诊疗工作中可能影响质量和效率的关键环节；完成整个诊疗工作所需要进行协作和配合的相关学科以及整个流程可以进一步优化、重组的环节及其实施的可能性等基础信息。

（3）在掌握上述信息的基础上，可以有的放矢地制定强化内部质量控制的规章制度，特别是关键环节、薄弱环节、容易发生问题环节的质量控制措施；明确科室岗位设置和岗位职责；合理调配科室人力、物质资源；在建立科室内部封闭的质量控制和质量改进路径的前提下，与上级质量管理部门和协作科室协商明确“接口”部位的职责与分工，各司其职、各负其责，有效衔接不同的质控路径，保证整个诊疗过程中不存在“真空”地带，不出现隐患环节。

二、实施目标确定

质量目标必须不断变动以便对新技术、新竞争、社会巨变、新的机会等变化的环境做出及时的反应。质量目标又是分等级、分层次的，犹如金字塔，塔的顶端有少数几个目标，每个指标都是最重要的；然后再细分这些目标为第二级、第三级，直至分配到每个岗位、每个员工。因此，医院大质量目标的实现有赖于每个岗位、每个员工细小质量目标的完成。临床科室必须紧密围绕医院总体的质量战略、质量方针和质量目标，依据科室担负的职能任务，结合科室工作特点、工作流程、岗位设置、人员和物资资源配置等具体情况，将医院的质量目标进行细化分解，做到“人人有目标”。

三、实施过程分析

作为临床科室，进行过程分析应围绕患者住院后初步诊断—修正诊断—明确诊断—及时合理处置这条线索进行，如图 4-1 所示。

（一）明确整个工作流程

（1）护理人员接待和办理住院手续。

（2）经治或值班医师首次参与接诊，与患者进行沟通交流，了解患者一般情况、发病经过、病程进展和既往病史、家族史情况，进行体格检查（物理诊断），结合门诊病历记载、检查检验结果以及患者提供的其他医学资料，做出本次住院的初步诊断。

（3）经治医师根据对疾病和病情急、危、重程度的初步判断，下达常规医嘱（含护理等级、饮食种类、基本治疗等）。

（4）从进一步验证或明确诊断、有助于实施治疗的角度，确定拟进行的检查、检验项目并开具相应申请单。

（5）按时限和质量要求，完成病历书写。

（6）对于诊断尚不明确的疑难病例，病情较为复杂的急症、危重病例，应按要求完成三级检诊，在上级医师的分析指导下，完成必要的检查、检验项目，修正或明确诊断，确定处置方案。

（7）经本专科三级检诊仍不能明确诊断的病例，应根据权限和职责划分，适时申请、组织科间、院内或院际联合会诊，必要时组织不同层次规模的病情讨论会，根据会诊、讨论意见，完成一些特殊检查、检验项目，进一步修正或明确诊断及处置方案。

（8）组织实施处置方案，严密观察病情变化，进行系统的疗效评估，适时调整治疗方案，获取最佳治疗效果。

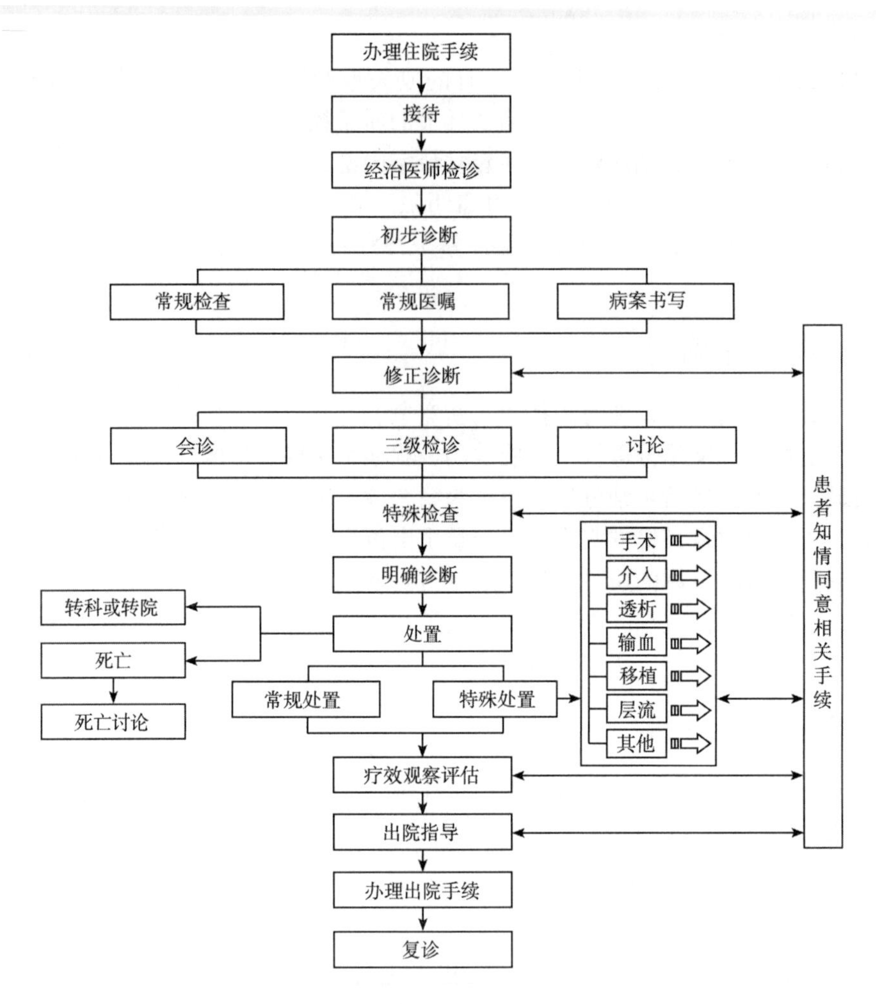

图 4-1　临床科室工作过程

（二）明确质量管理的路径和关键质控点

通过过程分析，从工作性质和流程以及加强管理的角度，可以把以患者住院接受诊疗的完整过程人为地划分为几个不同的路径。每个路径相对独立而封闭，可以作为一个质量管理的单元，完成 PDCA 循环；各路径之间，又存在明确的“接口”部位和区域，相互联系、相互影响、相互制约；各路径环环相扣，总体上形成一个患者诊疗全过程质量管理封闭的大环，通过对各路径的质量控制和质量改进，通过紧密衔接各路径之间的接口部位，切实保证并不断改进临床科室的医疗质量。

1. 诊断质量路径

诊断质量路径以“诊断”为轴线展开，是患者诊疗过程中的重要基础环节。其基本线索是：综合分析发病情况、病程进展、体格检查结果、既往史、家族史和已有医学资料得出初步诊断，通过三级检诊、会诊、病情讨论和特殊检查检验结果作出修正诊断或进一步明确诊断。该路径的质控点包括物理诊断、全面了解病情、综合分析和归纳的能力，上级医师对下级医师工作的指导、把关和纠偏，及时、有针对性、高质量的会诊，及时、准确、有针对性、有价值的辅助检查。

2. 辅助检查质量路径

辅助检查质量路径包括常规和特殊辅助检查。其基本线索是：检查项目的确定—提出申请—预约检查时间—检查前特殊准备—检查实施—检查结果的准确性和及时回报。该路径的关键质控点包括检查项目确定的合理性、知情同意、大型仪器检查项目的诊断阳性率、预约时间、检查标本的管理、检查结果的准确性、结果回报的及时性。

3. 处置质量路径

处置包括常规处置、特殊处置和转科、转院。其中特殊处置包括手术（图4-2）、介入、血液净化、输血或血液制品、组织或脏器移植等，每个特殊处置又都可以形成自身一个或若干个路径结构。处置质量路径基本线索是：明确诊断—确定处置方案—具体实施。该路径的关键质控点包括科学性、个性化处置方案的制订，知情同意，操作技术水平。

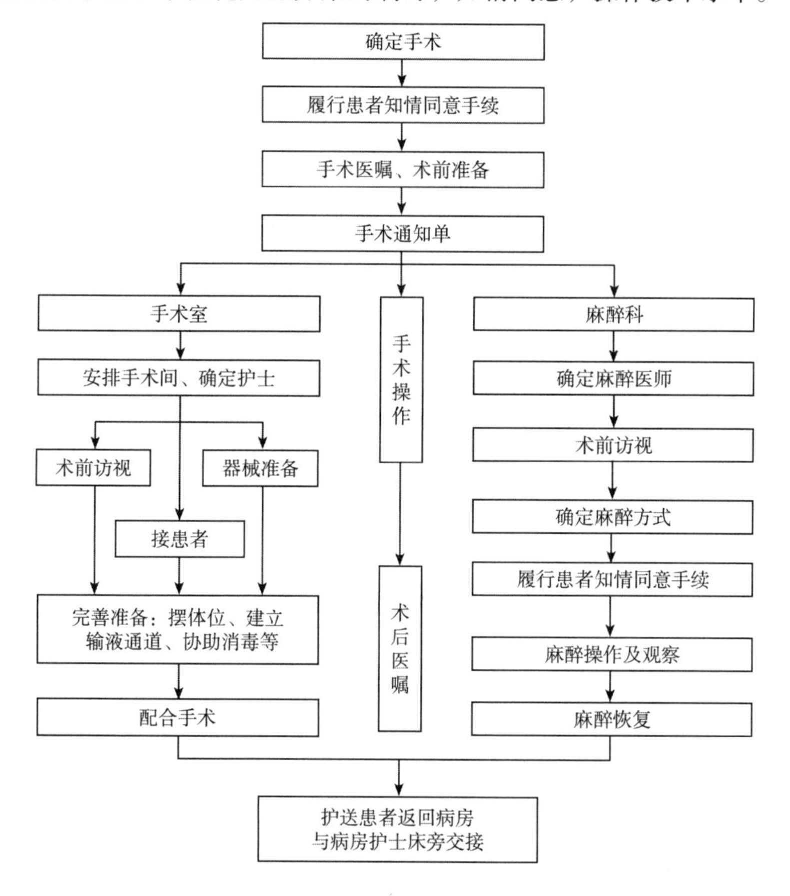

图4-2　手术工作过程

4. 病案质量路径

病案质量路径的基本线索是：原有病案资料的供应—病案书写与质量检查—病案使用管理—病案归档整理。该路径的关键质控点包括病案书写时限的及时性，形式的统一性，内容的真实和完整性，分析、归纳、总结的严谨性，使用和保管工作的规范性。

5. 标本管理路径

标本管理路径的基本线索是：标本的采集—唯一标识—保管与传送（记录）—实施操

作—确定结果—形成报告（记录）—结果回报—结果追踪（随访）。该路径的关键质控点包括标本的唯一标识，传送交接过程中的验证、记录和职责分工，操作过程中的质量控制，结果确认中的审核把关，报告单的准确及时汇报。

（三）明确关键环节

1. 医师准入

重点是按照“三严”标准，强化“三基”培训，搞好岗前培训和考核验收，把好年轻医师临床工作的准入关。

2. 医嘱的下达与执行

重点是医嘱下达要全面准确，规范标准，层次分明；医嘱执行要及时准确，三查七对。

3. 病案

重点是病案书写和记录要及时、完整、真实、准确；病案质量检查要突出重点，责任到人；病案使用管理要规范、严格，归档要及时。

4. 三级检诊

重点是保证时间，强化上级医师对下级医师在诊断、病情和资料的综合分析、治疗方案制定和调整以及落实上级医师指示方面的指导、纠偏、把关作用。

5. 会诊

重点是会诊申请质量把关、应诊时限和应诊人员的资质标准要求和会诊的效果。

6. 四讨论（疑难、危重、手术、急诊）

重点是讨论时机的掌握、讨论的形式、内容和解决问题的效果。

7. 患者知情同意

重点是诊断、处置方案、医疗费用、预后等内容的全面、准确、通俗告知和签字手续的履行。

8. 三查七对

重点是医嘱执行过程中标本采集、治疗处置、药品准备及发放过程中的准确无误。

9. 标本处置

重点是标本采集准确性，标本标识的唯一性和标本交接过程的可追溯性。

10. 值班、听班、交接班

重点是技术力量配置合理，值班人员资质符合要求，值班人员在岗在位情况，病情交接班突出重点，重要病情交接仔细，内容全面，有的放矢。

（四）明确“接口”部位

所谓“接口”部位，就是一件工作涉及多个不同隶属关系的单位或隶属关系相同但涉及不同工种的工作。衔接接口部位的前提，就是首先做好自己管辖内的各项工作，在此基础上，通过协商一致或行政指令明确接口部位的工作职责和任务划分，完善规章制度，从制度上保证消除扯皮和推诿现象。围绕患者诊疗过程这条线索，存在的较为重要的“接口”部位包括：

（1）住院处或门诊部急诊科与临床科室在患者转运中的“接口”。

（2）医护之间在医嘱下达和执行中的“接口”。

（3）临床与医技科室之间标本交接中的“接口”。

（4）临床和医技、辅诊科室在检查申请、预约、特殊准备和结果回报方面的“接口”。

（5）临床与医疗保障部门在药品、器械请领、发送上的“接口”。

（6）特殊处置（手术、麻醉）中临床科室和执行科室之间关于患者交接、病历资料交接等方面的“接口”。

四、健全规章制度体系

（一）基本依据

目前，除了国家颁布的法律、法规外，卫生部门以及相关部门还制定了一大批部门规章和诊疗护理规范、常规。这些法律、法规、规章是医疗机构和医务人员的工作依据和“指南”，在保证医疗质量和医疗安全方面有着举足轻重的作用。要根据医院的总体要求，在全面落实共同制度的前提下，对有关规章制度进行分解细化，同时针对本科室的工作特点、人员情况和薄弱环节，制订相应的规章制度、规定和要求，形成目标明确、要求明确、责任明确、奖罚明确、操作性强的科室规章制度体系。

（二）在规章制度建设上要注意把握好以下几个重要原则

（1）基本规章制度必须涵盖各部门、各流程工作的核心内容和关键环节，覆盖面要广。

（2）既要与以往已经执行并且行之有效的各项规章制度相互衔接，又要针对实际工作中存在的问题加以补充完善，政策要连续。

（3）以往已经施行的规章制度不适应工作需要的，该废止的要废止，该完善的要尽快完善；涉及多单位、多部门的工作，“接口”问题上有纰漏的，相关部门要共同调查研究、协商一致，明确责任，消除“真空”，从制度上保证不发生扯皮、推诿问题。

（三）规章制度体系的重点内容

对临床科室而言，除了劳动纪律、行政管理等方面全院性通用管理制度外，还必须建立或根据本科室工作特点和人员实际细化制订以下重点规章制度：《预防医疗事故预案》《科室医疗事故处理程序》《查房制度》《会诊制度》《医嘱制度》《危重患者抢救工作制度》《收容工作制度》《各级人员出门诊制度》《标本处理制度》《新上岗人员临床工作准入制度》《请示报告制度》《值班、听班与交接班制度》《知情同意制度》《全员全面目标管理考评及奖惩制度》等。此外，针对本单位工作性质和各工种工作特点，还要制订《仪器设备单机操作规程》《作业指导书》等文件。

（四）确定岗位设置，明确各岗位资质标准和职责

按照“按需设岗，按量定员”的原则，明确完成各项工作需要设置哪些岗位，每个岗位需要配置多少人员，配置什么资质的人员以及各级人员该干什么、各项工作该怎么干，做到常规工作程序化，日常管理制度化，各项要求标准化，技术操作规范化，监督检查日常化，以期对本科室的全部工作、全部环节、全体人员进行定量与定性相结合、定量为主的综合考核和控制，做到“事事有遵循，件件有标准，人人有职责，项项有记录”。

（哈　乐）

第四节　临床科室质量的持续改进

对现有的质量水平在控制、维持的基础上不断加以突破和提高，将质量提高到一个新水平，这个过程就是持续质量改进。持续质量改进的特点，首先是搞好控制，充分发挥现有控制系统能力，使质量形成的全过程处于受控状态；其次是在保持和稳定已经达到的质量水平的基础上，进行质量改进，全方位提升质量水平，不断增加为患者、为社会提供医疗服务的能力。要获得质量改进，重要的是抓好质量改进活动的一些重要环节。只有各个环节依据一定的原则实现各个阶段的目的，才能使质量改进工作取得好的效果。

一、科室持续质量改进的目标

科室的质量改进也就是操作层的质量改进，重点是提高医疗服务质量、医疗技术水平和日常基础工作质量。改进工作质量应表现在以下几个方面。

1. 工作质量的准确性

工作质量的准确性指符合有关标准、规范、程序的程度。

2. 工作质量的时间性

工作质量的时间性指工作要及时、准时和省时。

3. 工作质量的经济性

工作质量的经济性指在人力、财力、物力诸方面投入要少，产出要多。

4. 工作质量的主动性

工作质量的主动性指发挥人的主观能动性，主动开展各项工作。

5. 工作质量的有效性

工作质量的有效性指满足预期功能，实现经济效益和社会效益的程序。

6. 工作质量的服务性

工作质量的服务性指提供优良服务。

7. 工作质量的文明性

工作质量的文明性指符合法规和职业道德的要求。

8. 工作质量的安全性

工作质量的安全性指工作不能危及人身和财产的安全。

二、质量改进的组织机构

质量改进目标是先导，组织是保证。质量改进需要有效地利用资源、充分地优化资源配置，更需要营造一个质量改进的文化环境，从科室整体上制约和影响人们的质量行为。质量改进是多方面、全方位的。只有形成质量是大家来抓的事的共识，人人都积极参与质量改进的活动，质量改进活动才具有生机。QC 小组是科室各级各类医务人员围绕科室的质量目标和存在的问题，以改进质量、强化服务、提高效益和人的素质为目的组织起来，运用质量管理的理论和方法开展活动的小组。质量改进可以通过过程管理小组、问题改进小组、质量文化小组、问题分析小组等改进小组形式进行。

三、质量改进的组织实施

1. 动员全体医务人员，积极参与各个层次的质量改进

医院和科室的领导要积极参与和支持质量改进工作。科主任是科室质量改进的倡导者，也是质量改进的策划和质量改进策略的决策者。只有科主任深刻认识到质量的重要性，树立坚定的质量观念，具有强烈的质量改进意识，带头实施并全力支持质量改进活动，精心组织，建立响应的激励政策和制度，配备必要的资源，科室医务人员才有信心坚持进行质量改进活动，医院、部门和科室的各级管理层才能使质量改进成为永恒的目标。

2. 制订计划，明确职责，保证资源

质量改进是一项复杂而牵涉面广的活动。组织好质量改进工作需要确定明确的质量改进目标，使全体医务人员明确质量改进方向和质量改进过程中各自的职责，而且要为质量改进活动提供必要、充分和适宜的资源。所以，质量改进工作要对质量问题的发现、分析、改进的措施、方法、进程、程序做出计划安排，使质量改进工作顺利进行。

3. 追根究底、详细调查收集质量改进的相关资料

质量改进最主要的追求是质量改进的效果，而效果的产生是要抓住导致质量缺陷的关键因素，制订改进措施。这就需要在调查导致质量问题的原因时，要有穷源溯流的精神，不但要调查导致质量问题的直接原因，还要调查导致质量问题的间接的、潜在的、深层次的原因。使质量改进方案的制订不但针对导致质量问题的关键因素采取相应的改进措施，而且通过质量改进活动的开展，消除一些影响医院和科室医疗服务质量的潜在因素，促动影响质量的一些深层次因素也有所变化，从而达到全面质量管理的预防为主、全过程控制的要求。

4. 正确分析资料，建立因果关系，剔除巧合性因素

对医疗服务质量而言，质量策划是首要环节。准确地进行质量问题原因调查分析是质量改进取得成效的前提，在进行质量问题原因分析时，诊断人员各人的经验、主观的判断是重要的，但诊断资料的翔实，诊断过程采取的科学态度和方法更为重要。这需要质量问题调查人员不但有客观公正的求实精神，而且要掌握科学的调查分析方法，正确认识事物发展规律的能力，通过分析质量问题的调查材料，排除一切因素的干扰，及时准确查清质量问题的因果关系，以便制订质量改进的对策。

5. 研究对策、方案并付诸实施

质量改进战略是关系到医院和科室质量改进全局性、未来性、根本性的重大决策。质量改进对策是实现质量改进战略的手段，对策服从和服务于战略。医院和科室为达到某一质量改进战略目标，需要在医院和科室具体的部门、具体的方面（如管理制度、技术改造、人才培训等上）制订改进对策，并形成质量改进的方案。质量改进的对策方案必须服从和服务于医院和科室的经营战略，具有科学性和切实可行性的特点。

6. 及时评估确认结果，措施无效或不力时，则予以强化

质量改进是一个过程，是一个不断达到质量改进目标的过程。为了使质量改进活动超过预定的目标进展，在改进过程中，需要在医院和科室建立健全质量改进活动的检测系统，控制质量改进活动，按照预定的进程和计划完成各阶段任务。对于质量改进过程，当实际改进方案无效或不力时，和各个改进活动发生矛盾时，还需要督促、强化协调。当质量改进完成后，还需要及时对改进成果评估确认，为持续地开展质量改进活动打好基础。

7. 总结经验教训，调整管理体系，巩固改进成果

现代医院和科室的运作，管理技术是重要的生产力，越来越被人们所共识。管理技术是医院和科室重要的资产，管理经验的积累是重要的财富。医院和科室在进行质量改进过程中，不但要注重质量改进的成果，还应注重质量改进过程中的改进方法经验的积累，以便医院和科室有能力使质量改进活动由对一点的改进到对一方面的改进，由对医院和科室运转系统的某一环节的改进到对医院和科室整体的改进，建立完善医院和科室的质量改进系统，使医院和科室质量改进持续有效地进行下去。

8. 在新的起点上寻找更大的突破

社会科学的发展不断开阔人们的视野，人们对质量的认识不断深入。对质量的追求是没有最好只有更好。质量改进重要的是发现问题，有两层含义。一是面对医院和科室在市场竞争力不强、效益不佳，善于寻找医院和科室管理中的质量缺陷，给予改进；二是在进行了一次质量改进活动后，取得了成果，在总结质量改进成功经验的同时，难得的是在成功中找到差距和不足，对自己提出更高的标准和要求，使质量改进在一个新的起点上寻找更高的突破点，不断地前进。

四、实施质量改进应把握的几个原则

1. 营造良好的质量改进的环境和氛围

质量改进需要科室全体人员在共同的价值观下，遵循共同认可的行为准则，形成领导重视、全员参与的良好环境和氛围。一是科主任的作用。科主任应当是质量改进的积极倡导者，对质量改进的关注程度和投入力度决定着科室质量改进的程度。科主任制定的质量政策、规章制度以及对质量改进活动的调研、监控，都直接关系到质量改进工作的成败。科主任对质量改进的影响力表现在对科室的质量管理问题具有远见卓识，抓住关键问题，击中要害，政策得当，承担责任，积极投入。科主任的言行如果深入人心，将会对科室的质量改进工作产生有效的影响力。二是科室工作人员价值观、态度和行为准则。要重视患者的需求，处处为患者着想；在质量改进活动中要人人有责，人人参与，相互配合、相互尊重、相互促进；质量改进工作要贯穿于医疗服务的整个过程，处处进行，持续不断；资料充足，信息通畅，公开交流，有理有据地分析并作出决策。三是创造良好的工作环境。管理就是创造和保持一种良好的环境，使医务人员在群体中高效率地完成既定目标。质量改进要想充分满足患者的需求，必须为工作人员创造良好的工作环境，最大限度地调动工作积极性，充分发挥主观能动性和聪明才智。

2. 进行教育和培训

质量改进取得成效的关键在于全体医务人员的热情参与和支持，取得业绩的大小取决于各类人员的质量态度、质量知识和质量技能。质量改进的进行首先要通过质量教育和培训，提高全体医务人员的文化和业务素质。质量教育的目的是提高医务人员的知识结构，需要持续地进行。要成立专（兼）职机构，负责培训教育工作；要制订培训教育计划，明确目的、目标、途径、进度和效果标准；采取正规系统教育、社会培训教育、医院内部培训、业余读书学习、研讨、咨询、讲座等形式，普及性培训教育与提高性培训教育、研讨性培训教育相结合，提高培训教育的针对性和效果。

3. 制订质量改进的计划

质量改进必须有组织有计划地进行。科室的质量改进计划必须与医院的整体计划相协调统一，要把质量改进作为科室的一项重要工作落实到各个岗位、各个环节和每个工作人员。制订的质量改进计划要分成长期和短期两个层次，长期计划注重质量改进的全局性、未来性和整体性，短期计划注重质量改进的具体实现途径和拟采用手段的策划，确定可行性和可操作性的方案；短期计划是长期计划的某一方面或某一部分的具体执行安排。

4. 重视激励机制在质量改进中的作用

质量改进最重要的是调动人的积极性，而激励是最重要的手段之一。激励的核心问题主要是看动机是否被激发，人们被激发的动机越强烈，激励水平越高，为完成目标所付出的努力程度也就越高，预定目标完成的越好，取得的工作成绩也会越大。激励的途径包括奖励、语言激励、给予医务人员发展提升的机遇、授予权力、减少约束和限制、给予具有挑战性的工作。

5. 抓好质量改进中成本、经济效益分析

抓好质量改进中成本、经济效益分析主要两方面的内容。一是质量问题经济分析，即为了达到质量目标投入资源的经济效益如何；质量未达到规定要求而造成的经济损失的估量。二是质量过程经济分析，即质量成本与价值分析，质量改进的成本效益分析，信誉费用分析，质量信息的经济分析等。

（谢玲玉）

第五节　护理质量管理的基本方法

一、质量管理的基本工作

进行质量管理工作必须具备的一些基本条件、手段和制度，是质量管理的基础。护理质量管理也不例外。

首先，要重视质量教育，使全体人员树立“质量第一”的思想。质量管理教育包括两个方面：一是技术培训，二是质量管理的普及宣传和思想教育。通过教育要达到以下目的：①克服对质量管理认识的片面性，进一步理解质量管理的意义，树立质量管理人人有责的思想；②使每个护理人员掌握有关的质量标准、管理方法和质量管理的工具，如会看图表等；③使全体人员弄清质量管理的基本概述、方法及步骤。

除进行质量管理教育外，还要建立健全质量责任制，即将质量管理的责任明确落实到各项具体工作中，使每个护理人员都明白自己在质量管理中所负的责任、权力、具体任务和工作关系，在其位，任其责，形成质量管理的体系，并与奖惩制度联系起来。

二、质量管理的工作循环

全面质量管理保证体系运转的基本方式是以 PDCA（计划—实施—检查—处理）的科学程序进行循环管理的，其是 20 世纪 50 年代由美国质量管理专家戴明根据信息反馈原理提出的全面质量管理方法，故又称戴明循环。

（一）PDCA 循环的步骤

PDCA 循环包括质量保证系统活动必须经历的四个阶段八个步骤，其主要内容如下。

1. 计划阶段

计划阶段（plan）包括制定质量方针、目标、措施和管理项目等计划活动，在这阶段主要是明确计划的目的性、必要性。这一阶段分为 4 个步骤：①调查分析质量现状，找出存在的问题；②分析影响质量的各种因素，查出产生质量问题的原因；③找出影响质量的主要因素；④针对主要原因，拟定对策、计划和措施，包括实施方案、预计效果、时间进度、负责部门、执行者和完成方法等内容。

2. 执行阶段

执行阶段（do）是管理循环的第五个步骤。它是按照拟定的质量目标、计划、措施具体组织实施和执行，即脚踏实地按计划规定的内容去执行的过程。

3. 检查阶段

第三阶段（check）即检查阶段，是管理循环的第六个步骤。它是把执行结果与预定的目标对比，检查拟定计划目标的执行情况。在检查阶段，应对每一项阶段性实施结果进行全面检查、衡量和考查所取得的效果，注意发现新的问题，总结成功的经验，找出失败的教训，并分析原因，以指导下一阶段的工作。

4. 处理阶段

处理阶段（action）包括第七、第八两个步骤。第七步为总结经验教训，对成功的经验加以肯定，形成标准，以便巩固和坚持，将失败的教训进行总结和整理，记录在案，以防再次发生类似事件。第八步是将不成功和遗留的问题转入下一循环中去解决。

PDCA 循环不停地运转，原有的质量问题解决了又会产生新的问题，问题不断产生而又不断解决，如此循环不止，这就是管理不断前进的过程。

（二）PDCA 循环的特点

1. 大环套小环，互相促进

整个医院是一个大的 PDCA 循环，那么护理部就是一个中心 PDCA 循环，各护理单位如病房、门诊、急诊室、手术室等又是小的 PDCA 循环。大环套小环，直至把任务落实到每一个人；反过来小环保大环，从而推动质量管理不断提高。

2. 阶梯式运行，每转动一周就提高一步

PDCA 四个阶段周而复始地运转，而每转一周都有新的内容与目标，并不是停留在一个水平上的简单重复，而是阶梯式上升，每循环一圈就要使质量水平和管理水平提高一步。PDCA 循环的关键在于“处理这个阶段”，就是总结经验，肯定成绩，纠正失误，找出差距，避免在下一循环中重犯错误。

（三）护理质量的循环管理

护理质量管理既是一个独立的质量管理系统，又是医院质量管理工作中的一个重要组成部分，因此，它是在护理系统内不同层次上的循环管理，也是医院管理大循环中的一个小循环。所以，护理质量循环管理应结合医院质量管理工作，使之能够纳入医院同步惯性运行的循环管理体系中。

我国大多数医院在护理管理中实施计划管理，即各层次管理部门有年计划、季计划、月安排、周重点，并对是否按计划达标有相应的检查制度及制约措施。

各护理单元及部门按计划有目的地实施，护理各层管理人员按计划有目的地检查达标程度，所获结果经反馈后及时修订偏差，使护理活动按要求正向运转。具体实行时可分为几个阶段：①预查，以科室为单位按计划、按质量标准和项目对存在的问题进行检查，为总查房做好准备；②总查房，护理副院长、护理部主任对各科进行检查，现场评价，下达指令；③自查，总查房后，科室根据上级指令、目标与计划和上月质量管理情况逐项分析检查，找出主要影响因素，制订下月的对策、计划、措施；④科室质量计划的实施，科室质量计划落实到组或个人，进行 PDCA 循环管理。这种动态的、循环的管理办法，就是全面管理在护理质量管理中的具体实施，对护理质量的保证起到了重要作用。

（刘明岭）

第五章

门急诊质量管理

门急诊是医院的窗口，是医院为患者提供医疗服务的重要场所。门急诊质量是医院医疗服务质量的综合体现，是医院医疗技术水平的集中反映和衡量医院管理水平的重要标志之一，直接影响医院在社会中的地位和声誉。门急诊质量管理成为医院医疗质量管理的重要内容。

第一节　门急诊质量管理概述

一、门急诊质量管理的重要性

门急诊质量管理在医院质量管理中占有越来越重要的地位，门急诊管理作为医院管理的一个分支，已经成为一门专业，越来越受到医院管理者的重视，呈现出良好的发展势头。加强门急诊质量管理是现代医院建设和发展的客观要求。

（一）加强门急诊质量管理是医院全面提高医疗质量的需求

1. 门急诊诊疗质量是医院医疗服务质量保证的前提

从患者就医流程来看，门急诊是患者接触医院的第一步，要经过门急诊的检查，很多诊疗工作都是在门急诊完成。疾病能否得到早期正确的诊断和及时有效的治疗，关键在门急诊的质量。良好的门急诊质量为患者后续的医疗奠定了基础，提供了质量保证。因此，必须高度重视门急诊质量管理。

2. 门急诊质量管理是医院医疗服务质量管理重要组成部分

由于多方面原因，长期以来门急诊质量管理常常被忽视，重视病房医疗，轻视门诊工作的现象比较普遍。机关和各科室重视抓住院患者的医疗质量而忽视门急诊患者的诊疗质量；关心对住院医疗质量的考核和评价而忽视对门急诊医疗质量的考核和评价；注重对病房医师的管理而忽视对门急诊医师的要求；侧重对数量指标的考核而忽视对服务质量的评价，致使门急诊质量管理比较薄弱。因此，必须更新观念，顺应形势，提高对门急诊工作重要性的认识，把门急诊工作列入考核科室和医师的重要内容，不断强化门急诊质量管理。

3. 门急诊质量管理对全面提高医院医疗服务质量具有重要意义

门急诊工作具有全局性，涉及医院各个科室的方方面面，门急诊质量不但反映出临床科室的质量，同时也能反映出医技科室的质量和水平，对医院整体医疗质量的形成具有重要影响，是医院质量管理系统工程的重要组成部分。因此，加强门急诊管理有利于促进医院医疗服务质量的全面提高。

（二）加强门急诊质量管理是促进医院建设和发展的需要

1. 门急诊服务功能的拓展在患者的诊疗中发挥越来越重要的作用

医学技术的进步拓展了门急诊服务功能，越来越多的疾病在门急诊就可以得到有效的治疗。门急诊作为医院医疗服务的主要方式之一，被越来越多的人所接受。随着人们工作、生活节奏加快，医疗卫生制度改革的推行和完善，在门诊接受检查、治疗和健康教育，尽可能减少对工作的影响，是人们的最佳选择。与住院医疗相比，其手续简便，自主性大，耗时少，很多疾病以较低的费用可以达到相同的治疗效果，显示出门急诊服务的便捷性和经济性。

2. 门急诊收费管理在医院经济管理中占据越来越重要的地位

门急诊收费是医院医疗收入的重要来源，占整个医疗收费的40% ~50%，随着服务功能的拓展，这个比例将会越来越大。门急诊质量是吸引患者的首要因素，因此门急诊质量应引起高度重视，质量好才会有更多的患者慕名而来，医院才会有更多的收入，才可能良性运转和可持续发展。

3. 门急诊是培训住院医师越来越重要的途径

作为我国医药体制改革的重要内容之一，住院医师培训已重新提到议事日程。门急诊是培训住院医师重要的、不可缺少的环节之一，因此门急诊质量关系到人才培养。门急诊患者疾病谱广泛，病种繁杂，既有常见病，也有疑难杂症，病情各异，危重程度不同。有的病程长，久治不愈。有的一身数病，相互影响，治疗矛盾突出。因此，做好门急诊工作是培养、训练年轻医师和全科医师基本技能的重要途径和方式，临床医师参加门急诊工作非常必要，是很好的实践锻炼机会，对提高综合分析判断和处理问题的能力，检验所学知识，积累临床经验十分有益。加强门急诊质量管理，有利于临床医学人才的培养。

4. 门急诊质量关系到医院学科技术建设和发展

门急诊质量在很大程度上决定医院病源的数量和病种的质量。充足的门急诊病原为医学技术的应用提供了更多的机会和更大的选择空间，为临床医师熟练掌握各种技能和专业的定向发展提供了必要的条件，是保证病种数量和质量的前提。从这个意义上讲，门急诊质量直接关系到医院学科技术的建设和发展。

（三）门急诊质量管理是落实“以患者为中心”的需要

1. 门急诊患者数量大，其质量对医院的声誉产生重大影响

门急诊患者的数量一般是住院患者的几倍至几十倍。患者来自四面八方，每一个患者甚至亲属、同事都是医院的义务宣传员，其治疗效果的好坏、就诊过程中的感受、对医院的评价都会传递给他人，在社会上造成较大影响。同住院患者相比，门急诊患者对医院的声誉更具有影响力，必须高度重视门急诊患者的意见。门急诊质量直接关系到医院的社会效益，不容忽视。

2. 确保门急诊质量是维护患者的最根本利益

“以患者为中心”是医院工作的出发点和落脚点，作为为广大患者提供前沿医疗服务的门急诊，一切工作更要突出“以患者为中心”的原则。应采取措施，满足患者在预防、医疗、保健和康复等方面的需求。门急诊质量不仅关系到患者的健康、幸福，还可能涉及生命

安危。确保门急诊质量是患者根本利益所在，是落实以“患者为中心”最根本的要求。

3. 提高门急诊质量是实现医学目的的需求

门急诊医疗服务在对提高人民健康水平上发挥越来越重要的作用。有专家认为，医学目的包括：一是预防疾病和损伤，促进和维护健康；二是解除由疾病引起的疼痛和痛苦，提高生存质量；三是对疾病的治疗和护理，对不治之症的照料；四是避免“早亡”，延长生命。门急诊是以上目的得以实现的第一步和重要组成部分。由此可见，门急诊质量的提高对实现医学目的具有非常重要的意义。

二、门急诊质量管理的特点

门急诊不同于住院治疗，其质量管理具有自身的特点。

（一）门急诊质量监控缺乏系统性、连续性

1. 门急诊医师不固定

参加门急诊工作的医师大多采取轮换制，由相应的专科派出，一般半年左右轮换，最长时间一年，流动性较大。专家出门诊一般每周 1 ~2 次，每次半天时间。

2. 对门急诊医师存在双重管理

各专科门急诊医师一般隶属派出科室管理，在门急诊工作期间表现如何，科室缺乏了解；门急诊（科）部虽对其工作情况比较熟悉，但是因为没有隶属关系，有效的管理往往难以实施，缺乏约束和激励力度。因此，有的门急诊医师常常处于科室和门诊部“两不管”状态，对其工作质量缺乏有效的监督、量化和考评。

3. 接诊医师不确定

患者复诊，一般由护士随机分诊，由于医师流动性大，接诊医师不一定是首诊医师或前一次接诊的医师。即使患者慕名挂专家门诊，由于专家出门诊次数少，挂号难，自始至终由同一位专家看病也是难以做到的。这就使接诊的医师每次都要重新询问主诉，了解病史，对疾病的演变、治疗过程难以全面系统掌握，质量控制比较困难。

（二）门急诊质量生成时间短，难度大

1. 门急诊工作的时效性

门诊的一切诊疗工作都要在正常工作时间内完成，下班后将停止，时效性比较强。门急诊的诊疗工作不可能同住院医疗那样，医生可以加班加点，甚至利用业余时间完成，有比较充足的时间研究病情和治疗方案，观察病情变化和治疗效果。门急诊诊疗工作的时效性决定了其质量是在短时间内生成的。

2. 门急诊工作高风险

由于患者就诊时间比较集中，单位时间内医师接诊患者多，几分钟就得看一位患者，专家门诊一般也要看十几名患者，经常超负荷工作。在短时间内，医师要对病情全面了解并作出正确的诊断，提出治疗意见，十分不易。急诊患者病情多为突发、紧急，变化快，救治工作争分夺秒。医务人员稍有不慎，很可能酿成纠纷或医疗护理差错，甚至事故，诊疗工作风险大。

（三）门急诊质量评价体系不全、难度大

1. 质量指标评价体系不健全

当前，门急诊质量指标评价体系还不够完善，不健全，可操作和有实效的指标少，且标

准不统一，缺乏标准化，影响对质量的宏观管理。指标缺乏可比性，难以进行病种之间、科室之间、医院之间的评价。对终端质量评价多，对环节质量评价少，缺乏实时监控。

2. 质量带有独立性

门急诊质量产生过程缺乏互相监督，门急诊医师一般都是单独接诊患者，对疾病的判断、处理是否准确、得当，工作是否存在质量缺陷，其他医务人员难以发现。即使发现，由于涉及多个学科，又缺乏完整的监督反馈体系，往往无人追究。三级医师检诊、层层把关难以落实。

3. 随访患者不易

门诊患者就诊后离开医院，什么时间再来复诊，由患者自主，医生难以确定；患者大多使用简易病历就诊，病历由患者自己保管，质量难以检查；患者门诊后治疗效果如何，难以追踪了解和掌握。这些都给质量的评价带来困难。

（四）门急诊质量涉及面广，可控性差

1. 医务人员的因素

医务人员的医疗技术水平直接影响门急诊质量。就诊过程中，患者接触的医务人员多，流程环节多，无论哪一个医务人员、哪一个环节出问题都会影响门急诊质量。因此，加强环节控制、实施全员管理十分必要。

2. 患者因素

在门急诊质量形成过程中，患者有着不可忽视的作用。医生对门急诊患者执行医嘱情况缺乏有效的监督，患者是否严格按医嘱进行治疗难以掌握，出现病情变化或治疗上的问题时是否能随时就诊，及时调整治疗方案等都会影响质量。与住院医疗相比，患者的因素对门急诊质量的影响显得更为重要。

（五）门急诊质量缺陷的反馈快而真实

1. 质量缺陷容易被患者发现

由于门急诊质量在短时间内已经产生，时效性和风险性大，质量缺陷，特别是医患纠纷多。一位患者往往要经过多位医师，甚至不同的医院诊治，不同医师对疾病的判断和处理上的差异，使患者容易产生误解或找出医疗质量上的缺陷。

2. 患者反映质量缺陷的顾忌小

门急诊的诊疗方式决定了门急诊患者发现质量缺陷时，与住院患者不同，害怕得罪医生的顾忌小，敢于向有关主管部门反映意见。因此，医疗质量缺陷一旦发生，一般反馈都比较及时。大多数门急诊质量缺陷都是通过患者反映出来的。

（六）门急诊质量管理机构的双重职能

门诊部作为门急诊质量管理的主要机构，担负双重职能。

1. 机关职能

门诊部承担了部分机关职能。一是代表机关对整个门急诊工作实施属地管理，全面组织、协调，制订门急诊工作的标准和规范，检查、监督各项规章制度的落实情况；二是代表医院做好社区、医疗体系单位、医疗保险机构等有关协调工作，是对外的窗口，起着桥梁和纽带作用。

2. 部门职能

门诊部作为医院的一个部门，既要抓门诊工作的技术管理，又要抓日常行政工作，并且

按照医院的要求，管理好下属单位和科室，搞好自身建设，基层管理工作比较繁重。因此，重视和加强门诊部建设，提高门诊部管理人员的素质和水平，对促进医疗质量有着重要的作用。

三、门急诊质量管理的基本要求

（一）加强门急诊医师技术力量的配备

门急诊疾病谱的广泛与繁杂的特点，要求门急诊医师要具有广博的医学知识和丰富的临床工作经验。业务精，素质好，认真细致，作风严谨，一专多能是对其基本的要求。要牢固树立质量意识，坚持首诊负责制，全面分析病史，认真进行体检，详细记载病历，完整记录检查经过，为其他医师医疗工作提供翔实的资料。对有异议的问题不能轻易放过，必要时进行联合会诊。门诊医师医疗水平的高低在很大程度上决定门诊医疗质量的优劣，出诊医师技术力量的配备是门诊医疗质量管理的重要方面，要严格限制进修医师、低年资住院医师和实习生出门诊。纠正科室重病房、轻门诊的错误观念和做法，把门急诊工作作为考核科室的重要内容。门诊医师要相对固定，轮换时间最好为一年。加强医师技术力量的配备，是提高门急诊质量的根本保证。

（二）顺应患者就诊时间的规律性，科学安排诊疗工作

门诊患者就诊时间有其规律性，呈集中现象。一般上午比较多，集中在10：30以前，下午集中在4：00以前。急诊患者就诊高峰时间段一般在晚7：00至9：00，是急诊工作最繁忙的时候，而凌晨到早上的时间段患者比较少。患者就诊量每周也有规律性，周一、周二患者多，周五患者比较少，与双休日不能安排检查、治疗有关。此外，患者就诊还呈季节性，一般3月至5月和9月至11月呈现高峰。这就要求门急诊工作要主动顺应患者就诊时间的规律，合理组织人力，实行弹性工作制，科学排班，解决患者集中所带来的问题，及时分流患者，保持良好的医疗秩序，缩短患者等候、滞留时间。要提高急诊工作快速反应能力和准确、及时、有效的救治能力，做到“快、准、好”，并制订应急抢救预案。加强对医护人员进行气管插管、静脉穿刺、洗胃等基本技术操作的培训和考核。想方设法简化挂号、取药、交费、检查等就诊流程，为患者提供方便、快捷的服务。

（三）加强门急诊技术管理，建立准入制度

医疗技术水平是吸引患者的主要因素，加强门急诊技术的管理对提高医疗质量有着重要的意义。新世纪是创新的时代，医疗技术突飞猛进，检查治疗方法日新月异，必须强化技术管理，以保证患者的诊疗安全和质量。加强技术建设，作到院有优势，科有特色，人有专长；人无我有，人有我精。积极开展特色门诊、专病门诊、联合门诊，充分展示医院的优势和特长，把成熟的、先进的、独有的医疗技术在门诊中应用，增强医院竞争力，为患者提供高质量的服务。在鼓励技术创新的同时，要建立门急诊技术的准入制度，规定申报审批程序，防止技术泛滥和无序的应用所造成的医疗安全隐患和低质量。

（四）严格落实规章制度和卫生法律法规

门急诊工作政策性强，涉及国家、医院、医务人员和患者的权益，必须认真遵守药品管理、价格管理、医疗保险制度等国家和地方政府的政策法规，宣传、执行卫生政策，严格落实医院的各项规章制度，严防医疗差错、事故的发生。积极拥护和参与国家卫生体制改革，

认真贯彻预防为主的方针，以“人人享有卫生保健”的奋斗目标为己任。规范医疗服务，坚持合理检查、合理用药、因病施治，增加医疗收费透明度，严格按标准收费，切实做到让患者放心满意。

（五）加强组织协调，做好整体保障

门急诊医疗工作涉及全院临床、医技多科室，多学科、多专业、多部门的协作工程，需要多方位、全员保障，必须依靠全院各个部门支持和配合，体现出门急诊工作的多元性、专业性和保障工作整体性的特点。这就要求所有在门诊工作的医护、技药、收费等各类人员都必须服从门诊部统一协调和安排。各部门、各科室、各级各类人员必须从医院的整体利益和患者的根本利益出发，强化全局意识，相互支持，密切配合，共同参与，尽职尽责，树立良好的窗口形象，维护医院的声誉，提高门诊工作的综合服务水平。

（陆　璐）

第二节　门急诊质量管理的基本内容

质量管理是门急诊管理的核心，一切管理工作应紧紧围绕持续改进医疗服务质量来展开，应抓住门诊质量管理的特点，明确质量管理的主要内容，分析和掌握影响门急诊质量的主要因素，坚持质量管理的基本原则，有针对性地开展质量控制。

一、门急诊质量管理的基本原则

强调医学关怀、注重人文精神、体现管理的人性化已是目前医院管理的潮流。随着我国卫生改革的不断深化和医疗保险制度的不断完善，如何提高门急诊管理质量，优质、安全、便捷、高效和低耗的门急诊模式是新世纪门急诊管理追求的目标，也是门急诊管理者面临的挑战和考验。

（一）完善管理体系

门急诊医务人员要牢固树立以患者为中心的思想，一切工作都应以患者为中心展开。想患者所想，急患者所急，帮患者所需，解患者所困，疗患者所疾。门急诊应拥有相应独立的管理职责和权限，实行统一、协调的门急诊工作管理。要根据患者需要和医院发展来规划和安排门诊工作。门诊管理者不一定是医学专家，但必须是职业管理人员，甚至是管理专家。只有这样才能提高科学管理水平，满足门急诊管理工作的需要。

（二）加强门诊队伍建设

建立一支相对稳定的高素质门急诊队伍。针对各科室特点，结合医院门诊的实际情况，合理地组织、调整技术力量，加强对诊疗人员的管理，提高诊疗技术水平。同时必须加强门诊护理管理，优化护理岗位设置与护理人员资源配置，保障护理质量。

（三）拓宽门诊医疗服务功能

门急诊应从单一的医疗服务逐渐向多功能、多元化、多层次服务转变。既为患者服务，也为健康人群服务。既重视医疗，也重视疾病预防和心理、精神治疗等。为满足患者就诊需求，建立导医台，为患者提供满意的解答服务、查询服务、邮寄化验等检查报告单，代购本院药品，开设预约热线，预约挂号，医疗直通车，提供便民门诊；大力开展健康教育工作，

为患者提供预防、诊疗、保健，康复等医疗咨询服务；为满足不同人群需求开设特需门诊，节假日门诊，夜门诊和急诊中心；开设专科、专家、名老专家治疗中心；根据各专科特点设立相关手术室及治疗区。为患者提供良好的候诊环境，免费提供饮水、报纸及健康医学杂志等服务。

（四）门诊医疗流程再造

门诊就诊流程不畅，环节多，手续烦琐等问题在各大医院普遍存在。看病费时、费力，效率不高，非诊疗时间长，影响医疗质量和患者的满意度。针对这些问题，质量管理上必须坚持方便快捷的原则，改革创新，依靠计算机信息技术和现代化通信手段，建立信息和物流传输系统，简化就诊流程，提高工作效率和科学管理水平，缩短患者排队等候、穿梭往返等非诊疗时间。就诊方便快捷也是提升医院竞争力的重要因素和手段。

做好医疗全过程优质服务，打通各服务环节；要实行预约诊疗，逐步实行先看病后付费；即便做不到，也要实行挂号划价、收费三合一服务；一站式各类检查结果查询系统及咨询服务；主动靠前服务：派出业务强、服务好的护士担任导医和咨询工作；负责门急诊输液、注射流程信息化管理等。

（五）实行数字化信息管理

数字化、网络化管理是新世纪门诊管理的主要趋势，门诊信息管理系统建设作为医院管理和医院信息建设的重点，是医院现代化建设的要求。要充分利用医院信息管理系统，使原始门诊病历得以保存，并具有病种、诊病时间、诊断治疗方案和用药等统计功能。以患者就诊流程为核心，对医疗资源进行合理安排，使门诊从预约诊疗、导医就诊、收费取药、门诊病历和处方书写、检验检查结果查询到资料保存等形成一整套设计科学、运转高效的数字化信息管理系统，改变患者到门诊看病时排队挂号、候诊、划价、交费、取药的传统模式和医师工作方式。

（六）严格的质量控制和综合素质考评

质量是医院工作的生命线。门急诊必须不断加强对医疗质量的监控力度，定期或随机进行有目的检查和评估活动，对存在的问题会同有关科室认真研究并采取有效措施加以解决。通过检查、监控、综合素质考评等一系列活动，促进保证质量的各项标准，措施切实落到实处。门急诊工作变化快、重复性差的特点决定了质量管理工作必须经常化、实时化、制度化。要建立健全质量保证组织和各项规章制度，管理人员每天都要深入诊区、诊室了解、掌握门诊量和门诊工作运转情况，随时协调，处理发现的问题，定期或不定期进行质量检查、监督和讲评。切实做到质量第一，患者至上。

在门急诊工作的人员隶属关系不一，组织协调工作难度大。为确保门急诊质量和各项工作的顺畅运行，实现对门诊工作的属地管理、统一指挥、统一调度，必须充分运用激励手段，严格实施奖惩。要制定门急诊各级各类人员的岗位责任制，明确职责和要求，加强检查和考核，并将结果反馈给有关科室和单位。只有按目标管理严格进行奖罚，才能充分调动人员的积极性，有效地促进质量提高。

（七）强化医院的服务理念

随着医学技术的发展，越来越多的检查和治疗都能在门诊完成。门急诊工作必须坚持社会效益与经济效益的统一，既要为患者提供优质、满意的医疗服务，解决患者的疾苦，又要降低医疗成本，根据病情选择适宜的检查和治疗，避免卫生资源浪费，设身处地为患者着想，切实解决患者看病难的问题，实现医疗服务效益最大化。在服务理念、服务流程、服务模式和服务技术等方面不断创新。

二、门急诊质量管理的主要内容

门诊管理作为医院管理的重要组成部分，其功能与作用既有医院其他专业学科的共性部分，又有特性部分，而管理性质亦不同于其他职能部门。“以人为本”是21世纪发展的主题，是全社会各行业发展所追求的最高目标和宗旨，也是医院办院与服务患者的宗旨，贯穿于医院建设和医疗活动的全过程中，而完善方便、优质、安全、高效、低耗的门诊模式是新世纪门诊管理追求的目标。

（一）改善门急诊流程

急诊需随时到医院就诊，门诊需要改变流程。

1. 预约诊疗

依托通信设备和信息网络平台，患者实施预约诊疗，不需要到门诊挂号，可到预约好的诊室待诊。

2. 先看病后付费

由于实施预约诊疗，患者身份可确定，医疗保险也可明确，故可实施先看病后付费的流程。

3. 多学科诊疗

根据医院的具体情况和特点，设立专科门诊、专病门诊、专家门诊、便捷门诊等。

便捷门诊具有方便患者就医、节省就诊时间、提高医院工作效率、节约医疗资源的作用。便捷门诊的工作对象应为：病情比较稳定，治疗方案不需调整者；行动不便，长期服药且治疗方案相对固定不变者；定期体检者；需要购买处方药者。便捷门诊的工作内容为：常见内科病且治疗方案明确的药物维持治疗，各种便捷化验单和检查单。由于疾病发生发展的复杂性和不可预见性，便捷门诊不适合初诊患者、病情复杂者、急危重症者、病情波动大者和专科性强者等。便捷门诊不应有制订检查方案、制订治疗方案和调整治疗方案的职能。随着地区医疗制度的完善，医师诊所的兴起，便捷门诊应逐步取消。

医院应深入研究专科门诊、专病门诊、专家门诊如何方便患者，使患者避免为确诊一种病而跑遍全院。

4. 护理

门诊护理工作内容包括预诊分诊、候诊护理、咨询服务、便民服务和健康教育等。门诊护士为患者提供咨询、保健、预防、治疗、康复一体化的全方位服务。门诊护理人员应具备如下素质：良好的精神面貌，服务礼仪要规范合理，言谈举止文雅大方，具备爱心、热心、耐心、细心、责任心；有较为全面的护理基本知识，具有多学科的基础知识和多样化的技能来满足不同层次患者的需要；有良好的沟通技巧，应急能力强。急诊的护理工作应体现其责任制，护士分管患者并实施整体护理。

5. 药房

医院药房传统的单一供应模式已不能适应要求，一只有提供全程化药学服务才能真正体现“以患者为中心”的服务宗旨。随着大众医学知识的普及，患者的自我保护意识不断增强，越来越多的患者要求参与医疗过程，能够自主地掌握和了解自己的生存和健康状况。但患者的医药学知识毕竟有限，要使患者正确认识药物的作用以及在药物的选择、使用上做到准确合理，就要求药师从专业的角度来帮助患者，达到合理有效和经济使用药物的目的。药房要变成药师与患者进行面对面交流的场所。

6. 辅诊科室

门急诊各个就诊环节、门急诊的空间流线和布局、各诊区工作负荷、就诊流程等因素对门急诊工作都有很大影响，统一和协调辅诊科室的工作可以提高门急诊工作效率，缩短患者就诊时间。

（二）缺陷管理

随着社会的发展和科技的进步，人们对医院医疗服务水平和医疗质量期望值越来越高。患者及其家属在医院接受医疗服务的过程中，如果对医院或医院工作人员所提供服务不满意就会到有关部门反映问题，即为医疗投诉。目前态度生硬和回答问题无耐心的投诉最为突出，诊疗质量次之。缺陷管理是解决门诊医疗服务质量的有效方法。门急诊的缺陷管理包括以下几个方面的内容：门急诊投诉原因分析；妥善处理门急诊医疗投诉；认真倾听，有效沟通；实事求是，有错必纠；建立患者的信任感，构建和谐的医患关系；坚持原则，用法律武器维护医护人员的合法权益。为此，医院门急诊应建立“医患沟通办公室”，以及时解决问题，缓释矛盾。

（三）质量监控

1. 病历管理

门诊病历是医生在门诊诊疗工作中形成的文字、符号、图表、影像、切片等资料的总和。它包括患者在门急诊就诊时的全部诊疗资料，起着临时病案的作用。门诊病历不仅对疾病的发生、发展、预后有着重要的作用，而且可以客观地反映出医院的管理水平、工作状况、医疗质量、管理措施及医德医风等，也是处理医疗事故、医疗纠纷的法律依据。这是一份重要的法律文书，几乎所有的医院都由患者自己保管门诊病历，而医院却无备案。门诊病历的管理问题由于各方面的复杂性一直未能有很好的解决办法。为减少和消灭投诉现象，提高服务质量和患者满意度，应首先做到：加强门诊病案的管理，采取各种措施提高管理水平和病案管理人员的服务质量。加强门诊病历质量管理，使病历成为有科研价值和管理价值的医学资料。

2. 随访调查

随访是医院工作的一个重要内容。通过随访可以对医院工作进行回顾性总结，及时发现问题，进行补救或改善目前工作的方式方法。随访也是体现医院对患者高度负责的一种良方。

3. 学习与培训

必须对学习和强化培训坚持常抓不懈，以此来提高医务人员的业务能力、沟通能力和医德综合素质，增强服务意识和法律意识，减少因此带来的医疗纠纷和不良影响，努力改善服务质量。

4. 评价与考核

质量是医院工作的生命线。门急诊必须把医疗质量的指标以量化形式落实到各科室，并辅以相应的奖惩制度。严格质量监控和综合素质考评。门诊部要不断加强对医疗质量监控的力度，定期或随机进行有目的检查和评估活动，对存在问题会同有关科室认真研究并采取有效措施加以解决。通过检查、监控、综合素质考评等一系列活动，促进保证质量的各项标准、措施切实落到实处。

三、影响门急诊质量的主要因素

影响门急诊质量的因素诸多，有主观因素，也有客观因素；有可控因素，也有不可控因素；有患者因素，也有医护人员因素。从医院自身的角度分析，就可控因素而言，门急诊质量主要受下面四大因素的影响。

（一）人员因素

人员因素主要指门急诊医护人员的因素，这是影响门急诊质量的首要因素，主要有以下几个方面：

1. 人员素质

医护人员的素质包括思想作风、业务水平、表达能力、责任心和良好的人际关系及协作精神等。医护人员的医学知识和临床经验以及技术熟练程度对门急诊质量有着重要的影响。医护人员的素质越好，门急诊质量越高。培养和选拔高素质的医学人才是提高门急诊质量的根本保证。

2. 人员配备

人员配备主要指医护人员数量和职称结构上的安排是否能满足患者的需要，医师技术力量的配备直接影响门急诊质量。出门急诊的高级专业技术职务医师数量越多、比例越大，质量越有保证。各专科门诊医师的配备根据日门诊量的多少，既要保证足够的数量，也要有合理的职称结构。各医院门诊人员的具体配备应考虑医院自身条件、供给能力、患者需求和季节变化等因素进行及时调整，以保证门诊的医疗服务质量。

3. 团队协作

门急诊疑难、危重患者多，有的病情复杂，往往需要多科会诊，共同完成诊疗工作，医务人员的协作精神对提高质量特别重要。不同科室之间、医护人员之间的相互协作、密切配合的程度可以影响门急诊的质量，特别是服务质量。协作越好，诊疗工作组织越周密，质量越有保证。

4. 诊疗模式

现行诊疗模式中的医生与患者之间多是通过窗口挂号形成医患关系，在短时间内很难达到有效沟通，完成一系列诊疗任务，特别是在目前大中型医院人满为患的情况下，在几分钟之内形成可靠的诊断是十分困难的。所以应加强预约门诊工作和院前有效沟通，医生对患者的病情应有全面系统的了解，最大可能地提高门诊工作质量。

（二）技术因素

医护人员的医疗护理技术水平是影响门急诊质量的关键因素。技术决定质量，有什么样的技术就有什么样的质量水平，质量随着技术的提高而提高。医疗技术管理是医疗质量管理的核心。

1. 医院技术实力的优势

医院的技术实力和优势是医务人员掌握医疗技术的先进程度和达到的水平，表明医院在医疗机构中所处的地位，是衡量医院整体医疗水平的重要标志，体现了医院为患者提供医疗服务的能力。医院技术实力和优势越强，门急诊质量就越高。

2. 科室技术特色

科室技术特色是指科室在本学科的专业领域中形成突出的、领先的和特有的医疗技术，在专科疾病的诊断和治疗上掌握最新的、特殊的、效果显著的手段和方法。技术特色越明显，诊断治疗方法越先进，诊疗质量就越好，就越能吸引患者。

3. 个人技术专长

个人技术专长主要指医师个人的本专业某一领域的医疗方面掌握独特的、领先的、擅长的技术。医师的技术特长对门急诊质量的影响更为重要，是吸引患者的重要因素，出门急诊的医师中具有技术特长的人越多，质量就越有保证。

4. 技术应用

科技的发展为提高医疗质量提供了新的方法和手段。然而，任何一项技术都有其特定的应用范围，必须严格掌握其适应证和禁忌证，不可滥用，否则会损害质量。有的技术适合在门诊开展，有的只能在病房开展。因此建立门诊开展新技术、新业务的准入和申报制度十分必要。

（三）设备因素

医疗仪器设备是影响门急诊质量的重要因素，医院拥有医疗仪器设备的总价值是衡量医院整体实力的重要指标之一。

1. 设备的先进程度

医疗仪器设备现代化先进程度对医疗质量和水平有直接的影响。高、精、尖的医疗仪器设备使疾病的诊断和治疗更加简便、准确，更加有效，损伤更小，能够使医疗质量提高到新的层次和水平，是提高医疗质量非常必要的物质基础。

2. 设备的利用

医疗仪器设备无论多么先进，如果利用率不高，也达不到促进医疗质量的目的。要充分利用现有的医疗仪器设备，使之在门急诊质量保证中发挥更大作用。医院对仪器设备的引进要进行充分论证，避免盲目性，以免造成卫生资源的浪费。同时要加强技术操作人员的相关专业知识培训，提高对仪器设备检查结果的认知水平。

（四）管理因素

科学管理是影响门急诊质量的核心因素，是提高医疗质量的重要保证。它可以调动一切影响质量的因素发挥出最大效应。管理促进质量，质量体现管理。质量教育、质量评价、质量改进、质量保证、质量创新的过程是管理的过程。管理将从根本上决定门急诊的运行效率及医疗服务质量，决定医院的效益和发展。

1. 管理者的素质

管理者的素质包括良好的政治素质、知识素质（即广博的知识和系统的卫生管理理论知识）、能力素质以及与之匹配的自然素质（身体、年龄、心理）等。管理者的素质和能力直接影响管理目标和方向的确定和选择，影响决策和结果，从根本上决定了管理水平。有什么样的管理者，就有什么样的管理水平，管理者在医疗质量的控制中起着越来越重要的作用。要重视和加强对医院管理者的培养和选拔，这是促进质量提高的必然要求。

2. 管理方法

管理方法是运用管理学原理实施科学管理的具体办法，对不同的管理对象有不同的管理办法。质量管理的方法也比较多，概括起来，常用的主要方法有全面质量管理、目标管理、PDCA 循环、病种质量管理、标准化管理等。其中病种质量管理、ISO 9000、JCI 和 KDQ 质量认证管理等方法被越来越多地引进医院管理实践中来。先进性、科学性、实用性决定质量管理的效果。关键要建立预约诊疗制度，实施主诊医师负责制，一位患者由一名主诊医生从首诊一直负责到患者康复，以便能够使掌握其病情的医师负责诊治患者，从而确保门急诊质量。

3. 管理体制

门急诊管理体制、运行机制等直接影响医疗质量。目前各医院门急诊体制和运行机制都不尽相同，有的门诊部隶属医务部（处），只编配 1 名主任，或 2～3 名管理人员；有的医院把门诊部作为一个科室；有的门诊部作为医院的一个部门，直接隶属医院，由业务副院长主管。急诊科有的隶属医务部，有的隶属门诊部，有的作为医院的一个特殊的科室，由医院直接管理。由于体制和运行机制不同，功能定位不同，医院赋予的职责和权力不同，对质量管理监控的力度就不一样，管理效果也不一样。门急诊体制和运行机制是影响质量的突出问题，值得进一步探讨。

（张　琳）

第三节　门诊质量管理

门诊质量管理是建立质量标准、执行质量标准、评价执行效果，并对质量标准不断完善的过程。门诊质量管理的目标是患者满意、员工受惠、医院可持续发展。

一、门诊质量管理的主要指标

门诊质量管理的主要指标包括工作质量和医疗质量，评价指标则与之相对应。

（一）工作质量指标

工作质量是指行政管理工作质量，它对医疗工作产生直接影响，具体表现为门诊人员的医疗作风、科室之间的协作、规章制度和工作流程的制定与执行。

1. 出诊人员的职称结构

目前在大型综合医院，要求出诊医师为中级职称以上，初级医师和进修生不能单独出诊。

2. 考勤制度

出诊医师能否按时出诊、依约出诊，关系到患者能否得到及时诊疗，体现了医师对患者的尊重、对职业的态度，也体现了医院的信用。由此可以使患者对医院和医师有信心。

$$\text{按时出勤率（迟到、早退）}=\frac{\text{迟到和早退人次}}{\text{同期出诊人数}}\times 100\%$$

$$\text{在位率}=\frac{\text{医师实际出诊人数}}{\text{同期计划出诊人数}}\times 100\%$$

3. 仪容与礼仪

仪容与礼仪反映的是工作人员的精神状态、文化素养，体现出工作人员对患者和家属的尊重程度，是现代医学人性化的具体体现。应做到衣着整齐，穿工作服，按要求佩戴胸卡；医师对患者有迎言送语，态度和蔼、认真耐心；护士做到有“七声”，即见面有迎声，诊疗有称呼声，失误时有谦声，操作后有谢声，遇老弱有关怀声，接电话有问候声和患者离去有送声。

4. 工作环境与工作秩序

需要为患者提供安全、舒适的就诊环境。要求定期通风，保持卫生；维护候诊椅、宣传展板、电视等公共用品的完好；消防通道畅通，消防设施齐备；保持挂号、分诊、就诊、检查、缴费等各个环节井然有序。

5. 大型医疗仪器设备完好情况

大型医疗仪器设备处于完好状态，无故障，随时能够满足门诊检查、治疗需要。维护及时，运行良好。

6. 检查预约时间和结果回报时间

门诊各项检查能及时安排，预约时间短，最好做到零预约，随到随做。各项检查结果回报时间短，一般不超过三天。

（二）医疗质量指标

1. 门诊诊断与出院诊断符合率

这是指患者在门诊经过全面检查后作出的疾病诊断名称与患者住院后确定的疾病诊断名称的符合程度，用百分数表示。直接反映诊断水平的高低。

$$门诊诊断与出院诊断符合率=\frac{门诊诊断与出院诊断符合人数}{出院患者总数}\times 100\%$$

此项指标在不同的医院有不同的要求，一般都要在85%以上，三级甲等医院要求达到95%以上。

2. 门诊治愈率

这是指患者在门诊治疗后症状消失，功能恢复，创口愈合达到治愈的人数占全部治疗人数的百分数。

$$门诊治愈率=\frac{门诊治愈人数}{同期门诊总人数}\times 100\%$$

由于疾病的复杂性和临床医师经验、水平的差异，临床治愈的判定标准把握不一，因人而异，有一定的主观成分，因此这一指标准确性较差，一般作为综合判断治疗质量的指标。

3. 门诊手术切口一期愈合率

指患者在门诊手术室实施无菌手术后切口一期愈合数占门诊手术总例数的百分数。这是反映医院综合管理水平的指标之一。

$$门诊手术切口一期愈合率=\frac{门诊手术一期愈合例数}{门诊手术总例数}\times 100\%$$

4. 门诊无菌手术切口感染率

这是指患者在门诊实施无菌手术的切口感染例数占门诊手术总例数的百分数。一般要求小于0.5%。这也是反映医院综合管理的一个指标。

5. 三次就诊确诊率

这是指患者因患同一病症在门诊就诊三次能够明确疾病诊断的人数占就诊患者总数的百

分数。此指标反映门诊医师的临床经验和诊断水平。

6. 复诊率

这是指患者因患同一疾病到门诊就诊两次以上的人数占患者总数的百分数，反映门诊的治疗质量和工作效率。

7. 漏诊率

这是指患者经过门诊检查后，应该作出而没有作出疾病正确诊断的人数占患者总数的百分数，是反映医师责任心和医疗缺陷的指标之一。

8. 误诊率

这是指患者在门诊经过检查后被证实作出错误诊断的人数占患者总数的百分数，是反映医师技术水平和医疗缺陷的指标之一。

9. 门诊医疗护理事故发生率

这是指在门诊医疗护理工作中发生事故的患者数占患者总数的百分数，是反映质量缺陷和医院综合管理水平的重要指标。根据新颁布的医疗事故处理条例，医疗事故是指医疗机构及其医务人员在医疗活动中，违反医疗卫生管理法律、行政法规、部门规章和诊疗护理规范、常规，过失造成患者人身损害的事故。

10. 门诊医疗护理差错发生率

这是指在门诊医疗护理工作中发生差错的患者数占患者总数的百分数，是反映医疗缺陷的指标之一。

11. 门诊输液反应发生率

这是指患者在门诊输液治疗发生输液反应的次数占输液总次数的百分数，也是反映医疗缺陷和管理水平的指标。

12. 日门诊量

这是指一天（工作日）门诊就诊患者的总人次。此项指标反映医院门诊的规模和接诊能力，也间接反映医院的医疗技术水平和质量。它既是医疗数量指标，也是医疗质量指标，是集效率、质量、管理于一体的综合性指标。日门诊量又分为普通门诊量、专科门诊量、专病门诊量、专家门诊量、特需门诊量。普通门诊量代表的是就诊患者的一般医疗需求；专家门诊量和特需门诊量在总门诊量中的比重（一般综合医院为25% ~30%），则反映了诊疗质量，也是医院技术实力的标志；专科门诊量和专病门诊量的大小，体现了学科和亚学科的特色与实力。

（三）基础医疗质量指标

门诊质量在很多方面体现在基础医疗、护理质量上，要纠正医护人员只重视掌握高新技术而忽视基础工作的做法。

1. 病历、处方、检查单的书写合格率

按规定的质量标准来检查门诊病历、处方、检查申请单，书写合格的份数分别占所检查总份数的比例，用百分数表示。随着电子病历在各医院的开发应用，管理者不再用抽查方式检查门诊文书质量，而能够实时检查。这样，对门诊医疗文书的过程管理和终末管理，就为门诊医疗质量的提升提供了有力的支持。

2. 护理记录、表格书写合格率

按规定的质量标准检查急诊抢救和观察病房的护理记录、表格，书写合格的份数分别占检查总数的比例，用百分数表示。

3. 技术操作合格率

在门诊进行的输液、腰穿、骨穿、胸穿、内镜等技术操作的合格例数分别占各自操作总数的比例，用百分数表示。

（四）医疗费用指标

1. 平均门诊人次医疗费用

这是指平均每位门诊患者就诊一次所支付的挂号、检查、治疗及药品等费用。

平均门诊人次医疗费用＝门诊医疗收费金额（元）/门诊人次数

此指标反映患者在门诊就诊支付医疗费用的平均数。

2. 药品费占门诊医疗收费的比例

门诊医疗收费一般由挂号费、检查费、化验费、治疗费、药品费、手术费组成。药品费占门诊医疗收费的比例应在合理的范围之内。

3. 单病种费用

这是指由当地卫生行政管理部门依据临床路径，测算出某一病种的诊疗费用，作为该病种的基本诊疗费用，推荐给医院和医师参照执行，以便控制费用。最初是应用于临床，目前已开始应用于门诊工作，不仅规范诊疗流程，也有效地控制了费用。如单病种平均费用高，需重新审视诊疗流程是否存在不合理的环节。

（五）患者满意度

患者满意度是一项重要的质量评价指标，越来越受到医院管理者的重视，是衡量医疗和服务质量的标准。满意度调查，通常是采用调查问卷的形式，定期调查门诊患者；门诊值班主任所接受的患者咨询、投诉，也纳入满意度调查的内容；部分医院设立了随访中心，被访门诊患者的评价，也是满意度调查的组成部分。也可借助第三方调查机构帮助医院进行患者满意度调查，这样能更加客观准确。

1. 患者满意度的概念

患者满意度是指在一定数量的就诊患者中，对医院提供的医疗服务有满意感的人所占的比例。

2. 患者满意度的意义

对患者进行满意度调查也是质量管理的一项重要工作，调查内容主要包括患者对门诊就医过程、治疗效果是否满意，对检查、治疗措施是否放心，认为医疗费用是否合理，社会对医院整体服务功能是否认可和有好的评价。满意度调查结果可作为评价医院管理水平、医疗和服务质量等方面的重要指标，从一个侧面反映医院在社会中的地位和形象，为医院改善医疗服务状况，提高整体医疗服务水平，增强医院的社会声誉和竞争力提供重要参考。

3. 患者满意度的影响因素

医护人员的服务态度、技术水平和治疗结果是影响患者满意度的主要因素；医院设备、门诊就医环境、秩序及医疗费用对患者的满意度产生一定影响；患者的主观感受是影响患者满意度重要的、也是最终的因素。另外，调查统计方法对患者满意度的结果也有影响。

二、门诊工作的现状与质量管理的重点

门诊质量管理涉及方方面面，由于首诊不控制在社区，致使大医院患者多，诊疗时间短

等就医不便现象普遍存在；又由于我国未实行主诊医师或首诊医师负责制，医生总是诊治不熟悉的患者，医生对门诊患者诊治不负全责等现状，给管理带来难度。因此其质控的难度较临床科室大，对门诊管理只有认识特点，抓住难点和重点，才能真正做好门诊质量管理。

（一）门诊工作人员的特点

1. 门诊医师多部门管理

由于目前门诊医师一般有两种管理体制，一种是直接隶属门诊部管理，另一种是隶属临床派出科室管理。因此，对医师的管理也是门诊管理的难点。在门诊，如果普通医师甚至专家不按时出诊、迟到、早退，有的专家因故不能出诊也不请假，挂出号后无人出诊，这都会影响医院声誉。

2. 门诊医师的工作特点

由于门诊患者的诊疗资料由患者自己保管，医务人员无法获取完整的诊疗资料；同时门诊工作对医务人员的时间和精力消耗非常大，无暇从事科研与论文写作，因而普遍认为门诊医师是三无医师，即无课题、无论文、无成果。更由于医院与专科对门诊工作重视不够，使得出诊医师抱有临时思想，工作不积极主动。科室不按要求配备医师，日常门诊无中级或高级职称医师出诊，进修医师比例过大、单独值班或会诊，影响医疗质量。因此，必须加强对各级医师管理，才能确保门诊医疗质量。

3. 门诊队伍实力不强

由于在门诊工作的人员一般年龄偏大，部分是因为身体原因不能适应临床工作而调入门诊和部分护士自身业务素质等原因，门诊工作人员的层次、质量参差不齐，不能适应新形势下门诊发展的要求，难以把门诊服务质量提高到新的水平。

（二）就诊流程不合理

1. 建筑布局不合理

某些医院由于建造时间早，整体规划差，致使医院门诊布局不科学、流程不合理。突出表现为：医务人员与患者同一通道进出；门诊与病房患者、传染病与非传染病患者混杂候诊；各种功能检查场所分散，辅助科室缺少导医，候诊室小、候诊椅少，患者没有活动空间；各种标志不清晰，使患者置身于医院就像在迷宫；另外还有停车难、电梯速度慢和缺少商业服务等都会造成就诊不便。

2. 看病流程复杂

据有关调查显示，多数医院的门诊患者就诊流程是由于不断往返于排队—挂号—候诊—就诊—划价—缴费—候检—检查—再划价—缴费—取药—治疗—离院（或住院）等流程中，门诊患者每次就诊起码要排 7 ~ 8 次队以上（候诊、付费各 2 次、挂号、候检各 1 次、治疗及取药各 1 次），付 3 次费（挂号费、药费和辅助检查费）。患者到医院就诊每次至少要花费时间 1.5 ~ 2.5 小时，多则 1 天，而所接受的直接诊查时间最多 15 ~ 20 分钟。

3. 信息化水平落后

多数医院信息化程度低，致使患者诊疗程序不畅，给医生、患者均带来诸多不便。有条件的医院应尽快加速信息化建设，便门诊各项工作均有信息化支撑。

4. 辅助检查烦琐

随着科学技术的发展，医院开展的各种辅助检查日益细化，这对诊疗水平的提高无疑是有益的，但因为项目多，检查地点分散，某些检查需要预约，有的需作特殊准备，使患者完成各项检查需要耗费大量时间。若患者就诊后，医师开出了几种检查单，而检查要分别在不同科室进行，因此，患者要到不同的检查科室去询问和预约，结果患者往往要花上1～2天时间才能完成检查。据了解，目前，尚没有一家医院能在医师给患者开出各项检查单的同时，便合理安排并告知检查的时间，造成许多患者的检查不能在同一天进行，无形中增加了患者在门诊的往返和滞留的时间。

5. 导医系统不完善

首先，由于缺乏患者信息的沟通以及有效的导医，许多患者看病仍习惯于在每天上午8：00～10：00，结果使每天相应时段就诊的患者过于集中，造成门诊各个环节都要排队等候。再者，有调查报告显示，由于很多患者对就医流程不熟悉，加之门诊的科室多，标识不清和告知不明，在进行各项检查时，约有一半的患者要提出“到哪里去做检查?”之类的问题。可见没有清楚易懂的路标或导医服务系统，容易导致大量患者盲目、无效地移动，增加了医院中患者的流动量，增加了患者的非医疗时间。

6. 岗位设置欠科学

长期以来，由于管理理念僵化，管理人员过分强调分工明确、责任到人，门诊各科室的岗位及上岗人员数量固定不变，各司其职，各岗位工作相互不能替代。由于这种管理模式没有考虑就诊患者人流的变动，岗位安排死板，导致各科室工作的忙闲不均。典型的例子是每天刚上班的8～9时挂号处排长队，而收费员则没事干；而9：00～10：00收费处开始排长队，而挂号人员则闲着没事。同样，在药房的配药和发药，在抽血室和注射室都有类似的情况。

另外，有些患者所在的工作单位管理严格，不易请假，只能在下班之后或周末才有时间到医院看病，此时医院大多是不开诊。而那些开设假日门诊、午诊和夜诊的医院，由于医疗成本及人员配置等原因，这时也很难安排门诊各科都开诊。因此，患者始终觉得就诊不够方便。

综上所述，充分说明现有的门诊流程确实存在很大缺陷。因此，我们必须引入先进的管理理论和技术，对现有门诊流程进行优化，提高效率，提高质量，更好地为患者服务。

（三）特殊门诊的质量管理

1. 专家挂牌门诊质量

专家门诊的质量在很大程度上反映出医院门诊的医疗质量，代表医院的医疗水平，应作为质量管理的重点。专家门诊管理的难点在于专家不能按时出诊。随着患者对质量要求的提高，专家挂牌门诊越来越受到欢迎。要制定政策，创造条件，鼓励专家多出门诊。建立专家挂牌门诊的申请、审批制度，进行专家技术水平的资格认定，确保专家门诊质量。建立门诊医生向专家转诊制度，强调专家按时、亲自接诊；禁止他人代替。做好专家专业特长的介绍和宣传。

2. 干部门诊的质量

确保高级干部的门诊（以下简称高干门诊）质量是门诊管理工作的重中之重。高干门诊患者多，要求标准高，政策性强，影响大，医疗任务十分艰巨。高干人群比较固定，年龄大，疾病多，复诊率高，就诊目的多为取药，不利于医师的培养和医疗技术水平的提高，很多医师不愿意参加高干门诊工作。随着社区医生职责的明确，慢性病开药，开化验单可由社区医生完成。因此，在加强教育的同时，要对干部门诊医师采取特殊政策，拴心留人，抓好高干门诊质量管理工作。

3. 健康体检的质量

体检是实现疾病早期发现、早期诊断、早期治疗的关键环节。随着人们健康观念的变化和自我保健意识的增强，健康体检将作为门诊越来越重要的工作，必须加以重视，应作为门诊质量管理的重点。目前存在的问题一是服务思想不够端正，很多医院把这项工作作为开发创收的途径；二是对参与体检的医师缺乏资格认定，有的医师技术水平与医院的医疗水平不相称；三是主管机构不正规，体检过程不认真。要根据需要，规范体检项目，周密组织，安排有经验的医师专门负责查体，指定专家对体检结果进行综合分析，作出诊断，提出疾病治疗或健康指导意见。

4. 医疗保险患者的门诊质量

城镇医疗卫生保障制度改革已全面铺开，将逐步完善。参加医疗保险的患者占门诊患者的比例将会越来越大。医疗保险制定的报销制度非常严格，不同参保人员有不同的报销政策，使医疗服务工作和管理工作难度增大。医保患者的医疗费用控制和审批也非常严格。大型医疗仪器检查和贵重药品的使用受到一定程度的限制。因此，必须做到合理医疗，合理用药，处理好医疗费用与质量的关系，满足医保患者基本的、必要的医疗需要，降低消耗，在看好病的同时要按医保要求控制费用。

三、加强门诊质量控制的主要措施

（一）加强门诊建设是大势所趋

在医疗卫生保障体系中，门诊工作具有特殊的重要性。随着医药卫生改革的不断深化，医疗工作要回归其公益性。加强基层医疗机构的建设，医保中心通过费用的报销比例，调控患者的就医地点，做到小病在社区，大病进医院。因此，医院面临着前所未有的发展机遇和挑战，门诊在巩固和扩大医院的医疗市场上发挥越来越重要的作用，加强门诊建设是医院建设和发展的必然要求。针对现状，对策如下：一是纠正门诊工作平庸，无技术可学，难出成绩、浪费时间的错误观念，提高门诊工作对医学人才培养重要性的认识；二是纠正把门诊部作为医院安置编余人员和年老体弱人员的传统做法，提高新形势下对门诊需要高素质人才迫切性的认识；三是由被动服务向主动服务、由单一服务向多元服务转变，将门诊向社区延伸，提供预防、医疗、保健、康复等多种形式的服务；四是把门诊部从普通科室向重点科室转变。切实从医院发展的战略高度，加强门诊建设，给予重点扶持和倾斜，研究解决门诊建设中遇到的问题，促进门诊质量的不断提高。

（二）建立健全门诊质量保证体系

门诊质量管理是医院建设永恒的主题。建立健全门诊质量保证体系是质量建设的根本要求。

1. 建立一支相对稳定的高素质门诊技术干部队伍

门诊医疗质量主要体现在出诊医师的技术水平上，门诊质量控制的关键环节在于对门诊医师的管理。一是建立门诊医师的准入制度。具有主治医生资格以上的人员可出门诊，住院医师、进修医师不能单独出门诊。要做好各级医师出门诊管理规定。二是要根据科室的编制和门诊量情况，确定各种专业技术职务医师的数量，保持合理的结构，保证疑难患者三级检诊的落实。规定各级医师出门诊的最高次数，并纳入晋升考核制度。一般高级专业技术职务医师必须每周出 1 ~2 次门诊。三是实行岗前培训制度。对轮换参加门诊工作的各级各类人员，上岗前要进行培训，集中学习门诊工作的有关制度和要求，明确门诊工作的主要任务。

2. 建立和落实质量保证制度

门诊的各项规章制度都是在长期的实践中不断积累、总结建立起来的，是医务人员的行为规范和医疗准则，必须认真自觉地遵守，切实把执行规章制度作为保证和提高医疗质量的重要手段，特别是与患者生命安危密切相关的制度，必须落、在实处。要始终关注把握影响医疗质量管理、制约质量提高的关键环节，努力寻求提高门诊质量和技术水平的创新点，制订门诊开展高新技术的管理规定。

3. 建立医疗服务技术规范，严把质量关

门诊部要结合实际，从适应卫生改革和医学技术发展的需要出发，遵循先进性、科学性、实用性和可操作性的原则，建立健全医疗服务技术规范。门诊各专科、诊区要制定服务规程或技术操作规程，从制度上把好患者诊治过程各环节质量关。

组织开展门诊质量检查活动。成立门诊质量监控组织，形成质量监控网络，定期或不定期地检查门诊质量，对存在的问题，认真研究措施加以解决。通过检查、讲评活动，推动各项制度、措施的落实，达到不断提高门诊质量的目的。

4. 在质量管理的重点和难点上下功夫

解决重点和难点问题，会达到事半功倍的效果。要研究门诊工作中遇到的新情况，更新观念，采用科学的管理方法和手段，力争在质量管理的重点和难点上有所突破，特别是解决长期困扰和制约质量建设和发展的关键性问题，带动质量的全面提高。

5. 处理好质量管理的几个关系

在门诊质量管理中，处理好以下几个方面的关系，对提高质量十分必要。一是处理好质量与效率的关系。制订的效率指标要切合实际，防止弄虚作假，不能以牺牲质量为代价谋求所谓的高效率。真正的高效率必须是建立在高质量、高水平的基础上。二是处理好质量与成本的关系。新形势下，医院面临许多困难和挑战。医院要生存、要发展，既要满足患者“治好病，少花钱”的要求，又要承受福利性低价政策和补偿机制不完善造成的资金困难。为此，医院必须通过加强经营管理，降低成本，扩大产出，实现质量—效益的最大化。在诊疗手段的选择上，在不影响质量的情况下要考虑到患者的经济承受能力，把降低医疗成本与提高质量和效率有机地结合起来一，既保证质量，又能减轻患者经济负担。三是处理好高新技术与基础医疗的关系。基础医疗质量是医院的根本质量，高新技术在一定程度上代表医院技术水平和特色，只有在基础医疗质量稳定提高的前提下，运用最新科技成果作为提高技术水平的有效手段，才能保证医疗安全和医疗质量不断提高。

（三）优化门诊就医流程

对门诊流程的优化必须坚持以患者为中心，以人为本，实现方便、快捷和流畅的就诊流程。同时，充分利用信息资源，提高工作效率，构建良好和谐的医患关系，树立全新的医院形象，提高医院的竞争力。

1. 布局科学合理，营造舒适的就诊环境

通过门诊大厅集成医疗流程的各个项目，融入休闲与服务的新模式，这是目前各医院广泛采用的改善其服务流程的方式。门诊大厅通过设立服务总台，提供医疗咨询、多方位的服务，使患者一进入门诊就首先感受到导诊护士的微笑服务；也可采取多媒体导医，提供医院的相关信息，如医疗特点、医院布局、专家及特色门诊介绍、就诊指南、诊断项目、药品信息和费用及价格查询等。大厅应设有便利店、餐厅、咖啡座、水吧和背景音乐等，使患者可以在幽雅的环境中就诊、餐饮、并享受悠闲的候诊时光；还可设立银行、邮政和礼品屋等，最大限度地为患者提供便利。

为了减少患者滞留时间和人流交叉现象，对于门诊功能区的布局分布，科室的楼层分布，都要通过调查、收集数据和科学分析来确定，尽量使相关检查科室集中，并实施统一管理。同时，门诊的各个服务项目应标识清晰，一目了然，并设有绿色通道。

为了防止院内交叉感染，门诊候诊与诊室都要设计为双通道，医患各行其道，互不交叉。同时，医务人员通道还要规划有更衣室、卫生间和休息室等。

对于医技检查室设置，由于住院患者与门诊患者处在同一诊区候检，容易引起争先恐后、秩序混乱的局面。因此，住院患者与门诊患者、医务人员应使用各自的通道。

此外，发热门诊是由防治“非典”而形成并保留下来的特殊管理形式，在防控流感中发挥着重要作用。发热门诊的地点和配置要求设在医院相对独立的区域，保证通风设备良好，禁止使用中央空调，有独立的诊室，有留观区、抢救室、化验室、X 线检查室、药房、挂号室和收费处，保证发热患者与其他患者确实分开，就地检查，减少患者的活动范围，缩短就诊时间。发热门诊应划分污染区、缓冲区、半污染区和清洁区，患者及工作人员出入两条线，以便控制和防止交叉感染。

2. 通过信息化建设，建立新的就诊流程

医院通过信息化建设，可提高内部信息流动的速度和共享程度，并通过整合，提高各个环节的工作效率。医院实施信息化管理后，门诊采用 IC 就诊卡，患者可先诊疗后付费，实现结账时一次完成划价并收取挂号费、诊疗费、检查费和药费。同时，通过建立门诊医师工作站，实现电子病历系统、药品和电子计费系统的应用。由此，当需要进行化验检查或治疗时，经治医师只需在网上下医嘱，而患者只需要带门诊手册到收款处交款，便可直接到辅助科室进行检查。这些措施实现了就诊的方便快捷，大大减少了患者无效的就诊时间。

3. 建立预约诊疗制度，改变患者就医流程

调查发现，如果将就诊患者预约率提高到 30%，那么患者在医院的停留时间就会减少 2/3；若提高到 50%，则使患者减少 4/5 的停留时间。由此不难看出，建立预约诊疗制度，适时安排患者来就诊，可以减少患者不必要的等待时间，缓解医院的拥挤现象。预约诊疗，患者可在医院现场通过人工或自助系统进行预约；也可通过互联网、手机短信和电话等进行远程预约。患者可在预约后按照相应的时间，直接到达相应诊检部门进行诊检，减少患者在门诊过程中的随机性和盲目性，使无效就诊时间大大减少，也提高了门诊资源的利用率。总之，医院预约诊疗是改变患者就医习惯，改变并涉及门诊医疗服务流程、资源配置、医疗服务质量与效率等一系列指标。随着新医改进程的不断深化，门诊预诊患者的比例将逐步实现 100%。

4. 实行一站式服务，方便体检客人

对于体检流程的设计，解决了以往因体检项目多、分布散乱、有效就诊时间少、空腹时间太长等问题。实行体检一站式服务，体检中心自成体系，把接待室、餐室、抽血室和各科

查体室等集中在一起。体检客人不出中心，不与门诊患者接触，即可完成检查。

5. 实施“变频工作制”，优化人员与设施的配置

根据研究显示，一年之中5～8月是内科患者就诊的高峰季节，而11月、12月、1月和2月是内科患者就诊的低谷期。一周之中，星期一、星期二是内科患者就诊的高峰期，而眼科、五官科、皮肤科、口腔科和中医科星期六门诊量较大。对于不同的病种来说，一些疾病也有一定的季节性发病规律，如秋冬季为呼吸道疾病的高发季节。夏季为肠道疾病的高发季节等，对于同一天的不同时间，患者就诊也有一定的规律。因此，可以根据患者就诊的流量变化，遵循患者就诊规律，合理安排工作，使人员与设施资源配置达到最优化。

6. 开设午、夜和节假日门诊，满足群众的需要

为满足上班族、上学族患者在夜间、中午和节假日就诊的需求，分流白天患者，缓解白天看一病难的矛盾，医院可因地制宜，结合自身实际，推出夜间门诊、午间门诊和节假日门诊服务。在这期间，若专家不能出诊，可制定措施，由导医带患者到病区就诊，充分利用病房资源，最大限度地满足患者的需要。

7. 设立医患沟通办公室，及时化解医疗纠纷

为使患者的投诉能立即得到回应，防止纠纷升级，这样集中接待和处理患者的投诉，可以避免各部门互相推诿，及时缓解矛盾。

在医疗服务流程上，对患者就诊流线整体规划，精细安排。在医院门诊楼外广场、门诊大厅和就诊区进行三级分流，最大限度地利用空间，给患者以舒适之感。

（四）建立健全双向转诊机制

双向转诊是我国建立医药．卫生保障制度，科学配置有限卫生资源，合理引导医疗服务消费，落实分级检诊，解决“看病贵，看病难”，实现大医院、社区医院和患者三赢的重要行医方式。

1. 双向转诊的方式

目前，双向转诊有以下几种方式。

（1）由大医院直接办理，即由卫生区域中的大医院直接对社区办理所有的双向转诊事宜。

（2）兼并：由大医院与社区医院合并，建立必要的兼并条件，实现双向转诊事宜。

（3）托管：社区医院或下级医院的双向转诊全部由大医院托管代办。

（4）协作：实现大医院对社区的对口支援和协作。

（5）建立区域卫生服务中心：在特定卫生区域，在卫生行政管理部门组织下，成立能够协调区域内大医院和社区医院与患者之间的需求，安排双向转诊事宜。

2. 双向转诊的必要性

（1）能够优化资源配置，最大限度地方便就医患者，降低费用和等候时间，实现小病进社区，大病进医院。

（2）变大医院和社区医院竞争关系为互补关系，在区域规划的框架内，界定各级医院的责任和经济权益，以获得更好的社会效益和经济效益。

（3）大医院不仅可以在医疗问题上有效解决社区医院上送的危急重患者，还可以对社区医院在教学、科研和管理等方面进行传帮带，使社区医院的医教研水平得以提升。

3. 建立运营机制与管理制度

建立双向转诊制度是实现其预期的社会与经济效益的先决条件，其要点包括以下内容。

（1）双向转诊的原则：如统筹有序原则，患者自愿原则，分级检诊原则等。

（2）双向转诊的流程：涉及下级医院上转和上级医院下转所必须的条件，工作流程，界定双方与患者的医疗及经济责任。

（3）双向转诊的条件和指征：主要是患者需要转诊的病种、分型和各种临床指征，以便能更好地利用大医院与社区医院的比较优势，得到更好的治疗效果和可能性。

（4）建立健全保障条件：主要涉及医疗风险控制、保险机构的介入、双向转诊的组织协调和建立双向转诊的绿色通道等。

4. 双向转诊须注意的问题

从大量的调研情况来分析，双向转诊的问题主要如下。

（1）向上转诊容易，向下转诊难。下级医院或社区医院向上转送患者可以很方便，而大医院向下转诊较为困难。原因有：第一是收入问题；第二是社区医院药品配备范围小；第三是社区医院诊疗设备无论是从种类还是从技术水平来说，均与大医院有差距，不能满足患者的后续治疗和期望值。

（2）大医院分科较细，多数是专科的高手，而社区大多数是身患多种疾病的老年患者，资源不能充分对接。

（3）流程不畅，效果不佳。

（4）患者不信任社区医院，大医院医生不情愿到社区医院行医。

5. 需要注意和解决的问题

（1）加强统筹规划，组织协调和管理。双向转诊应成为卫生区域规划的内容，而不仅仅是单个大医院与某社区医院的对口合作关系，因此，应在卫生行政管理部门的统一安排下进行。

（2）加强社区医院的基本建设，包括人才培训，服务设施的完善，药品配备和医疗器械装备等，使社区医院承担应有的卫生服务功能和素质，从根本改变人们的就医观念。

（3）加强制度建设。双向转诊的制度建设是一个系统工程，它涉及双向转诊的处置原则、转诊流程、转诊标准和指征的规范以及相关医院与患者的责任与权益等。

（4）加强卫生行政、物价管理、医疗保险和法律服务等部门的协调与合作，使双向转诊这一利国利民的行医模式得以健康的发展。

（卢桂甜）

第四节　急诊质量管理

一、医院急诊的基本概念

医院急诊是一门新兴临床医学专业，可以贯穿院前急救、医院急诊、危重病监护等医疗过程，学科范围包括心肺复苏、现场急救、创伤急救、急性中毒、急危重病、儿科急诊、灾害救援的理论和技能等。急诊医疗的主要任务是对不可预测的急危病（症）、创伤，以及患者的主诉进行初步评估判断、急诊处理、治疗和预防，或对人为及环境伤害给予迅速的内、外科及精神心理救助。

传统医学观念认为，急诊只是针对医疗紧急救治的过程，仅对住院前患者的伤、病情简单评估，经专科会诊及初步处理后，再收入院进行治疗。随着现代医学对创伤、疾病早期变化对临床预后影响之大认识的深入，公众对急诊医疗服务需求的日渐提高，医疗技术的快速进展，要求在致伤或发病早期采取快速有效的救治措施，对患者进行现场基本生命支持，止血，固定，镇痛，液体复苏，抗感染初始治疗，确定性手术，早期冠状动脉再开通等。目的是在“黄金时间”段内更快捷抢救生命，控制病情发展，保护器官功能，争取良好的临床预后。所以，医疗机构要集中人力、技术和设备的优势资源来发展和加强急诊学科建设，对提高全社会和医疗机构急诊医疗水平和急救反应能力至关重要。

二、我国急诊医疗服务体系

我国完整的急诊医疗服务体系是遵循院前急救、医院急诊、危重病监护三位一体的发展模式。

（一）院前急救

院前急救是指到达医院前急救人员对急症和（或）创伤患者开展现场或转运途中的医疗救治，急救人员也可以包括经培训的非专业人员。院前急救机构包括急救中心和各级急救站点，也可以是承担院前急救任务的医院急诊科。其主要任务是：①对求救的急危重症和创伤患者进行现场生命支持，包括快速稳定病情和安全转运。②对突发公共卫生事件或灾难事故紧急医疗救援。③在特殊重大集会、重要会议、赛事和重要人物活动中承担预防意外的救护。④承担急救通信指挥，是联络急救中心（站）、医院和上级行政部门的信息枢纽。⑤参与非专业人员急救知识的普及和培训。

院前急救作为急诊医疗服务体系的重要组成部分，对其技术指标的评价可以控制急救医疗服务质量。其技术指标如下。

1. 院前急救时间

院前急救时间包括：①急救反应时间，是从接到求救电话到派出救护车抵达伤病现场的平均时间。受通信、交通状况、急救人员数量、车辆配置、急救站点分布、急救半径等因素的影响。国际目标要求为 5 ~ 10 分钟。②现场抢救时间，是急救人员在现场对伤病员救治的时间。要视伤病员情况允许安全转运而定，也根据是否急需送往医院接受关键性治疗的要求而定。③转运时间，即从现场到医院的时间。往往取决于交通状况、有能力接受危重伤病员医院的分布等因素。

2. 院前急救效果

除上述影响急救反应时间的因素外，急救设施的装备、急救人员的素质和急救技术水平，以及院前急救系统的管理水平都会影响急救的实际效果，如院前心脏骤停的复苏成功率常作为评价急救效果的主要客观指标之一。完善急救设施建设、提高急救技术和管理水平、实施标准化急救流程都是非常必要的。

3. 院前急救需求

随着人们对院前急救的认识和了解，院前急救需求也在不断增加，能否满足对求救出车和及时出车的需求，救护车值班数量、分布，对急救电话的反应，急救人员素质等都会制约需求的满足。对突发公共卫生事件或灾害事故的紧急救援能力也是衡量满足需求的重要指标，同时要求急救医疗机构与其他救援机构的相互协调，共同完成重大灾害事故的救援任务。从这一角度看，院前急救也是政府通过急救机构向公众提供急救医疗服务的重要方式。

（二）医院急诊

医院急诊是EMSS中最重要而又复杂的中心环节，处于医院医疗工作的第一线，承担24小时不间断的各类伤病员的急诊和紧急救治。医院急诊的处理能力及医疗质量反映了医院管理、医护人员素质和急救技术的综合水平。

医院急诊科作为一个跨多学科专业的二级临床学科，在医院中是应具有相对独立的工作区域，设置布局合理、急救设施齐备，人员固定，能承担医疗、教学和科研的综合性科室。其主要任务是担负急诊伤、病员院内急诊和部分危重症患者的急诊监护治疗，也可根据所在地区特点参加院前急救；医院急诊又面向整个社会承担大量非急诊患者的门诊工作，合理处置和分流病员，准备应对随时可能发生的成批量伤病员的急救，充分利用好有限的急救资源是医院急诊中需要特别注意的问题。所以，组织协调好医院各专业科室参加急诊会诊、救治，尽快收容危重患者入院治疗也是急诊工作的职责。

急诊分诊要根据病情的轻重缓急分为5类：

（1）急需心肺复苏或生命垂危患者要刻不容缓地立即抢救。

（2）有致命危险的危重患者应在5～10分钟内接受病情评估和急救措施。

（3）暂无生命危险的急诊患者应在30分钟内经急诊检查后，给予急诊处理。

（4）普通急诊患者可在30分钟至1小时内给予急诊处理。

（5）非急诊患者可根据当时急诊抢救情况适当延时给予诊治。

经过急诊诊治的患者，根据病情决定给予急诊手术、入院治疗、危重症监护治疗、急诊留观、转专科门诊或离院等处理。

医院急诊科可根据所在区域的实际情况实施多种运行模式：①具有相对独立的综合诊治能力，可以解决大多数急诊的内、外科问题，对急诊危重症、创伤病情进行初期评估和处理。②仅能解决部分急诊内科问题，要依靠各专科参与急诊、会诊和收容。③较不发达地区的急诊仍只提供分诊和简单处置后收入院。根据我国医院急诊发展现状，许多以急症就诊患者一时难以明确专科诊断，或者合并多器官功能障碍和（或）衰竭，造成专科收容的困难，使大量急危重症患者较长时间滞留在急诊科。这就要求医院急诊具备对各类疾病的综合诊治能力，从而使我国很多地区有一定规模医院的急诊科形成了具有危重病监护、疑难病诊治和创伤救治功能的模式。

（三）急危重病监护

急危重病监护在国外发达国家医院中很少设置独立的急诊危重病监护室，但在急诊抢救区内具有实现完备抢救和监护的功能，即抢救床单位都有完备监护设备，能进行生命及器官功能支持。在急诊医学发展较完善的发达国家，对急诊危重患者在急诊停留的时间有所要求，甚至用24小时危重病监护的概念，为使危重患者在急诊停留时间不超过一整天，目的是随时提供一个快速、有效的急救资源。急危重症患者入住重症监护病房有其标准，住在ICU的时间本身就是一项评价医疗效果的指标，在急诊和ICU停留的时间已用于衡量医疗质量。

根据我国现阶段医疗资源分布不平衡的状况，在我国较大的综合型医院急诊科中建立急诊危重症监护病房已是很普遍的现象。因为，急诊救治的危重症患者难以按时间要求收入院，急危重症患者在急诊科长时间停留更需要实施严密监护，这类危重患者的特点是：①心肺复苏后生命指征不稳定，需要持续循环、呼吸支持。②病情垂危已不能搬动、转运。③只需要短时间监护救治即可治愈，无须再住院治疗。④其他专科难以收住院的危重患者。

EICU 从急诊综合救治的理念和急诊实际功能上已得到肯定，但从 E－ICU 各项质量控制指标上，让所有急诊科建立起标准化的 ICU 很难实现，特别是对 EICU 环境要求较高，如消毒隔离、空气洁净等。急诊危重病抢救中医务人员、医疗器械、物品快速频繁流动，常会难以实现 ICU 的质量控制标准，实际上形成了 EICU 半开放的监护环境特点。为便于突出 EICU 的特点；应称之为 ECU，如同 CCU 所特指冠心病监护室，是以监护心律失常和心脏功能变化为主，并不要求特殊洁净环境。ECU 建设应更注重快速、有效的抢救，加强各器官功能的监护与支持，如对急性冠脉综合征患者进行早期诊断，实施静脉溶栓或冠状动脉介入治疗；对社区获得性感染的危重患者采取早期危险评估，经验性初始抗感染治疗，液体复苏和器官功能支持；对急性中毒患者采取反复洗胃、活性炭吸附、血液灌流和器官功能支持；对暂无手术适应证的创伤患者采取生命支持和治疗等。

总之，建立急诊危重症监护室或监护床单位要更注重对急危重症患者连续的急救，加强监护治疗，适时收入院优化后续治疗的救治流程，以控制危重患者的救治质量和效果。

（四）灾害与紧急救援

随着自然和人为灾害的事件增加，公共卫生事件频繁出现，灾害和紧急救援也成为医院急诊的重要工作之一。以往认为，灾害救援只是政府与社会的职责，医院仅承担相应的医疗工作，但随社会的发展和不断需求，使得医院急诊科越来越关注灾害救援的知识和技能准备，也需要对群体灾害医务人员集体配合的培训和演练。

急诊科在重大抢救时，特别是突发公共卫生事件或群体灾害事件的重大抢救，需要调动全院各部门通力参与和合作，成立以主管院长为首的领导小组，包括业务副院长、医务处，门诊部、急诊科及相关科室主任、护士长。按照抢救预案流程，组织抢救的实施与协调。

三、医院急诊科的基本设置

医院急诊医疗救治是整个医院医疗工作的重要环节，医院急诊患者因病情多变、情况复杂，急诊医疗的重点必须首先放在抢救生命、稳定病情、减轻病痛，尽可能减少对院前和（或）院内救治的各种延误。所以，三级以上医院中必须设置独立的急诊科，以完成医院全日，24 小时所担负的各类急危重伤病员的急诊和抢救。

（一）医院急诊科的设置

1. 急诊科应选设在医院内能快捷到达的独立急诊救治区域，为急诊患者提供最及时的急诊服务，以争取抢救时机。急诊入口应通畅，设置无障碍通道，方便轮椅、平车出入，并设有救护车通道和专用停靠处，有条件可设急诊患者和救护车分别出入通道。

2. 急诊科应有明显的标识，以方便引导患者急诊。应设有明显“绿色通道”的标识，其他辅助部门也应设有“绿色通道优先”标志，为急危重患者抢救提供方便。

3. 急诊医疗功能区划分

（1）分诊处：由承担分诊的护理人员进行初检分类、检查基本生命指征，引导急诊患者根据分类轻重缓急等级急诊处理的工作区域。此处设有专门传呼（电话、传呼、对讲机）装置。

（2）就诊室：由急诊医生进行急诊问诊检查、医疗文件采集和开具医嘱的区域，候诊区应宽敞，就诊流程便捷畅通。儿科诊室可根据儿童的特点，提供一个适合患儿较温馨舒适的环境。

（3）处置室：进行相对简单和快捷急诊处理的区域。

（4）抢救室：急诊患者生命指征不平稳需要紧急抢救，或心肺复苏的区域应设在最接近急诊入口处，方便立即抢救，应备有急救药品及各类备用状态设备，抢救室内应具备必要时实行紧急外科处理的功能。

（5）观察室：根据医院需求设定数量的观察床，对不能离院或暂不能收容的急诊患者进行留观，需要进行急诊临床观察，以便明确病情，进一步治疗。

（6）急诊监护室：生命指征不稳定需要持续循环、呼吸支持；病情垂危已不能搬动、转运；只需要短时间监护救治即可治愈，无须再住院治疗；专科难以收住院的危重患者在此区域进行监护和加强治疗。

（7）急诊手术室：有条件医院的急诊科可设急诊手术室，须符合国家制定的标准手术室规范。

（8）辅助功能区：对有条件的医院应尽可能在急诊科内设急诊手术室、急诊检验室、急诊 X 线、CT、超声检查室，急诊药房，有可能设置在一个医疗平层，以缩短急诊检查、抢救半径，也避免患者家属反复往返于各类诊察途中。

4. 主要急救药品及仪器设备

（1）急救药及物品类别：中枢神经兴奋剂；升压、降压药、强心药、利尿及脱水药；抗心律失常药；血管扩张药；镇静剂；止痛、解热剂；止血剂；解毒药、止喘药、纠正水电解质酸碱平衡失调类药、各种静脉补液液体、局部麻醉药、抗生素类药、激素类药物，各类敷料、包扎固定用材等。

（2）仪器设备：心电图机、心脏起搏/除颤器、心脏复苏机；呼吸机、便携式超声仪、心电监护仪、吸引器、给氧设备、洗胃机；床旁 X 线机等。

（3）急救器械：一般急救搬动、转运器械，各种基本手术器械。

（二）急诊科人员配置及管理

1. 急诊科主任

应是从事急诊医学专业工作多年，有较丰富临床经验的高级职称的学科带头人，并按《全国医院工作条例》规定，实行科主任负责制。科主任能够解决急诊医疗重大及疑难问题，可带动学科发展和建设，善于管理，具有处理各类紧急医疗事件和纠纷的协调能力。可配置副主任 2 名，副主任应是急诊专业人员，能够协助主任负责急诊医疗、教学、科研等业务工作，以及科内行政事务工作。

2. 急诊科护士长

主要负责全科护士的管理、护理及带教工作，依各院实际情况聘请从事急诊护理工作 10 年以上的主管护师、副主任护师或主任护师担任。

3. 急诊医师

应具有本科以上学历，经三年住院医师规范化培训，必须具有临床经验，按照《执业医师法》的规定，承担急诊内、外科医疗工作。今后应逐步任用经急诊专科基地培养考核并准入的急诊医师，使从事急诊工作的医生更加专业化、规范化。

4. 急诊值班医师

在病员多的三级医院中除由急诊专科医师担负主要值班工作外，应安排专门妇产科急诊、儿科急诊、眼科急诊、耳鼻喉科急诊的值班医师。急诊进修医师和实习医生不得单独承担急诊值班工作。

5. 急诊专业人员

急诊科医生应固定，人员不少于在岗人员的75%，以利建立急诊专业队伍，急诊专业人员要不断提高专业水平，并培养出有专长的急诊专业人才。因为急诊一线医疗工作受一定年龄限制，部分年资高的急诊医师可向综合内科、全科医学专业或者某一急诊专科方向发展，提倡多能一专。

6. 急诊基本技术

急诊各级医生必须熟练掌握心肺复苏、气管插管、深静脉穿刺、动脉穿刺、电除颤、呼吸机使用及创伤急救等项技术。

7. 其他急诊人员

要求医院其他专科高年资住院医师在晋升主治医师前必须在急诊科轮转培训，时间不少于半年，医疗工作由急诊科统一安排。内科、外科、妇产、儿科等临床科室，应定期派本科医师接受急诊急救技能培训，以提高临床医师的整体急救素质和整体护理的能力和水平。

8. 急诊护士

有别于其他临床科室的护士，除掌握常规护理技术外，应能进行急症判断、分诊，熟练掌握心肺复苏、洗胃、微泵输液、电除颤等急救技术，以及复苏、休克、昏迷、颅脑外伤、脊髓损伤等患者的急诊护理。还应注重培养急诊护士良好的心理素质。要加强急诊护士包管患者的工作，加强护士对患者的整体护理，以提高急诊救治的整体效果。

9. 急诊医师培训

（1）急诊医师应由本科毕业后在卫健委认可的急诊医师专科培训基地经过3年系统培训，完成各种必须轮转的科室（急诊2年，其他专科轮转1年），掌握要求培训的理论内容和基本技能操作。3年培训期满经过统一考试（理论）、临床和技术操作考核合格，由当地市卫生局发给合格证书，成为急诊专科医师。

（2）急诊住院医师在急诊科工作2年，其中1年担当住院总医师，通过理论考试和临床技术操作考试合格，可取得晋升主治医师的资格。

（3）因急诊专业涉及需熟练掌握的多种急救技术，为确保患者抢救的实际效果，急诊医师应定期进行急救技术的复训，间隔时间以2年为宜。

四、急诊医疗基本原则

任何急性发病或意外伤害均可能在很短时间内威胁患者生命，造成伤残、痛苦和影响临床预后，及时判断评估伤病情，给予紧急处理，均属急诊医疗主要范围。最常见的急诊伤病有：急性心脑血管疾病、内外科各专业急性病症、各类创伤、急性中毒、环境及理化因素损害，妇产科、儿科、眼、耳鼻喉、口腔和皮肤科急症，社会行为异常伤害－突发公共卫生事件急救，重大事件的急救医疗保障，突发灾害事故伤害成批伤病员的急救。

（一）急诊“救人治病”的原则

急诊发展的理念中要强调“救人治病”，即将抢救生命作为第一目标。在急诊实际工作中患者最突出的表现是急性症状，因为急诊患者病情多变且复杂，往往一时很难明确临床诊断，如病情危急，重点应放在立即抢救生命、稳定病情。急症抢救有很强的时限性，要尽可能减少院前和（或）院内医生救治时间的延误。“黄金时间”更要强调从致伤、发病起计算时间，缩小时间窗。只有生命指征稳定，才能赢得确定诊断和针对病因治疗的时机，不能把时间浪费在，繁杂的检查和诊断过程中，要在医疗制度和抢救流程上规定救命优先的原则。可以说，急诊救治真正反映一个医院的综合医疗水平，也折射出一个社会对生命尊重的文明程度。

（二）急诊医疗要实行首诊负责制

急诊值班医生应有调动所有相关科室人员参与急诊抢救、会诊和收受患者入院的权利。不得受医疗专科的限制，杜绝医院、科室和医生间相互推诿患者的现象。对经过多次急诊和辗转多个医院未能明确诊断的急诊患者，应适当放宽急诊处理条件，避免因强调急诊就诊条件而贻误病情，甚至酿成医疗事故或纠纷。医院应该充分认识急诊在整个医院医疗中的重要作用，并且担负一定的社会公益职能。医疗行政管理部门应建立无医疗保险、无经费急诊患者的统一支付制度，以利于医院急诊的管理和健康发展。

五、急诊质量的控制

（一）急诊分级检诊

急诊危重患者须经住院医师、主治医师、主任医师的三级检诊，保障患者病情判断准确，急诊处理得当。必要时进行全院多专科联合会诊，以求最佳的诊疗效果。

（二）急诊检、会诊时间要求

应根据急诊医疗工作制度的要求，在规定时间内完成检诊和（或）会诊工作，确保急诊救治及时。通常急诊检诊时间根据病情的轻重 5 类要求完成，科间专科会诊到达时间不超过 15 分钟。

（三）急诊收容决定

急诊实行首诊负责制，病情为专科问题可请专科医师会诊，涉及多专科情况应组织院内外会诊。遇到病情复杂收容困难时，急诊医师有权决定专科收容。

（四）急诊临床路径建立

急诊科应建立主要常见急危重症的临床路径，具体制订抢救流程和预案，抢救关键措施要有章可循，使之制度化；急诊科要严格依据国家已颁布的疾病临床路径实施治疗。

（五）急诊医疗文件

急诊医疗文件的规范化是医院急诊保护性医疗的重要措施，完善的医疗记录、保管和利用有利于医疗质量和医疗安全，可有效规避医疗风险，有助于医疗纠纷处理，也可为社会区域疾病控制提供有益信息资源；也是居民健康档案的一部分。

（卢桂甜）

第六章

医院药事质量管理

第一节　医院药事质量管理概述

一、医院药事质量管理内涵

（一）医院药事质量

质量是产品（或一组固有特性）满足要求的程度，即符合客户要求和无产品缺陷。对于医院来说，药事活动的产品就是药学服务，包括药品供应保障和临床药学服务。无论是病人、医院还是社会，对药学服务的最根本要求就是用药安全有效。因此，医院药事质量是指、药学服务满足用药安全有效的程度。广义的药事质量，还包括了药学服务全过程各阶段的工作质量，以及满足医院内部成本控制和药师个人职业发展需要的程度。

医院药事质量管理就是以病人为中心，以临床药学为基础，对药学服务全过程的质量进行有效的组织实施与管理。

（二）药事质量管理在医院质量管理中的地位及作用

药品在预防、诊断和治疗疾病的过程中起着重要的作用，以用药安全有效为重点的药事质量管理贯穿于整个医院的系统和流程。各类质量管理组织，其他国家在内的组织均把药事质量管理，特别是用药安全作为医院质量管理的重要内容。

医院药事质量管理的作用可概括为以下三个方面。

1. 提高药物使用系统的适应性

药物使用系统的复杂性总是超乎管理者的想象。2008 年，美国卫生保健研究和质量局的研究报告指出，可防范的医疗伤害仍然在持续增长，平均每年上升 1 个百分点；每年医院感染人数高达 170 万人，并且导致 9. 9 万人死亡；每年由于药物混淆和无意的过量用药而导致的可预防的药物不良事件至少有 150 万例。通过明确药物使用系统质量目标，采取质量控制措施，可有效地提高医院药物使用系统的适应性，减少用药差错。

2. 节约医疗成本

根据国家卫健委“2019 年我国医疗服务和医疗质量安全有关情况”发布会上的内容，医疗质量安全水平持续提升。2018 年，三级公立的综合医院住院患者总死亡率为 0. 60%，二级公立综合医院总死亡率为 0. 47%，这两个指标均实现 3 年连续下降。合理用药水平不断提高，以抗菌药物为例，2011 年至 2018 年，住院患者抗菌药物使用率从 61. 4% 下降到

40.4%；抗菌药物使用强度从61.8DDD（每日规定剂量）下降到43.7DDD。这些数据反映出我国在医疗质量安全等方面取得的成效。提高药事质量管理水平，可以更好地满足患者的卫生保健要求，可以提高医院的服务效率。药学服务质量水平高意味着更少的缺陷和更低的服务费用，能够更好地节约和合理使用社会有限的资源。

3. 提升药师在医院质量改进中的地位和作用

医疗保健的开展是一个复杂的过程，涉及各种综合的和相互依赖的步骤，每一个步骤都有失败的可能。而任何一处的失误都可能引发一系列事件，最终可能导致病人利益受损。药品采购、准备和配送都涉及很多专业知识，应当建立多次的检查核对与防护措施，以期在药品调配到病人手中之前能够纠察已经犯下的错误。在各种类型的医疗保健系统中，连续监测医疗服务进程（包括药物管理）是识别和预防错误的关键。大多数医疗系统建有查明和防范错误的委员会或小组，药师应该是这样一个团队的核心成员。特别是在构建和维护药品管理程序中，药师的参与是必不可少的。药师在药物治疗管理过程中的领导力以及参与的程度是确保病人安全性和服务效率的关键。药物管理程序的复杂性和出现故障的可能性有很多，因此需要对其进行持续监测和改进。药师在质量改进中负责治疗评估和落实改进措施，这是必然的选择。

（三）医院药事质量管理活动

医院药事质量管理活动是在药学服务质量方面组织和控制组织的协调的活动，通常包括制定质量管理方针和质量目标、质量策划、质量控制、质量保证和质量改进。质量控制是指为了达到质量要求所采取的工作方法，而质量保证的目的是提供对满足质量要求的信任，这种质量保证既可以是在医院内部的，也可以是对患者、第三付费方或是政府监督部门的。

医院药事质量管理的最终归宿是合理用药，因此其质量管理方针的主题应当是动员全体人员参与，以病人为中心，不断提高药物治疗活动的安全性、有效性、合理性和适宜性。在质量管理方针的指引下，医院可设定药事管理质量目标体系，这些质量目标应是可测量的，并且逐级召开至医院科室内各岗位的职能和层次，构成一个目标系统。例如，国际医院管理标准将用药安全性作为医院的一项质量目标，该目标又包括了三个二级质量目标，即制订易混淆药品清单、为所有盛药容器贴标签、减少抗凝药损害；围绕二级质量目标，各部门明确了自己的职能和质量控制措施，护理部制定了配药给药双人核对、即配即贴标签的操作规程；临床药学室对抗凝药临床应用进行特别监护；医务管理部门将相应指标纳入差错上报系统等。

二、医院药事质量管理的层次

依据药学服务的发展阶段和水平，医院药事质量管理可分为三个层次，即围绕产品的医院制剂和外购药品质量管理，围绕安全用药的医院药物使用系统质量管理和围绕改善病人生命质量的用药结果质量管理。

（一）医院制剂和外购药品的质量管理

合格的药品是用药安全有效的前提，围绕产品的质量管理活动主要集中在制剂配制、药品采购、药品存储等环节。当前制药工业发展迅猛，政府对药品生产质量的监管严格，医院无须对外购上市产品进行质量复检。但为了防范假劣药的混入，仍需供货方对药品的合法性、质量合格性以及供货方的生产或经营资质提供质量保证文件，并且在储存过程中针对影响药品质量的环境因素和人为因素进行质量控制。医院制剂的配制则应遵循政府药品监督管理部门制定的制剂配制质量管理规范。药物不良反应的监测报告也是产品质量管理的重要内容之一。

（二）医院药物使用系统的质量管理

医院药物使用系统堪称一个复杂系统，系统的失灵直接导致用药差错的发生，直接威胁到患者的用药安全。造成药物使用系统问题不断的原因有很多，包括药物本身有待改进、药物利用研究不足、保健模式的缺陷、医务人员的工作时间不足、消费者用药信息交流不够、商业影响不断加深、用药者普遍受经济因素制约、处方集不断变化增加用药复杂性、用药者的不依从性普遍存在等。药物使用系统的质量管理，以用药安全为一级质量指标，针对医、药、护等各类人员，围绕处方、配制、调配、使用、监护与反馈等各个环节，构建质量指标体系，展开质量控制、质量保证和系统质量改进等活动。

（三）用药结果的质量管理

随着以“关注用药过程”为特征的临床药学的兴起，以及“关注用药结果”的药学保健的发展，医院药事质量管理目标由明确的“产品质量保证”“用药安全”，上升为复杂的“取得预期的药物治疗结果并改善生命质量”。由于个体病理生理状态的差异，这一质量目标难以测量，特别是对预期结果的理解与把握因人而异。目前针对用药结果的质量管理尚处于探索阶段，但有实践证明，一些措施可以有效改善治疗结果的质量，包括推行疾病诊治指南、将临床药师纳入治疗小组等。

（刘丝雨）

第二节　医院药事质量管理的内容

一、医院药事质量管理组织

药事管理不仅是药学服务部门的责任，也是医院管理者、临床医疗服务人员等医院各部门的责任，需要多个部门员工协作努力，互相配合，才能确保病人用药安全、有效。医院药事管理委员会（或药物与治疗学委员会）承担着医院药事质量管理的主要职能，有时，一些涉及药事的质量管理活动，也会分散在其他医院质量管理组织的职责中。

（一）药事管理与药物治疗学委员会

药事管理与药物与治疗学委员会既是全院药事质量管理制度的制定者，也是质量管理内部评审机构。医院的药事管理和药学工作规章制度由药事管理委员会依据医疗卫生及药品管理等有关法律法规制定并监督实施。

从人员组成上看，药剂科的负责人在药事管理委员会中担当积极角色并通过组织活动反映药师在用药系统中的权利和责任。药事管理委员会通常由药学、医务、护理、医院感染、临床科室等负责人和具有高级技术职务任职资格的人员组成，而药学部门负责人担任副主任委员。通过提交药物使用数据分析结果、药物临床应用的评估报告、药物不良反应监测报告等资料，药事质量活动受到全院的关注，并在全院形成一致的质量改进意见和决心。

在职责上，通过制订医院药品处方集和供应目录，审核本机构购入药品、申报医院制剂等，开展新药引进评审工作，来控制药品采购和临床应用选择；通过监测、评估本机构药物使用情况，分析、评价药品不良反应、用药错误，提出干预和改进措施，对药物使用系统进行质量控制；通过推动药物治疗相关临床诊疗指南和药物临床应用指导原则的实施，改善治疗结果的质量。药事管理委员会的另一重要职责是动员全体员工参与质量管理并充分考虑到个人发展的需要，包括对医务人员进行有关药物管理法律法规、药事管理规章制度和合理用药教育。

（二）医疗质量管理委员会

医疗质量管理委员会同药事管理委员会、伦理委员会、医院感染管理委员会、病案管理委员会、护理管理委员会和输血管理委员会同属医院级质量管理组织。药物的临床应用是伴随着医疗活动而发生的，因此医疗质量管理与药事质量管理的协同，有助于实现用药安全有效的质量目标。医疗质量管理委员会通过制定医疗质量管理目标及质量考核标准，拟定适合院情的医疗工作制度、诊疗技术操作规程，制定与修改医疗事故防范与处理预案，对医疗缺陷、差错与纠纷进行调查、处理，制定、修改医技质量管理奖惩办法，落实奖惩制度等活动，可减少医疗差错，改善用药结果。

（三）伦理委员会

伦理委员会在药事质量管理中，为高风险的药物干预措施能够满足用药者对于风险效益比的要求提供质量保证。伦理委员会由从事医药相关专业人员、非医药专业人员、法律专家及来自其他单位的人员组成，并有不同性别的委员。其职责为核查临床试验方案及附件是否合乎道德，并为之提供公众保证，确保受试者的安全、健康和权益受到保护。临床试验方案，包括说明书所标识的适应证以外的临床新用途，需经伦理委员会审议同意并签署批准意见后方可实施。通过对研究者的资格、人员配备、设备条件、试验方案、受试者入选的方法、知情同意、意外伤害的治疗和（或）保险措施等进行评估，伦理委员会最大限度地保护受试者安全用药的权益。

（四）药学部（药剂科）

药剂科在质量管理中的传统职能是对药品品质进行质量控制。通过对药品采购、存储（包括药库与病区小药柜）、发放等环节进行管理，保证药品在院内流通过程中的质量合格，提高药物的利用效率。

药剂科的另一个传统职能是通过质量管理控制成本，创造经济效益。药剂科的内部成本控制主要是采购（利用集团采购合同、设备合同和批发商合同）、库存控制（采用批发商订购程序，避免药品短缺）和减少浪费三个环节。

随着药学部工作模式由“以药品为中心”向“以患者为中心”的转变，药学部在药物使用系统质量管理和用药结果质量管理中的作用逐渐增强。通过临床药师的活动，发现和解决实际存在的或潜在的用药问题，可以极大地提高用药的安全有效性。

二、人员管理

（一）人员配备原则及要求

1. 功能需要原则

所有从事药事监督管理和提供药学服务的人员必须有适当的执业资质，日常工作中能够得到考核和培训。提供药学服务的人员必须是接受过专业的药学知识培训的专业人员，并按照国家规定取得相应的技术职称，日常监督管理范围包括药品的选择与采购、药品储存、医嘱与转抄、药品调配与发放和用药监控等内容。例如，处方的审核、调配、发药必须按照国家卫健委《处方管理办法》规定由取得药学专业技术职务药师以上任职资格的药学专业技术人员承担；药学部门质量监控负责人、处方点评工作小组成员应当具有中级以上药学专业技术职务任职资格；提供药学服务的其他医、护人员也接受过药学知识培训并各自取得相应的技术职称。

2. 比例合理原则

直接或间接参与药学服务与药事质量管理的人力资源应当保持在一定规模。通常采取控制不同人员的比例关系来维持人力资源规模。如三级医院药学专业技术人员占医院卫生技术人员的比例不少于8%。药学人员/医生为1:10，药师/床位比为（1:80）～（1:100），其他药剂人员/床位为（1:15）～（1:18）等。随着临床药学体制的成熟和临床药师队伍的壮大，药学专业技术人员的比例必将会逐渐增加。

（二）培训及继续教育

培训的作用不仅是确保从事影响药学服务质量的工作人员具有必要的能力，更重要的是，培训过程是培养员工质量意识和参与意识的重要活动。培训的重点是理解本岗位工作在质量管理体系中的作用和意义，个人的工作结果对其他过程产生影响。例如，对医生进行麻醉药品和精神药品管理条例的培训，可敦促其审视此类控制药物的社会安全性问题，并自觉执行相关规定。应当为新引进的药学专业技术人员制订严密的轮转和培训计划，以达到熟悉各岗位业务，了解药物使用系统各环节可能影响药事质量的因素的目的。

继续教育是保持、改进和提升医务人员工作技能与专业知识水平，以满足工作要求并达到员工与医院的共同进步，确保医院的可持续发展。医院要利用各种信息和资源，提供在职继续教育的设施、条件和机会，使其能不断学习新知识和新技能、掌握新设备和新方法。系统的继续教育，特别是疾病药物治疗知识的任职培训，将会对提高用药结果质量产生深远影响。

三、医院药事业务运转质量管理

（一）采购质量管理

合理及时的药品供应是药学服务的最基本要求，医院要根据医院宗旨、病人需求和医疗服务种类决定配备哪些药物。

医院应当结合医院的业务范围建立处方集和基本药物供应目录。基本药品目录所列品种为常规储存或随时可以获得来满足临床使用，但医院必须有相关政策和制度来保障，例如，通过由供应、药学、医疗、质控等部门专家组成的药事管理委员会来监督该目录清单和药品的使用，制定药品淘汰或引入的程序以及标准，按照政策或机制来监控病人对新引入药品的反应。药品目录清单还应该至少每一年复核一次，而不是简单地添加或者删除药物品种。例如，药事管理委员会每季度召开定期会议对基本药品目录进行讨论，审批临时采购品种，根据具体情况对目录中的药物品种进行添加或删除。

对于医院没有常规储存的药物或当药物供应中断时，医院也应该有政策支持及时获得这些药物。正常情况下医院保证基本药品目录清单上药物品种的供应，当配送延误、缺货或其他原因导致不能正常供应时，由药师通过电话、管理信息系统（HIS 系统）、内部邮箱、公告信息等方式及时告知医生并建议使用同类替代药品。随着医院在应对突发事件的经验不断丰富，应急采购的能力也成为采购质量管理的内容，包括能否实现应急采购以及应急采购时间等。

可以通过制度和各类文件记录对采购进行质量控制，采购质量管理的绩效考评指标通常包括药品供应率、药品适销率、资金周转率、应急采购时间等。

（二）储存质量管理

药品在恰当和安全的环境下储存，关系到最终使用时的药品质量，涉及病人用药安全有效。在医院，药品会储存在仓库、各个药房、临床科室等多个地点，所有储存药品的地点必须符合要求。

1. 各级药库的储存质量管理

包括了药库和二级库在内，所有的药品必须根据其稳定性要求，如冷冻保存、常温保存、2～10 ℃保存等条件，储存在适当和安全的环境下，并且必须按照法律法规要求管理麻醉药品、精神药品、放射性药品和医疗用毒性药品等特殊药品，按照要求配备必要的空调、冰箱、保险柜等硬件设备，制定相应的管理监督制度。例如，储存药品需要的各种硬件设备全部配置齐全，保持正常运转达到药品储存要求，防止丢失被盗。需要定时对储存环境的温湿度进行监控并做记录，储存药品也应当定期检查，对效期进行登记管理并及时轮换更新。

2. 病区存放药品的质量管理

药品储存质量管理往往存在一个薄弱环节，即病区小药柜和急救车。集中的仓储由于硬件设施完备并有专门的药学专业技术人员进行管理，因此造成药品质量隐患的可能性几乎没有。但病区则完全不同，由于药品的消耗是离散的，而补给是及时的，导致一个基数内同一品种会有不同的生产批号；加上护理人员轮值换班，不能保证对药品质量的持续监控。因此，病区小药柜和急救车存放药品的质量监控，应由药学专业技术人员或病区临床药师负责，定期进行质量状态检查和及时轮换更新。

高危药品单独存放，并且有醒目的标识，不得与其他药品混合存放，药品标签采用白底红字；抢救药品应固定放置在抢救车内，保证抢救时急用，使用后及时补充。封存管理的抢救车，如未启用可每月清点一次，为封存管理的抢救车需每班和查清点；贵重药品放在专用抽屉内上锁管理，账物相符，每班清点并签名；剧毒药或具腐蚀性的药物必须专柜放置，加锁保管。高浓度电解质注射液科学的管理方法是由药学管理部门统一管理和由静脉药物配置中心集中配制的，由于医疗需要部分科室配备的高浓度电解质（例如，产科使用 25% 硫酸镁、血液透析中心使用 10% 氯化钠），则必须经过医务、药学和主管院长批准并落实管理制度，如单独保存、上锁管理、专用标识、使用登记等，药学部门分管药师负责定期检查。

（三）调剂质量管理

调剂质量管理是确保病人用药安全目标实现的重要环节。这一点毋庸置疑，正确合理的药品配制和分发是药品安全使用的前提。在药房和药房以外的部门储存分发药品时，必须在清洁安全的环境下进行，环境要符合法律法规和专业标准，药品存放时，要有利于安全识别，如按类别存放，外观、包装相似的药品不要摆放在一起。医院应当制定一个易混淆药物清单，列出至少 10 个看起来相似或听起来相似的药物，并制定相关措施，以防药品发放或使用过程中出现混淆和差错。这个清单每年至少应当修订一次。

医院要有明确的药品配制和分发的环境标准。无菌药品，如静脉用药、硬脑膜外用药的配制人员必须要接受无菌技术的培训，需要在生物安全柜中配制的细胞毒性药品要按照要求进行。所有的药物或溶液，无论是否处于无菌操作环境下，哪怕是只有一种药物，只要是从原始包装转移到其他装置中，都应该贴上标签。当配药人和给药人是两个不同的医务人员时，必须就标签的内容进行外观和口头的核对。每次只能为一种药物或溶液贴标签。一旦发现有未贴标签的药物或溶液，应当立即丢弃。在配制过程中应当保存药物的原始包装容器以备参考，直到配制过程完成后方能丢弃。无菌操作结束后应当清空操作台。交接班时，应当对药物以及标签进行核对。

审核药品处方或医嘱者必须有相关教育知识和经过培训且具备药师以上专业技术资格。审核内容包括药品名称、规格、剂量、用法、频次、过敏史、配伍禁忌及其他禁忌、药物相互作用、是否重复用药、是否符合医院用药标准，同时要审查与病情有关的生理信息。如果医院管理信息系统（HIS 系统）安装了合理用药监测软件，要在适当时间内更新。医院的 HIS 系统支持审核处方或医嘱者能够看到患者的各种医学资料，如过敏史、诊断、年龄等。

在有些医院，药品发放到临床后，还需要护士进一步再分发调配才能够给予病人使用（包括门诊药房的药品分包装），增加了药物混淆和污染的风险。药物要在统一的药品发放和配送系统中，以最方便直接使用和粘贴适当标签的形式分发，尽最大可能减少分发、配制和使用过程中的错误发生。例如，口服药品须原瓶或原盒包装摆药，护士核对后就直接可以发放给病人使用，静脉用药物在静脉药物配置中心由药学专业人员集中配制，然后配送到临床直接使用，同时医院 HIS 系统也支持精确和及时的药品分发方式，能够准确打印标准规范的标签。

调剂质量管理绩效考评的指标通常包括调剂室账物相符率、调配处方出门差错率、盘点误差率、漏检不合格处方率等。

四、医院药品临床应用质量管理

（一）处方质量管理

控制处方过程的质量影响因素可有效降低用药差错的发生。首要的举措是制定处方书写规则，如采用国际单位、避免缩写等。电子处方系统的应用较好地解决了由处方书写造成的差错，并且可以对明显的配伍禁忌错误联合用药进行过滤。但处方管理的难点在于如何在药品发放到病人手中之前及时筛检出不适宜的处方和不合理的处方。我国卫健委制定了《处方和管理办法》以及《医院处方点评质量管理规范》，对处方质量管理要点进行了详细规定。但处方管理和点评过程中发现的不合理用药问题能否得到根本纠正，还要看医院是否将处方质量纳入医院质量管理体系、药事质量管理组织是否真正研究和评估了处方点评报告并形成了应对策略。

（二）临床用药质量管理

1. 诊治指南在改进临床用药质量中的地位和作用

诊治指南也称为最佳临床实践指南。在不同的国家，这些指南的复杂程度不同。有些只是简单的图解，有些是详细的方案，除了用药建议外，还包括检查的内容、诊断指标、给病人的建议和费用等。一个成功的指南取决于许多因素，其中最重要的是怎样进行传播和应用。一般来说，诊治指南内有系统、完善的说明，以帮助医师对特定的临床表现做出恰当的治疗决策。

诊治指南对于改进临床用药质量很重要。首先，它提供了恰当的诊断和治疗标准，实际进行治疗时可以与之比较。其次，它是一种促进合理用药的方式，因为制订指南的基础是获得的最优证据，同时也包括陈述推荐意见的强度。对证据可以按照其水平、质量、相关性和强度进行分级。治疗指南制定完成后，要加强培训和监督执行，重点是提高医疗质量，而不是单纯地降低费用。一般认为编写诊治指南要区分不同层次的医疗服务需求，要以发病率、医疗水准为基础，广泛吸收并咨询患者的意见，尽可能地运用循证医学研究方式，同时考虑当地经济的实际情况，以保证诊疗指南的实用性。

在临床实践中，对指南的认识存在两种误区，一种是对指南期望过高，过分依赖，希望指南能解决所有的临床问题；另一种则与之相反，忽视指南所推荐的基本原则，过分强调传统习惯或个人经验。事实上，几乎在所有的指南或共识中，编写者都强调指南的编写目的是帮助临床医师尽快了解和掌握某一疾病诊治或某项技术的最新进展，即使明确代表了专业学会的观点，也仅供临床医师临床决策时参考。在指南编写时，有不少解决临床问题的方法还缺乏可靠的证据，因而无法明确、具体地提出推荐意见或只能给出专家的观点。另外，指南或共识也都有时效性，即使最新的指南，也只能反映定稿时的学术发展水平。所以指南也必须根据临床研究的新证据进行更新。指南的基本原则不应违背，但也不必过于拘泥指南。在不少情况下，临床医师只能根据自己的专业知识和临床经验，结合病人的具体情况和当时、当地所能得到的医药资源做出决策。这是临床医师所面临的特有挑战，也正是临床医学的魅力所在。

2. 临床药学活动在改进临床用药质量中的地位和作用

临床药学是伴随着对用药过程质量的关注而兴起的。临床药学的目的就是提高合理用药水平。临床药师在药物治疗过程中的专业作用已得到广泛认可，如参与临床药物治疗工作，对处方或者用药医嘱进行适宜性审核，开展治疗药物监测，进行个体化药物治疗方案的设计、实施，对重点病人实施用药监护并书写药方；参与查房、会诊、病例讨论和疑难、危重病人的医疗救治，协助医师做好药物遴选，对药物临床应用提出改进意见，与医师共同对药物治疗负责；掌握并及时反馈与临床用药相关的药物信息，监测药物安全性，提供用药咨询服务，开展合理用药宣传教育，指导合理用药；结合临床药物治疗实践，进行药物临床应用研究，开展不合理用药干预和药物利用评价研究，开展新药上市后安全性和有效性监测。

临床药学服务还可以在药品费用控制中发挥积极作用。一项系统性综述研究结果表明，1988～1995 年的 104 篇关于临床药学服务的试验研究中有 89% 取得了积极的经济学结果，其中数据完整充分的 7 篇研究表明临床药学服务的效益成本比为 4.09:1；随后对这项系统性综述的更新研究对临床药学服务的价值取得了同样的定论，在 1996～2000 年的 17 项实验研究结果表明效益成本比均值为 4.68:1。

五、医院药事质量管理的文件系统

质量管理体系的文件应包括制度、程序文件、工作规范、标准以及记录等。各层次的文件可以分开、相互引用或合并。

（一）制度及规程

医院必须制定严格的政策或制度来组织和管理药品，特别是对于全院药品管理和使用各个阶段的最基本的框架性文件，药品的管理和监控架构包括采购、供应、药学、医疗、护理、质控等多部门人员。

1. 制度和规程的文件控制要求

（1）为确保文件的充分、适宜、正确和有效，药事质量管理的制度和文件应该经过批准后发布。在实际工作中，当约束部门不仅限于药剂科或药学部时，常常由于制度拟定主体的错位和混乱造成制度和文件不能被有效执行。例如，处方点评制度和超常预警制度，如果涉及对临床科室或处方医生的罚则、绩效挂钩，那么该制度制定和签发的主体必须是医务部门或医院，而不应是药学部或药剂科，否则缺乏执行效力。制度和文件制定主体是否恰当，还反映出医院管理者对相关药事活动在医院质量管理的作用和意义理解不同。如果完全依赖药剂科解决安全用药问题，必然导致相关质量管理制度失灵。

（2）为了保证有效和高效的药品管理和使用，医院要每年至少一次对全院药品管理进行系统性回顾，更新后需经再次批准。药房和药学服务以及药物的使用要和现行的法律法规相符合并随之变化而更改。例如，麻醉药品、精神药品管理应随着国家《麻醉药品和精神药品管理条例》、卫健委《麻醉药品临床应用指导原则》《精神药品临床应用指导原则》和《处方管理办法》的新规定而修改。

（3）各类文件应有便于识别其文本、类别的系统编码和日期；确保对文件的更改和现行修订状态得到识别。

（4）应当采取适当的措施，防止作废文件（包括过期、失效和不再使用的文件）作非预期的使用。例如，《处方管理办法》施行后，原有的《处方管理办法（试行）》和《麻醉药品、精神药品处方管理规定》被废止，医院内相关的原有制度和文件应当及时收回，以免造成工作执行依据的混乱。

2. 制度和规程的框架

药事活动的制度和规程包括但不限于：管理规程，麻醉药品和精神药品管理制度，医疗用毒性药品管理制度，抗感染药物使用管理规程，药师职责，药品质量管理规程，药事应急管理制度，药学部管理规程，药事管理工作委员会职责，《医院处方集》修订程序，《基本药物供应目录》修订程序，门急诊西药处方调配规程，住院病人药品调配规程，急救药品采购程序，临购药品采购程序，常用药品采购程序，冷藏药品管理制度，小药柜管理制度，病人自带药品使用规程，处方管理制度，处方点评制度和超常预警制度，静脉药品调配规程，住院病人药品发放规程，药品、医疗器械不良反应报告处理制度，药品差错和接近失误管理规程，药品调剂质量监控制度，药品分装制度，抢救车使用、管理制度，药品召回制度，退药管理规程，静脉用药集中调配操作规程，静脉用药调配中心（室）工作制度，药品标签使用管理制度，药品报损程序，危害药品使用与管理规程，临床药师制度，临床医师考核制度，合理用药培训制度，医师、药师签字卡及签名留样或专用签章备案制度，抗菌药物分级使用管理制度，细菌耐药监测管理制度。

（二）记录

记录的目的是实现药事活动的可追溯性。处方和用药医嘱就是一种记录。记录管理通常要明确记录的保管时限、记录的更改痕迹可识别。

1. 记录的范围和内容

应当建立的记录包括：管理评审记录，人员的教育、培训、技能和经历记录，药品购进记录，药品以及制剂原辅料供货方的评价结果和文件留存记录，药事活动各过程确认记录（如以合理用药为主题的院常委会议记录、药事管理委员会会议记录、引进和淘汰药品的表决记录、处方点评记录、回答咨询记录等），纠正措施结果的记录，预防措施结果的记录，药品不良反应和药品相关不良事件的处置记录。

2. 临床药师记录文件

临床药师记录文件是临床药学质量管理体系的重要组成部分，是确保临床药师的每一项工作程序都能够被正确执行的重要手段。美国ASHP认为要确保患者治疗的连贯性，卫生服务系统内部应该具备有效的沟通和协作能力，而这些沟通和协作成功与否的判别就是来源于包括药师记录在内的多种医学记录，ASHP推荐需在药师记录文件中包括9项基本内容：①患者的病史，包括过敏史和用药史；②根据患者药物治疗的情况，临床药师提供给医护人员的口头或书面的建议；③临床药师直接从医生那里获得的口头医嘱；④医嘱说明；⑤药物治疗过程中选用的药物、剂量、用药次数、给药途径、用药间隔等；⑥药品管理，包括试验用药的管理；⑦治疗过程中需要监测的实际或潜在的药物相互作用问题；⑧药物治疗监测的结果，包括药物治疗是否适当、患者的药物治疗方案的重复、患者的依从性、潜在的或实际的药物相互作用、与治疗相关的临床和药代动力学试验的实验数据、药物的毒性和不良反应以及患者治疗中的身体情况和临床征兆等；⑨药师提供给病人的用药指导。此外，当患者在治疗过程中出现异常事件，如接受特殊治疗或者服用特殊的药物，就更要求治疗被详细记录下来。这些专业机构的观点也进一步鼓励了临床药师记录文件的发展，目前影响较大的有SOAP、TITRS、FARM、PH-MD-ROME等四种体例的记录文件。目前我国的临床药师记录文件已相当规范，严格遵守了国家和各地政府的法律法规，并且设计有制式表格方便临床药师填写，有些医院甚至成立了专门机构，帮助培训药师撰写和保管记录文件。临床药师在专业实践中，已经充分认识到记录文件是很有价值的工作，因为它既保护患者也保护药师。

3. 记录的时机

随着临床药学实践的发展，药事活动记录的内容也越来越丰富。除了法律法规委托行为的记录文件、医疗记录文件外，一些并无固定格式和要求，但对分析药事质量因素研究质量管理策略具有非常意义的工作记录逐渐出现。如异常事件的记录、日常工作记录、异常警告的记录等。

（1）当法律法规要求记录时。

（2）当法律法规要求药师从事某项活动并且以后能证明该行为时（如各种作业记录）。

（3）当有异常事件发生时。

（4）当治疗、用药记录可能影响将来的治疗时。

（5）当为患者采取特别措施时。

（6）当相关的日常事件能够被迅速记录时。

（7）当重复某些程序时（如静脉输液配制记录）。

（8）当医务人员必须完成某些药物治疗的相关记录（如对抗凝药用药者进行的定期监控）。

（9）当一些潜在的或可预知问题需要引起人们特别注意的时候。

（10）当药师对一份处方有疑问或觉得有必要联系处方医师时。

（11）当药师需要提醒患者有关药物潜在的相互作用、变态反应，特别是危险的副作用。

（12）在某些情况下，作出专业判断时需要一些记录以便未来能够作为此项判断的证据或理由。

（刘丝雨）

第七章

病案质量管理

第一节　病案质量管理概述

病案质量管理是指导和控制与病案质量有关的活动。根据质量管理理论，病案质量管理也存在确定病案质量方针与质量目标，提出各类相关人员对病案质量的职责，开展病案质量策划与质量控制，制订质量保证和持续病案质量改进方案等环节。

病案质量方针应当根据不同医院的实际情况，由病案委员会提出，经医院领导认可。病案的质量方针可以是长期的，也可以是阶段性的。当医院认为自身存在病案书写格式问题时，可能会提出“消灭丙级病案”的质量方针。当病案在医疗、科研、教学的支持方面出问题时，可能会强调“注重病案内涵”的质量方针，而当各方面都达到一定水平时，可能会提出“争取国内一流病案质量”的质量方针。不同的质量方针将是病案质量方向或定位，也为医院病案质量目标提供框架，即病案质量目标可以根据这个框架来设立。病案质量方针也将作为病历书写者的行为准则。

病案质量方针和质量目标不仅应与医院对病案质量发展的方向相一致，而且应能体现患者及其他病案用户的需求和期望。质量方针的制订可以宏观一些，但目标必须具体，可测量的、可分层的、可实现的。假设某医院提出病案合格率、良好率和优秀率的质量目标时，应根据医院的实际情况，分析存在不合格病案的发生率、发生科室、发生原因，继而引导出质量目标。如手术科室由于工作压力大，医疗风险大，医疗纠纷多，因此质量目标定位上，在某一个阶段中可能会低于其他非手术科室。质量目标的制定通常要高于我们日常的水准，这样才会有努力的方向。在制订质量目标时，一定要注意一些不切合实际的情况。例如，不能将病案定位于“法律文书”。如果是法律文书，就需要极为严谨的逻辑描述，滴水不漏。而实际上，病历记录最好是医师思维过程的提炼、简化、真实的反映。不同的医师对疾病的认识不同，因此也可以有不同的诊疗意见。这也是医疗行业高风险所在，是客观的。

医疗是群体性参与，病案质量也是群体的综合质量反映。对于不同人员应有不同的职责。医院领导，医院病案委员负有制定方针、目标的责任，医师、护士、医技人员负有写好病历的责任。凡参与病历书写的人员都应当遵循《病历书写基本规范》（下简称“规范”）的要求，注意完成记录的时限要求，保证书写的整洁性，可辨识性，真实性及合法性。所谓合法性是指记录人的合法性及记录内容修改要按《规范》要求。涉及住院病历书写质量的主要人员职责如下。

1. 正（副）主任医师

关注住院医师、实习医师的培养，参加查房，同时也对病案书写质量进行评估、监控。

2. 主治医师

主治医师负责病房的日常管理工作，组织会诊、查房及住院病历的质量。

（1）病案的完全性检查：保证每一项记录内容都收集到，包括病案首页、入院记录、病程记录、手术记录、出院记录、各类检查化验报告等。

（2）合法性检查：确保各项记录的医师签字，特别是知情同意书的签字。

（3）内涵性检查：保证病案记录不是流水账，能够反映医师对疾病的观察与诊疗过程，反映临床思维过程，反映各级医师查房的意见。

（4）完成出院病案最后的审查及签名。

3. 住院医师

负责病历的日常记录，包括上级医师的查房记录、会诊申请及各项医嘱记录等。同时负责各种化验、检查报告的回收与粘贴。

4. 护士

负责危重患者的护理病历记录、日常医嘱执行记录、体温（血压、脉搏、呼吸）记录等。当医师完成所有记录之后，应交由护士管理，最终转交病案人员。

病案质量控制的目标就是确保病案的书写内容质量及格式能够满足医疗、科研、教学、医疗付费、医院管理及法律法规等各方面所提出的质量要求，符合病历书写基本规范，是对其适用性、可靠性、安全性、逻辑性、合法性等内容的监控。质量控制的范围涉及病案形成全过程的各个环节，如医疗表格设计过程、病案内容采集过程、病案书写过程等。

（郭昕璇）

第二节　病案质量管理的任务

病案质量管理是医院质量管理的重要内容，其主要任务是制订管理目标、建立质量标准、完善各项规章制度、进行全员病案质量教育、建立指标体系和评估系统，并且定期评价工作结果，总结、反馈。病案质量管理任务的实施对于促进医院的医疗水平和服务水平有着重要的意义。

一、制订病案质量目标及质量标准

根据病案工作的性质和规律，制订病案质量管理总体目标，结合每个岗位和每个工作环节制订岗位目标。加强质量意识，充分调动各级医务人员的积极性，有的放矢的为预期达到的理想和方向努力。在此基础上，建立健全病案质量管理体系和安全有效的医疗管理机制，以保障质量目标的实现。推进病案工作向规范化、制度化发展，以保证和巩固基础医疗和护理质量，保证医疗服务的安全性和有效性。

二、进行全员病案质量教育

为了提高医务人员的质量意识，有组织、有计划、有系统地对参与病案质量的医疗、护理、技术人员进行质量管理相关理论和专业知识的教育和培训。加强医务人员参与质量管理的积极性、主动性和创造性，明确每个工作人员对病案质量所负的责任和义务。注重病案形成全过程的环节质量，自觉地遵守职业道德，各尽其责，使病案整体质量不断提高。

三、完善各项规章制度

完善的管理制度，是确保病案质量控制工作持续、规律开展的根本。因此，要根据医疗、科研、教学需要，要以国家卫生法律法规为依据，结合病案工作的实际，制订和完善一系列病案管理制度和各级人员岗位责任制。按病案的流程，把各项工作规范到位；按规章制度，把质量管理落实到位。使各级医务人员责、权、利明确，各项工作更加科学、规范。

四、建立指标体系及评估系统

病案质量监控主要是建立指标体系和评估系统，通过评估，检查是否达到设定的标准。可以促进病案质量控制更加科学、不断完善。不仅能够了解各级医务人员履行各自的职责情况，还需要对质量目标、各项标准和制度进行监测和评价，不断发现问题随时对质量目标、标准和制度进行修改，使质量体系更加完善。

五、定期总结、反馈

根据不同时期，对质量实施过程中的成绩和问题进行总结、反馈，定期评价工作结果。通过对比分析，找出差距，嘉奖鼓励先进，对存在的问题进行客观分析，总结提高。有利于不断确立新的目标，促进病案质量管理良性循环，保证病案质量控制的效果。

（郭昕璇）

第三节 病案质量管理的内容

病历书写质量反映着医院的医疗质量与管理质量，是医院重点管理工作。病历书写质量监控是全过程的即时监控与管理，以便及时纠正在诊疗过程中影响患者安全和医疗质量的因素，促进医疗持续改进，为公众提供安全可靠的医疗服务。

一、病案书写质量管理的目的

（一）医疗安全目的

以患者安全为出发点，对诊疗过程中涉及落实医疗安全核心制度的内容进行重点监控，包括首诊负责制度、三级医师查房制度、分级护理制度、疑难病例讨论制度、会诊制度、危重患者抢救制度、术前讨论制度、死亡病例讨论制度、查对制度、病案书写基本规范与管理制度、交接班制度、技术准入制度等，是医疗质量管理的关键环节，在病历中能够真实体现实施过程。

（二）法律证据目的

以法律法规为原则，依法规范医务人员的诊疗行为。如医师行医资质；新技术准入制度；各种特殊检查、治疗、手术知情同意书签署情况及其他需与患者或家属沟通履行告知义务的文件；输血及血制品使用的指征；植入人工器官的管理；麻醉药、精神等药品使用及管理制度等。可以通过病历记录，对以上法规的执行情况进行监控和管理。

（三）医学伦理学目的

重视在病历书写中贯穿的医学伦理特点，科学、严谨、规范的书写各项记录有利于规范医疗行为，保护患者安全。医疗中的许多判定往往是医疗技术判断和伦理判断的结合。从具体的病历书写中可以体现医师伦理道德。如在病史采集过程中，临床医师全面和真实地收集与疾病相关的资料，了解病史及疾病演变过程并详细记载；从病情分析记录中反映了医师周密的逻辑思维，体现医疗过程的严谨和规范；治疗中坚持整体优化的原则，选择疗效最优、康复最快、痛苦最小、风险最小、副损伤最小、最经济方便的医疗方案；以及知情同意书中对患者的权利尊重等。这都是医学伦理的具体实践，也是医学伦理对临床医师的基本要求，是病历质量监控不可忽视的内容。

（四）医师培养目的

培养医师临床思维方法。病历真实地记录了医师的临床思维过程。通过病历书写对疾病现象进行综合分析、判断推理，由此认识疾病，判断鉴别，做出决策。如在书写现病史的过程中培养了整理归纳能力和综合分析能力；诊断和鉴别诊断的书写过程，能够培养医师逻辑思维方法，以及对疾病规律的认识，将有助于更客观、更科学的临床决策，提高医疗水平。

二、病历书写质量管理的内容

病历书写质量管理的范围包括：急诊留观病历、门诊病历和住院病历的书写质量。应按照卫健委（卫医政发〔2010〕11 号，2010 年 1 月 22 日）《病历书写基本规范》对病历书写的客观、真实、准确、及时、完整、规范等方面进行监控。

（一）病历组成

住院病历的重点监控内容包括病案首页、入院记录、病程记录、各项特殊检查及特殊治疗的知情同意书、医嘱单、各种检查报告单和出院（死亡）记录等。

1. 住院病案首页

住院病案首页在患者出院前完成，书写质量要求各项内容填写准确、完整、规范，不得有空项或填写不全。病案首页填写各项与病历内容相符合。重点是出院诊断中主要诊断选择的正确性和其他诊断的完整性。

2. 入院记录

入院记录应当于患者入院后 24 小时内完成，质量监控内容如下。

（1）主诉：主诉所述症状（或体征）重点突出、简明扼要。具体部位及时间要准确，能反映出疾病的本质。当有多个症状时，要选择与本次疾病联系最密切的主要症状。

（2）现病史：现病史内容要求全面、完整、系统。要科学、客观、准确地采集病史；能够反映本次疾病发生、演变、诊疗过程；重点突出，思路清晰。考察书写病历的医师对病史的了解程度和对该疾病的诊断、鉴别诊断的临床思路。

（3）既往史、个人史、月经史、生育史、家族史：既往史、个人史、月经史、生育史、家族史简明记录，不要遗漏与患者发病有关联的重要病史及家族史。

（4）体格检查：体格检查的准确性，阳性体征及有鉴别意义的阴性体征是否遗漏。

3. 病程记录

病程记录按照《病历书写基本规范》的要求完成各项记录。

（1）首次病程记录：首次病程记录即患者入院后的第一次病程记录，病例特点应对主诉及主要的症状、体征及辅助检查结果高度概括，突出特点。提出最可能的诊断、鉴别诊断及根据，要写出疾病的具体特点及鉴别要点，为证实诊断和鉴别诊断还应进行哪些检查及理由。诊疗计划要具体，并体现最优化和个体化治疗方案，各项检查、治疗有针对性。

（2）日常的病程记录：日常的病程记录应简要记录患者病情及诊疗过程，病情变化时应及时记录病情演变的过程，并有分析、判断、处理及结果；重要的治疗应做详细记录，对治疗中改变的药物、治疗方式进行说明。及时记录辅助检查异常（或正常）结果、分析及处理措施。抢救记录应及时记录患者的病情变化情况，抢救时间及措施，参加抢救的医师姓名、上级医师指导意见及患者家属对抢救、治疗的态度及意愿。出院前一天的病程记录，内容包括患者病情变化及上级医师是否同意出院的意见。

（3）上级医师查房记录：上级医师查房记录中的首次查房记录要求上级医师核实下级医师书写的病史有无补充，体征有无新发现；陈述诊断依据和鉴别诊断，提出下一步诊疗计划和具体医嘱；三级医院的查房内容除要求解决疑难问题外，应有教学意识并体现出当前国内外医学发展的新水平。疑难或危重病例应有科主任或主（副主）任医师的查房记录，要记录具体发表意见医师的姓名、专业技术职称及意见，不能笼统地记录全体意见。

（4）会诊记录：会诊记录中申请会诊记录应包括患者病情及诊疗经过，申请会诊理由和目的；会诊记录的意见应具体，针对申请会诊科室要求解决的问题提出诊疗建议，达到会诊的目的。

（5）围手术期相关记录：术前小结，重点是术前病情，手术治疗的理由，具体手术指征，拟实施手术名称和方式、拟实施麻醉方式，术中术后可能出现的情况及对策。术前讨论记录：对术前准备情况、手术指征应具体，有针对性，能够体现最佳治疗方案；在场的各级医师充分发表的意见；对术中可能出现的意外有防范措施。新开展的手术及大型手术须由科主任或授权的上级医师签名确认。麻醉记录及麻醉访视记录：麻醉记录重点监控患者生命体征、麻醉前用药、术前诊断、术中诊断、麻醉方式、麻醉期间用药及处理、手术起止时间、麻醉医师签名等记录准确，与手术记录相符合。术前麻醉访视记录重点是麻醉前风险评估、拟实施的麻醉方式、麻醉适应证及麻醉前需要注意的问题、术前麻醉医嘱等。术后麻醉访视记录重点是术后麻醉恢复情况、生命体征及特殊情况如气管插管等记录。手术记录：应在术后 24 小时内完成，除一般项目外，术前诊断、术中诊断、术中发现、手术名称、术者及助手姓名应逐一填写。详细记录手术时体位、皮肤消毒、铺无菌巾的方法、切口部位、名称及长度、手术步骤；重点记录病变部位及大小、术中病情变化和处理、麻醉种类和反应、术后给予的治疗措施及切除标本送检情况等。手术安全核查记录：对重点核查项目监控，有患者身份、手术部位、手术方式、麻醉和手术风险、手术物品的清点、输血品种和输血量的核对记录。手术医师、麻醉医师和巡回护士的核对、确认和签名。

4. 知情同意书

知情同意书在进行特殊检查、治疗、各类手术（操作）前，应向患者或家属告知该项手术或检查、治疗的风险、替代医疗方案，须签署知情同意书；在患者诊治过程中医师需向患者或家属具体明确地交代病情、诊治情况、使用自费药物等事项，并详细记录，同时记录他们对治疗的意愿。如自动出院、放弃治疗者必须有患者或家属签字。各项知情同意书必须有患者或家属及有关医生的签名。

5. 检查报告单

检查报告单应与医嘱、病程相符合。输血前应有乙肝五项、转氨酶、丙肝抗体、梅毒抗体、人类免疫缺陷病毒（HIV）各项检查报告单内容齐全，粘贴整齐、排列规范、标记清楚。

6. 医嘱

医嘱内容应当准确、清楚，每项医嘱应当只包含一个内容，并注明下达时间，应当具体到分钟。打印的医嘱单须有医师签名。

7. 出院记录

出院记录应当在患者出院前完成。对患者住院期间的症状、体征及治疗效果等，对遗有伤口、引流或固定的石膏等进行详细记录。出院医嘱中，继续服用的药物要写清楚，药名、剂量、用法等。出院后复查时间及注意事项要有明确记录。

8. 死亡记录

住院患者抢救无效而死亡者，应当在患者死亡后 24 小时内完成死亡记录。重点监控内容是住院时情况、诊疗经过、病情转危原因及过程，抢救经过、死亡时间、死亡原因及最后的诊断等。

9. 死亡讨论记录

死亡讨论记录于患者死亡后 1 周内完成，由科主任或副主任医师以上职称的医师主持，对死亡原因进行分析和讨论。

（二）门诊病历质量内容

一般项目填写完整，每页门诊病案记录纸必须有就诊日期、患者姓名、科别和病案号。主诉要求准确、重点突出、简明扼要。初诊病史采集准确、完整，与主诉相符，并有鉴别诊断的内容。复诊病史描述治疗后自觉症状的变化，治疗效果。对于不能确诊的病例，应有鉴别诊断的内容。既往史重点记录与本病诊断相关的既往史及药物过敏史。查体记录具体、确切。确诊及时、正确；处理措施及时、得当。检查、治疗有针对性。注意维护患者的权利（知情权、隐私权）。

（三）急诊留观病历质量管理内容

急诊留诊观察病历包括初诊病历记录（门急诊就诊记录）、留诊观察首次病程记录、病程记录、化验结果评估和出科记录等内容。留诊观察首次病程记录内容包括病例特点，诊断和鉴别诊断，一般处理和病情交代。病程记录每 24 小时不得少于两次，急、危、重症随时记录；交接班、转科、转院均应有病程记录。须有患者就诊时间和离开观察室时间，并记录去向。化验结果评估须对检查结果进行分析。出科记录简明记录患者来院时情况，诊疗过程及离开时病情。

三、临床路径实施中的病案质量管理

临床路径是由医生、护士及相关人员组成一组成员，共同对某一特定的诊断或手术作出最适当的有顺序性和时间性的照顾计划，使患者从入院到出院的诊疗按计划进行，从而避免康复的延迟和减少资源的浪费，是一种以循证医学证据和指南为指导来促进治疗组织和疾病管理的方法。临床路径的实施，可以有效地规范医疗行为，保证医疗资源合理及有效使用。在临床路径具体执行中，病历质量监控是不可忽视的，通过病历记录可以监控临床路径的执行内容和流程，分析变异因素，有效论证临床路径实施方案的科学性、规范性和可操作性，使临床路径的方案不断完善。根据临床路径制订方案（医师版表单）所设立的内容，遵循疾病诊疗指南对住院病历质量进行重点监控。

（一）进入路径标准

病种的选择是以疾病的诊断、分型和治疗方案为依据进入相应的路径。是否符合入径标准，可以通过入院记录中现病史对主要症状体征的描述，体格检查中所记录的体征、辅助检查的结果是否支持该病种的诊断，上级医师查房对病情的评估等几个方面进行评价。

（二）治疗方案及治疗时间

根据病程记录，以日为单位的各种医疗活动多学科记录，观察治疗方法、手术术式、疾病的治疗进度、完成各项检查及治疗项目的时间、流程。治疗措施的及时性、抗生素的使用是否规范。

（三）出院标准及治疗效果

检查患者出院前的病程记录和出院记录，根据患者出院前症状、体征及各项检查、化验结果对照诊疗指南制定的评价指标和疗效及临床路径表单（医师版）制定的出院标准。

（四）变异因素

对于出现变异而退出路径的病历，应进行重点分析。确定是不是变异，引起变异的原因，同一变异的发生率是多少等。

（五）患者安全

在执行临床路径中，患者安全也是病历质量监控的主要目的。治疗过程中其治疗方式对患者的安全是否受到危害，路径的选择对患者是不是最优化的治疗，避免盲目追求入径指标而侵害了患者的利益。

四、病历质量四级管理

（一）一级管理

由科主任、病案委员、主治医师组成一级病案质量监控小组。对住院医师的病案质量实行监控，指导、督促住院医师按标准完成每一份住院病案，是病区主治医师重要的、必须履行的日常工作之一。要做到经常性的自查、自控本科或本病房的病案质量，不断提高各级医师病案质量意识和责任心。科主任或病区主任医师（副主任医师）应检查、审核主治医师对住院医师病案质量控制的结果。“一级质量监控小组”是源头和环节管理最根本、最重要的组织。如果工作人员素质不高，质量意识差，是造不出合格的或优质产品的。所以，最根本的是科室一级病案质量监控。

（二）二级管理

医务部是医疗行政管理主要部门，由他们组成一级病案质量监控小组，每月应定期和不定期，定量或不定量地抽检各病区和门诊各科病案。还应参加各病房教学查房，观察主任查房，参加病房重大抢救，疑难病例讨论，新开展的风险手术术前讨论，特殊的检查操作，有医疗缺陷、纠纷、事故及死亡的病案讨论。结合病历书写，严格要求和督促各级医师重视医疗质量，认真写好病案，管理好病案，真正发挥医务部门二级病案质量的监控作用。

（三）三级管理

医院病案终末质量监控小组每天检查已出院病历。病案质量监控医师应对每份出院病案进行认真严格的质量检查，定期将检查结果向有关领导及医疗行政管理部门汇报，并向相关科室和个人反馈检查结果。病案科质量监控医师所承担的是日常质量监控工作，是全面的病案质量监控工作。由于每个人都有自己的专业限定，所以在质量监控工作中要经常与临床医师沟通，并经常参加业务学习和培训，坚持临床工作，提高业务水平和知识更新。

（四）四级管理

病案质量管理委员会是病案质量管理的最高权威组织，主任委员和副主任委员应定期或不定期，定量或不定量，普查与抽查全院各科病案，审查和评估各科的病案质量，特别是内涵质量。检查可以侧重于重大抢救、疑难病案、死亡病案、手术后 10 天之内死亡病案或有缺陷、纠纷、差错、事故的病案。从中吸取教训，总结经验，提高内涵质量。可采取各种方法，最少每个季度应活动一次，每年举办一次病案展览。如有不合格病案或反复书写病案不合格医师，应采取措施，进行病案书写的基本功训练。发挥病案质量管理委员会指导作用，不断提高病案的内涵质量和管理质量。

（王宝庆）

第四节　病案信息专业技术环节质量评估及监控指标

病案科工作质量的管理应当有目标，管理有专人，有记录。病案科的岗位设置可多达数十个，每一个岗位都应当有质量目标。

一、病案号管理要求

病案的建重率是一所医院病案管理水平重要衡量标准，保证患者一人一份病案是必要的，有利于医疗的延续性，统计的准确性。严格控制病案号的分派，杜绝患者重建病案或病案号重复发放，及时合并发现的重号病案是病案管理的重要环节。病案的建重率应当控制在 0.3% 以内。

二、入院登记工作质量要求

认真准确做好入院登记工作，坚持核对制度，准确书写或计算机输入患者姓名、身份证明资料和病案号，正确率为 100%；患者姓名索引卡的登记应避免一个患者重复建索引卡或一个患者有多个病案号；再次住院患者信息变化时切忌将原信息资料涂掉。保证各项数据的真实、可靠、完整和安全。及时、准确提供查询病案号服务，提供病案号的正确率为 100%。录入计算机的数据应保证其安全性和长期可读性。

三、出院整理、装订工作质量要求

出院病案按时、完整的收回和签收，依排列程序整理，其 24 小时回收率为 100%；保证各项病案资料的完整及连续。出院病案排序正确率≥98%。出院病案装订正确率为100%。分科登记做到及时、准确。

四、编码工作质量要求

编码员应有国际疾病分类技能认证证书，熟练掌握国际疾病分类ICD-10和ICD-9-CM-3手术操作分类方法，并对住院病案首页中的各项诊断逐一编码。疾病分类的编码正确率≥95%；手术操作编码正确率≥95%。负责疾病诊断检索工作，做到及时、准确。

五、归档工作质量要求

坚持核对制度，防止归档错误。保持病案排放整齐，保持松紧适度，防止病案袋或病案纸张破损。病案归档正确率为100%。各项化验报告检查单正确粘贴率100%。

六、供应工作质量要求

严格遵守病案借阅制度，及时、准确地提供病案，维护患者知情权、隐私权。必须建立示踪系统，借出病案科的病案应按时限收回。

七、病案示踪系统质量要求

准确、及时、完整地进行病案的出入库登记，准确显示每份病案的动态位置。记录使用病案者的姓名、单位和联系电话及用途。

八、病案复印工作质量要求

复印手续及复印制度符合《医疗事故处理条例》的要求，复印件字迹清晰。复印记录有登记备案，注意保护患者隐私。

九、医疗统计工作质量要求

按时完成医疗行政部门管理要求的报表，利用计算机可以完成主要医疗指标的临时报表。每年出版医院统计报表及分析报告。每天向院长及相关职能部门上报统计日报表。出入院报表24小时回收率为100%。病案统计工作计算机应用率为100%。各类医学统计报表准确率为100%。统计人员必须有统计员上岗证。

十、门诊病案工作主要监控指标

门诊病案在架率（或者可以说明去向）为100%；门诊病案传送时间≤30分钟；送出错误率≤0.3%；当日回收率95%（因故不能回收的病案应能知道去向）；门诊化验检查报告24小时内粘贴率99%（医师写错号、错名且不能当即查明的应限制在≤1%）；门诊化验检查报告粘贴准确率100%；门诊病案出、入库登记错误率≤0.3%；门诊病案借阅归还率：100%；门诊患者姓名索引准确率（建立、归档、入机）：100%；挂号准确率：≥99%；挂号信息（挂号证）传出时间≤10分钟。

（王宝庆）

第五节 病案质量管理方法

一、全面质量管理

全面质量管理是把组织管理、数理统计、全程追踪和运用现代科学技术方法有机结合起来的一种系统管理。全面质量管理就是对质量形成的全部门、全员和全过程进行有效的系统管理。

（一）全面质量管理的指导思想

全面质量管理有一系列科学观点指导质量管理活动，其指导思想是“质量第一，用户至上”“一切以预防为主”“用数据说话”“按 PDCA 循环办事”。

1. 用户至上

用户至上也就是强调以用户为中心，为用户服务的思想。其所指的用户是广义的，凡产品、服务的直接受用者或企业内部，下一工序是上一工序的用户。全面质量管理的指导思想也体现在对质量的追求，要求全体员工，尤其是领导层要有强烈的质量意识，并付之于质量形成的全过程。其产品质量与服务质量必须满足用户的要求，质量的评价则以用户的满意程度为标准。它既体现质量管理的全面性、科学性，也体现质量管理的预防性和服务性。

2. 预防为主

预防为主强调事先控制，是在质量管理中，重视产品设计，在设计上加以改进，将质量隐患消除在产品形成过程的早期阶段，同时对产品质量信息及时反馈并认真处理。

3. 用数据说话

用数据说话所体现的是在全面质量管理过程中需要科学的工作作风。对于质量的评价要运用科学的统计方法进行分析，对于影响产品质量的各种因素，系统地收集有关资料，经过分析处理后，得出正确的定性结论，并准确地找出影响产品质量的主要因素。最终，实现对产品质量的控制。

4. 按 PDCA 循环办事

全面质量管理的工作程序，遵循计划阶段（P）、执行阶段（D）、检查阶段（C）和处理阶段（A）顺序展开，简称为 PDCA 循环。在保证质量的基础上，按 PDCA 循环模式进行持续改进，是全面质量管理的精髓。通过不断循环上升，使整体质量管理水平不断提高。

（二）全面质量管理的基本方法——PDCA 循环法

PDCA 循环最早由美国戴明博士所倡导，故又称“戴明环”，是全面质量工作的基本程序，共分为四个阶段，八个步骤。

1. 第一阶段为计划阶段

在制订计划（plan）前应认真分析现状，找出存在的质量问题并分析产生质量问题的各种原因或影响因素，从中找出影响质量的主要因素，制订有针对性的计划。此阶段为四个步骤。

（1）第一步骤：分析现状找出问题。

（2）第二步骤：找出造成问题的原因。

（3）第三步骤：找出其中的主要原因。

（4）第四步骤：针对主要原因，制订措施计划。

2. 第二阶段为执行阶段

按预定计划和措施具体实施。执行（do）阶段为第五步骤，即按措施计划执行。

3. 第三阶段为检查阶段

把实际工作结果与预期目标对比，检查在执行过程中的落实情况。检查阶段（check）为第六步骤，检查计划执行情况。

4. 第四阶段为总结处理阶段

在处理阶段（action），将执行检查的效果进行标准化处理，完善制度条例，以便巩固。在此循环中出现的特殊情况或问题，将在下一个管理计划中完善。此阶段分为两个步骤。

（1）第七步骤：是巩固措施，对检查结果按标准处理，制定制度条例，以便巩固。

（2）第八步骤：是对不能做标准化处理的遗留问题，转入下一轮循环；或作标准化动态更新处理。

这四个阶段循环不停地进行下去，称为 PDCA 循环。质量计划工作运用 PDCA 循环法（计划—执行—检查—总结），即计划工作要经过四个阶段为一次循环，再向高一步循环，使质量步步提高。

（三）全面质量管理在病案质量管理中的应用

在病案质量管理中，“PDCA 循环法”已经得到广泛应用，取得了良好的效果。

1. 第一阶段为计划阶段

实施病案质量管理首先要制订病案质量管理计划（plan）。第一步骤要进行普遍的调查，认真分析现状，找出当前病案质量管理中存在的问题，包括共性问题和个性问题。第二步骤分析产生这些质量问题的各种原因或影响因素。第三步骤从中找出影响病案质量的主要因素。第四步骤针对主要原因，制订有针对性的计划和措施。计划是一种目标和策略，计划包括长期计划，可以是 3 年、5 年；短期计划为月、季度或年计划。病案质量管理计划包括病案质量管理制度、质量管理流程、质量管理标准、质量管理岗位职责等。

2. 第二阶段为执行阶段

执行（do）阶段为按预定的病案质量管理计划和措施具体实施。此阶段分为两个步骤；第一要建立病案质量控制组织，健全四级质量控制组织，明确各级质量控制组织的分工和职责。第二要进行教育和培训。对全体医务人员进行质量意识的培训，强化医务人员执行计划的自觉性，是提高病案质量保证患者安全的有效措施。

3. 第三阶段为检查阶段

把实际工作结果与预期目标对比，检查（check）在执行过程中的落实情况是否达到预期目标。在病历质量监控中，注重对各个环节的质量控制。如在围手术期的病历检查时，要在患者实施手术前，对术前小结、术前讨论、术前评估及术前与患者或家属的告知谈话记录等内容进行质量控制，确保病历的及时性、准确性和规范性。

4. 第四阶段为总结处理阶段

病案质量管理工作应定期进行总结，将检查的效果进行标准化处理（action）。此阶段分为两个步骤：第一步是对检查结果按标准处理，分析主要存在的缺陷和原因。明确哪些是符合标准的，哪些没有达到质量标准。并分析没有达标的原因和影响程度。哪些是普遍问题，哪些是特殊问题，是人为因素还是系统问题等。第二步是反馈，定期组织召开质量分析例会，将总结的结果及时反馈到相关科室和临床医师中。使临床医师及时了解实施效果，采取改进措施，并为今后工作提出可行性意见。如果是标准的问题或是流程的问题，可以及时修改，以利于下个循环持续改进。

（四）病案质量的全过程管理

病案质量管理在执行“PDCA 循环法”中重要的是全员参与全过程的管理。全员参与，在病案质量实施的每一环节，都动员每位医务人员的主动参与。包括制订计划，制定目标，制定标准；在检查阶段，尽量有临床医师的参与，了解检查的目的，了解检查的过程，了解检查的结果；在总结阶段要求全员参加，共同发现问题，找出解决问题的方法，不断分析改进，达到提高质量的目的。

全面质量管理要注重环节质量控制，使出现的问题得以及时纠正，尤其是在病历书写的全过程中的各个环节，应加强质量控制，可以及时弥补出现的缺陷和漏洞，对于患者安全和规范化管理，起到促进作用。

二、六西格玛管理

西格玛原为希腊字母 δ，又称为 sigma。其含义为“标准偏差”，用于度量变异，六西格玛表示某一观察数据距离均数的距离为 6 倍的标准差，意为“6 倍标准差”。六西格玛模式并不是简单地是指上述这些内容，而是一整套系统的理论和实践方法。

六西格玛管理于 20 世纪 80 年代中期，由美国的摩托罗拉开始推行并获得成功，后由联合信号和通用电气（GE）实施六西格玛取得巨大成就而受到世界瞩目。中国企业最早导入六西格玛管理于 21 世纪初。随着全国六西格玛管理的推进以及一些企业成功实施六西格玛管理的示范作用，越来越多的国内企业或组织开始借鉴六西格玛管理。目前，六西格玛管理思想在我国医疗机构中得到广泛关注，一些医院在病案质量管理中学习六西格玛管理理念和管理模式，收到很好的效果。

（一）管理理念

1. 以患者为关注焦点的病案质量管理原则

这不但是六西格玛管理的基本原则，也是现代管理理论和实践的基本原则。以患者为中心是医疗工作的重点，在病案质量管理过程中，应充分体现出来。如在确立治疗方案时，应充分了解患者的需求和期望，选择对患者最有利、伤害最小、治疗效果最好的方案，还要在病历中详细记录这个过程；出院记录中应详细记录患者住院期间的治疗方法和疗效，以便患者出院后进一步治疗和康复。

2. 流程管理

病案质量管理中的流程管理是重中之重。六西格玛管理方法的核心是改善组织流程的效果和效率，利用六西格玛优化流程的理念，应用量化的方法，分析流程中影响质量的因素，分清主次，将重点放在对患者、对医院影响最大的问题，找出最关键的因素加以改进。在寻找改进机会的时候，既不要强调面面俱到，更不能只从单个部门的利益出发，必须用系统思维的方法，优先处理影响病案质量的关键问题，不断改善和优化病案质量管理流程。

3. 依据数据决策

用数据说话是六西格玛管理理念的突出特点，在病案质量管理中，通过对病历书写缺陷项目的评价，总结出具体的数据，根据数据作出正确的统计推断，提示在哪些缺陷是关键的质量问题，直接影响患者安全和医疗质量，是需要改进的重点。数据帮助我们准确地找到病案质量问题的根本原因，是改进流程的依据。

4. 全员参与

病案质量不是某个医师某个科室或某个部门的工作，病案质量管理的整个流程可涉及医院的大部分科室和多个岗位。因此需要强调团队的合作精神，营造一种和谐、团结的氛围。其中必须有领导的重视，临床医师、护士认真完成每一项操作后认真书写记录，医疗技术科室医师及时完成各项检验报告，病案首页中的各项信息，如患者的一般信息、费用、住院数据需要相关工作人员如实填写及各级质量控制医师的严格审核。这个流程中的每个人都是质量的执行者和质量的控制者，重视发挥每个人的积极性，在全过程中每个人对所承担的环节质量负责，承担责任，推进改革。

5. 持续改进

流程管理不是一步到位的，需要不断地进行循环和发展，病案书写质量管理过程的科学化和流程管理效果的系统评价需要不断探索，不断提高。病案书写质量需要通过不断进行流程改进，达到“零缺陷”的目标。

（二）管理模式

六西格玛管理模式是系统地解决问题的方法和工具。其主要包含一个流程改进模式，即DMAIC 模式，在病案质量管理中采用这五个步骤，促进病案质量的每一个环节不断分析改进，达到提高质量的目的。

1. 定义阶段

定义（define）阶段为根据定义，设计数据收集表，根据病历书写内容，设计若干项目，如住院病案首页、入院记录、病程记录、围手术期记录（可分为麻醉访视记录、术前小结、术前讨论、手术记录）各类知情同意书、上级医师查房记录、会诊记录、出院记录等项目。其中任何一项书写不规范或有质量问题为缺陷点。根据某时间段的病历书写检查情况，找出质量关键点，即对病案质量影响最大的问题，确定改进目标。

2. 评估阶段

评估（measure）阶段为根据定义，统计收集表，总结发生缺陷的病历例数和每项内容的缺陷次数及各科室、每位医师出现缺陷病历的频率和项目，并进行统计处理。

3. 分析阶段

分析（analyze）阶段为利用统计学工具，对本次质量检查的各个项目进行分析，将结果向相关科室和医师进行反馈。同时，组织相关人员讨论、分析，确定主要存在的问题，找出出现频率最多和对流程影响最大、对患者危害最重的问题是哪些问题，出现缺陷的原因和影响因素、影响程度等。以利于下一步的改进。

4. 改进阶段

改进（improve）阶段是病案质量管理中最关键的步骤，也是六西格玛的核心管理方法。改进工作也要发挥全员的参与，尤其是出现缺陷较多的环节参与改进，经过以上分析，找出避免缺陷的改进方法，采取有效措施，提高病案质量。

5. 控制阶段

控制（control）阶段为改进措施提出后，需要发挥各级病案质量管理组织的职责，根据病历质量监控标准，进行质量控制，使改进措施落到实处。主要是一级质量管理，即科室的自查自控作用，使医师在书写病历时就保证病案的质量，做到质量控制始于流程的源头。

三、“零缺陷”管理

“零缺陷”管理是由著名质量专家 Philip B. Crosby 于 1961 年提出，他指出“零缺陷”是质量绩效的唯一标准。其管理思想内涵是，“第一次就把事情做好”，强调事前预防和过程控制。“零缺陷”管理的工作哲学的四个基本原则是“质量的定义就是符合要求，而不是好”“产生质量的系统是预防，而不是检验”“工作标准必须是零缺陷，而不是差不多就好”“质量是以不符合要求的代价来衡量，而不是指数”。树立以顾客为中心的企业宗旨，零缺陷为核心的企业质量环境。

（一）“零缺陷”的病案质量管理原则

“零缺陷”作为一种新兴的管理模式，首先用于制造业，逐渐受到更多的管理层的关注，被多个领域所借鉴引用。在我国多家医疗机构用于医疗服务质量的控制和管理。病案质量管理是医疗质量的重要组成部分，“零缺陷”管理模式是病案质量管理的目标，是促进病案管理先进性和科学性的有效途径。

“质量的定义就是符合要求，而不是好”的原则应用于病案质量管理中，是“以人为本”的体现，要求病历质量形成的各个环节的医务人员以“患者为中心”，以保证患者安全为目标规范医疗行为，认真书写病历，使医疗质量符合要求。实施病案质量各个环节的全过程控制，从建立病历、收集患者信息开始，加强缺陷管理，使病历形成的每一基础环节，都要符合质量要求，而不是“差不多”。各环节、各元素向“零缺陷”目标努力。

（二）病案质量不能以检查为主要手段

病案质量管理要强化预防意识，“一次就把事情做好”，而不是通过病历完成后的检查发现缺陷、修改病历来保证质量。要求医务人员从一开始就本着严肃认真的态度，把工作做得准确无误。不应将人力物力耗费在修改、返工和填补漏项等方面。病历质量管理在医疗质量管理中占有重要的作用，病案质量已经成为医院管理的重点和难点。20 世纪 50 年代以来病案质量管理是将重点放在终末质量监控上，将大量的医疗资源耗费在检查病历、修改病历、补充病历方面，质量管理是被动的和落后的。利用先进的管理模式替代传统的质量控制模式势在必行。实行零缺陷管理方法，病历质量产生的每个环节，每个层面必须建立事先防范和事中修正措施保证差错不延续，并提前消除。病历质量管理中实施的手术安全核查制度，由手术医师、麻醉医师和巡回护士三方在麻醉实施前、手术开始前和患者离开手术室前，共同对患者身份、手术部位、手术方式、麻醉和手术风险、手术使用物品清点等内容进行核对、记录并签字。这项措施有利于保证患者安全，降低手术风险的发生率。

（三）病案质量标准与“零缺陷”原则

零缺陷管理的内涵是，通过对生产各环节、各层面的全过程管理，保证各环节、各层面、各要素的缺陷等于“零”。因此，需要在每个环节、每个层面必须建立管理制度和规范，按规定程序实施管理，并将责任落实到位，彻底消除失控的漏洞。病案质量管理要按照“零缺陷”的管理原则建立质量管理体系，以“工作标准必须是零缺陷，而不是差不多就好”为前提。制定可行性强的病历书写规范、病案质量管理标准、质量管理流程、各岗位职责等制度，加大质量控制的有效力度。在病案质量控制中要引导医务人员注重书写质量与标准的符合，而不是合格率。强化全员、全过程的质量意识，使医务人员知晓所执行的内容、标准、范围和完成时限，增强工作的主动性和责任感，改变忽视质量的态度，建立良好的质量环境。

四、ISO 9000 相关知识

（一）ISO 的定义

ISO 是国际标准化组织的缩写，是一个非政府性的专门国际化标准团体，是联合国经济社会理事会的甲级咨询机构，成立于 1947 年 2 月 23 日，其前身为国家标准化协会国际联合会（ISA）和联合国标准化协会联合会（UNSCC）。我国以中国标准化协会名义正式加入 ISO。

（二）ISO 族标准

ISO 族标准是 ISO 在 1994 年提出的概念，是指“由 ISO/TC 176（国际标准化组织质量管理和质量管理保证技术委员会）制定的所有国际标准”。该标准族可帮助组织实施并有效运行质量管理体系，是质量管理体系通用的要求或指南。它不受具体的行业或经济部门限制，可广泛适用于各种类型和规模的组织，在国内和国际贸易中促进理解和信任。

1. ISO 族标准的产生和发展

国际标准化组织（ISO）于 1979 年成立了质量管理和质量保证技术委员会（TC 176），负责制定质量管理和质量保证标准。1986 年，ISO 发布了 ISO 8402《质量—术语》标准，1987 年发布了 ISO 9000《质量管理和质量保证标准—选择和使用指南》、ISO 9001《质量体系设计开发、生产、安装和服务的质量保证模式》、ISO 9002《质量体系—生产和安装的质量保证模式》、ISO 9003《质量体系—最终检验和试验的质量保证模式》、ISO 9004《质量管理和质量体系要素—指南》等 6 项标准，通称为 ISO 9000 系列标准。

2. 2000 版 ISO 9000 族标准的内容

2000 版 ISO 9000 族标准包括以下一组密切相关的质量管理体系核心标准。

（1）ISO 9000《质量管理体系基础和术语》，表述质量管理体系基础知识，并规定质量管理体系术语。

（2）ISO 9001《质量管理体系要求》，规定质量管理体系，用于证实组织具有提供满足顾客要求和适用法规要求的产品的能力，目的在于增进顾客满意。

（3）ISO 9004《质量管理体系业绩改进指南》，提供考虑质量管理体系的有效性和效率两方面的指南。该标准的目的是促进组织业绩改进和使其他相关方满意。

（4）ISO 9011《质量和（或）环境管理体系审核指南》，提供审核质量和环境管理体系的指南。

3. 2000 版 ISO 9000 族标准的特点

从结构和内容上看，2000 版质量管理体系标准具有以下特点。

（1）标准可适用于所有产品类别、不同规模和各种类型的组织，并可根据实际需要删减某些质量管理体系要求。

（2）采用了以过程为基础的质量管理体系模式，强调了过程的联系和相互作用，逻辑性更强，相关性更好。

（3）强调了质量管理体系是组织其他管理体系的一个组成部分，便于与其他管理体系相容。

（4）更注重质量管理体系的有效性和持续改进，减少了对形成文件的程序的强制性要求。

（5）将质量管理体系要求和质量管理体系业绩改进指南这两个标准，作为协调一致的标准使用。

（三）ISO 9000 族系列标准

ISO 9000 族标准是国际标准化组织颁布的在全世界范围内使用的关于质量管理和质量保证方面的系列标准，目前已被 80 多个国家等同采用，该系列标准在全球具有广泛深刻的影响，有人称为 ISO 9000 现象。我国等同采用的国家标准代号为 GB/T 19000 标准，该国家标准发布于 1987 年，于 1994 年进行了部分修订。

ISO 9000 族标准总结了各工业发达国家在质量管理和质量保证方面的先进经验，其中 ISO 9001 标准、ISO 9002 标准、ISO 9003 标准，是针对企业产品产生的不同过程，制定了 3 种模式化的质量保证要求，作为质量管理体系认证的审核依据。目前，世界上 80 多个国家和地区的认证机构，均采用这 3 个标准进行第三方的质量管理体系认证。

ISO 9000 族标准中有关质量体系保证的标准有三个（1994 年版本）：ISO 9001、ISO 9002、ISO 9003。

1. ISO 9001

ISO 9001 是 ISO 9000 族质量保证模式标准之一，用于合同环境下的外部质量保证。ISO 9001 质量体系标准是设计、开发、生产、安装和服务的质量保证模式。可作为供方质量保证工作的依据，也是评价供方质量体系的依据；可作为企业申请 ISO 9000 族质量体系认证的依据；对质量保证的要求最全，要求提供质量体系要素的证据最多；从合同评审开始到最终的售后服务，要求提供全过程严格控制的依据。

2. ISO 9002

ISO 9002 是 ISO 9000 族质量保证模式之一，用于合同环境下的外部质量保证，是生产和安装的质量保证模式。用于供方保证在生产和安装阶段符合规定要求的情况；对质量保证的要求较全，是最常用的一种质量保证要求；除对设计和售后服务不要求提供证据外，要求对生产过程进行最大限度的控制，以确保产品的质量。

3. ISO 9003

ISO 9003 是 ISO 9000 族质量保证模式之一，用于合同环境下的外部质量保证。可作为供方质量保证工作的依据，也是评价供方质量体系的依据；是最终检验和试验的质量保证模式，用于供方只保证在最终检验和试验阶段符合规定要求的情况；对质量保证的要求较少，仅要求证实供方的质量体系中具有一个完整的检验系统，能切实把好质量检验关；通常适用于较简单的产品。

（王宝庆）

第八章

医院财务管理

随着医药卫生体制改革的不断深化，各级各类医疗机构的经济运行与经济管理等内容发生了较大变化，对医院财务管理的规范化、科学化、精细化等方面都提出了新要求。医院财务管理作为医院管理的重要组成部分，在提高医院经济管理水平方面的作用日益凸显，其主要内容包括预算管理、成本管理、价格管理、结算管理、内部控制、财务分析与评价等。

第一节　医院预算管理

一、医院全面预算管理基础理论

（一）医院全面预算管理的概念

预算管理是指机构在战略目标的指导下，对未来的经营活动和相应财务结果进行充分、全面的预测和筹划，并通过对执行过程的监控，将实际完成情况与预算目标不断对照和分析，从而及时指导经营活动的改善和调整，以帮助管理者更加有效地管理机构和最大限度地实现战略目标。

全面预算管理是对预算管理的进一步拓展，是对机构各种财务及非财务资源进行分配、考核、控制，以便有效地组织和协调经营活动，完成组织既定目标，主要包括：预算的编制、预算执行、预算控制与预算考核，其实质是通过全体职工的参与，达到对医院经营全流程，全方位的管理，是一种兼具计划、协调、控制、评价、激励等功能为一体的经营战略管理工具。

全面预算管理作为医院财务管理工作的一部分，是医疗改革中财务领域的关键点。2010年新颁布的《医院会计制度》中明确提出“医院要实行全面预算管理，建立健全全面预算管理制度，包括预算编制、审批、执行、调整、决算、分析和考核”。新制度在明确医院预算管理总体措施的基础上，对医院预算编制、执行和考核等各个环节做出了详细规定。2015年，原国家卫健委印发了《公立医院预决算报告制度暂行规定》，进一步明确了医院年度预算报告的主要内容、分析方法、报送流程、审核要求、绩效考核等内容，规范了医院年度预算编制说明模板，将全面预算精神落实，为医院建立全面预算体系指明构建思路。

（二）医院全面预算管理的特点

全面预算管理作为现代医院管理手段，具有以下几个特点。

1. 全面性

全面性是全面预算管理具有最鲜明特征之一，主要体现在三个维度，即全参与、全流程和全要素。

全员参与是全面预算管理的基础，预算编制、执行过程不应局限于财务人员，需要全院职工在拥有预算意识的前提下，将预算目标层层分解，在预算执行时落实到每个职工。

全流程是指预算管理应涵盖医院所有经营活动，使全面预算管理渗透进日常活动的每个方面。

全要素是指全面预算管理内容包含了医院经营内容的所有要素，不仅有财务方面还有非财务方面，包括人、财、物、信息等资源都需要纳入预算管理。

2. 战略性

战略的制订决定了未来发展方向，同时，在落地阶段需要合理地进行资源配置。预算管理同样是对未来一段期间的资源按照一定原则进行规划，这体现了全面预算管理的战略性。

3. 控制性

医院通常会订立相应的制度准则以保证预算管理的顺利实施，一经批准的单位预算除特殊情况外，一般不得随意调整，确保了预算管理的控制性。

（三）医院全面预算管理的内容

预算管理是一种全过程、全方位、全员性的管理，因此，预算内容体系应当是全面而系统的，新《医院财务制度》提出："医院预算由收入预算和支出预算组成。医院所有收支应全部纳入预算管理。"明确了医院预算编制的范围，但从医院实施全面预算管理的要求出发，医院编制的全面预算必须涵盖医院经济运行的各方面。

医院的收入主要是财政补助收入、医疗收入、科教收入和其他收入。支出按照业务性质分类主要是：①基本运营支出，包括医药耗材，人员费用，后勤保障支出等；②可持续发展支出，包括医院的基本建设、就医环境的改造、医疗设备的引进更新等。

1. 收入预算

医院按照国家有关预算编制的规定，对以前年度的经营情况进行详细分析，结合政策及医疗市场等外部环境及医院内部环境变化等因素测算下年度收入，并以此为依据合理安排当年的基本运营支出。收入的预测体现着医院运营方向，如就医人数变动，次均费用降低，平均住院日降低等。

2. 基本运营支出预算

基本运营支出预算是医院对维持医院基本运营支出所作的计划和安排。基本运营支出预算是实现合理控制成本的关键部分，需要将指标分解到各责任中心，做到编制要科学、审批要合理、执行要严格，逐步优化支出结构，提高运营效率。编制预算时，各责任科室根据预算年度内事业发展计划、工作任务、人员编制、离退休人数、支出标准、消耗定额、物价因素等为基本预算依据，按经费性质和项目，实行经费归口管理的原则，合理编制科室支出预算，进而形成医院基本运营支出预算。

3. 资产购置预算

资产购置预算是医院资本预算的一部分，是购置医院各类资产形成的支出。资产购置预算先由各科室根据自身需要提交申请，相关管理部门对科室的存量资产、使用情况、是否需要重置、是否需要汰旧更新、可否在科室间调配、设备安装条件及其效益评估等方面进行统筹、审核，然后提交医院装备委员会进行集体决策。

4. 项目预算

项目预算包括医院的基本建设预算和一些改扩建项目预算。在编制项目预算时，需严格按照财政部对项目预算的管理要求执行：即建立项目库、申报时要有可行性论证、较详细的预算构成明细、专家论证、绩效评估等。在对投资期限在 1 年以上的项目预算编制上要体现投资额和当年预算资金的区别，这样一方面可以有计划的安排院内资金，提高资金使用效益，另一方面可以促进项目按照进度计划完成。

为实施全面预算管理，医院需构建三级预算体系。一级预算是医院总体预算，是医院根据自身发展战略、中长期及年度工作计划，编制医院整体收支预算；二级预算是归口职能部门预算，由归口职能部门在医院年度工作计划的整体框架下，制订本部门归口管理业务的工作计划，并据此编制相关经济业务预算；三级预算是业务部门预算，由各临床医疗/医技部门根据预计的工作量及相关的费用信息（如：均次费用、药占比、材料占比等）综合评估，将二级预算中的药品费、卫生材料费、水电支出、洗浆消毒、人员费用等支出，按工作量分解至业务部门。

（四）医院全面预算管理的必要性

全面预算管理是一种集战略性、综合性、全员性、指导性、约束性和效益性于一体的管理方法。通过全面预算管理的编制，将医院的长期战略与短期目标相结合，医院目标与个人目标相结合，有利于医院健康、有序、长远发展；通过全面预算的执行，加强医院的基础管理，强化内控规避风险，提高医院管理精细化水平；通过预算执行结果的分析，对各部门进行考评，并将考评结果与年度奖惩挂钩，有效调动员工的能动性，倒逼责任部门提高工作绩效。总体来说，通过全面的预算管理，可以在医院内部建立良好的经济运行和风险管理机制，促使资源合理配置，提高医院运营的综合绩效。

全面预算管理是对医院未来整体经营规划的总体安排，是对医院内部资源的最优配置，是医院战略实施、管理控制、资源配置、决策支持的重要工具。

1. 全面预算管理是细化医院战略目标的重要工具

全面预算管理的过程，就是战略目标分解、实施、控制和实现的精细化管理过程，公立医院通过构建收入支出预算、现金流预算、专项资金预算、责任中心预算等预算控制体系，利用预算的量化方式配置自身可调用的医疗资源，优化医院资源配置，提升医院精细化管理水平，使整个医院的业务活动能按照全面预算管理设定的战略目标井然有序地推进，全面预算管理还可以为医院的学科发展提供资源配置规划。

2. 全面预算管理是控制医院经营成本的必要前提

通过全面预算管理建立有效的成本费用管控体系，使全院上下确立战略成本意识。良好的预算控制是降低医院运行成本的重要因素之一，以预算目标为导向，对公立医院各责任科室的成本费用进行监督和控制，使成本费用控制在预定的目标范围之内。

3. 全面预算管理是完善公立医院考核标准的有效措施

全面预算管理货币化、数量化、指标化的表现形式，有利于激发员工的积极性与工作潜力，有利于对各责任科室进行科学的、量化的考核评价，有利于公立医院建立公平合理、正向激励的绩效考核和薪酬体系。全面预算管理使绩效考核指标更趋合理性、可操作性，能够更加有效地激励员工完成医院既定目标。

二、医院全面预算管理实践

（一）医院全面预算管理的背景

随着医疗卫生体制改革的不断深入，医疗市场的进一步开放，公立医院所面临的内外部环境发生了巨大的变化，取消药品加成、分级诊疗、人事薪酬制度改革等政策的叠加，以及大大加重的公立医院的运营负担，使公立医院面临严峻的挑战。如何降低医疗成本、优化资源配置、改善服务质量、提高竞争力，走“优质、低耗、高效”的质量效益发展道路，其根本途径在于围绕医院发展中的深层次矛盾，积极推进医院内部运行机制改革，建立有效的激励和约束机制。

2014 年修订的《预算法》对预算单位的财务预算管理也提出了更高的要求，财政部、原国家卫生计生委及国家中医药管理局于 2015 年联合下发了《关于加强公立医院财务和预算管理的指导意见》（以下简称《意见》），《意见》明确了目标：“2016 年底，县级公立医院和城市公立医院综合改革试点医院建立并实行全面预算管理制度，2020 年底，所有公立医院实行全面预算管理，医院全面实行财务报告第三方审计和财务信息公开制度，向社会公开主要财务指标。”政府利用倒逼机制迫使公立医院加强预算管理，从这一层面看公立医院加强全面预算管理刻不容缓。

（二）医院全面预算管理的基础条件

1. 领导重视与全员参与

领导的重视和支持是实施全面预算管理的重要条件，全面预算管理需要一个良好的环境，只有自上而下的贯彻落实，才能得到各个层面的支持和理解。全员参与是指医院的全体员工都要直接或间接地参与预算管理过程，要将预算管理的理念植入每个人的心中。

2. 健全的预算管理组织体系

全面预算管理是一个涵盖了医院各个层级、各项业务的庞大体系，需要建立一套健全的组织体系，明确预算管理的组织架构以及各个层级、各个部门、各个人员在其中的责任，切实将全面预算管理落到实地，使预算的编制、执行、调整、考核等职能得到充分实现。

3. 科学的预算管理制度保障

全面预算管理的实施除了需要健全的预算管理组织体系还需要科学的预算管理制度保障，将预算管理的具体要求以制度的形式予以明确，全面预算管理当中涉及的所有部门、人员都应当按照制度要求的时限完成编制、执行、调整、考核等工作，医院监督部门如内部审计部门也可以对照制度对相关部门、人员是否按照制度要求完成预算工作进行监督。

4. 完善的信息系统与数据统计

全面预算管理的具体实施中，需要从医院、部门到科室层层落实，调用大量信息，包括科室编码、人员信息等，另外还需要项目编码、核算类别编码、预算金额等，同时各个项目之间钩稽关系复杂，编制要求多，汇总工作量大，还需要大量统计、反馈、调整工作，因此需要完善的信息系统与强大的数据统计能力作为支撑。

（三）医院全面预算管理流程

医院全面预算管理流程主要包含预算编制、执行、控制、分析、调整、考核等环节（图8-1）。医院应将全面预算管理与战略管理相结合，以医院战略规划为起点，预算编制为基础，预算执行控制为重点，预算分析考核为激励，形成事前预测与统筹、事中分析与控制、事后考核与改进的全面预算管理闭环体系，将医院所有收支全部纳入预算统一管理。

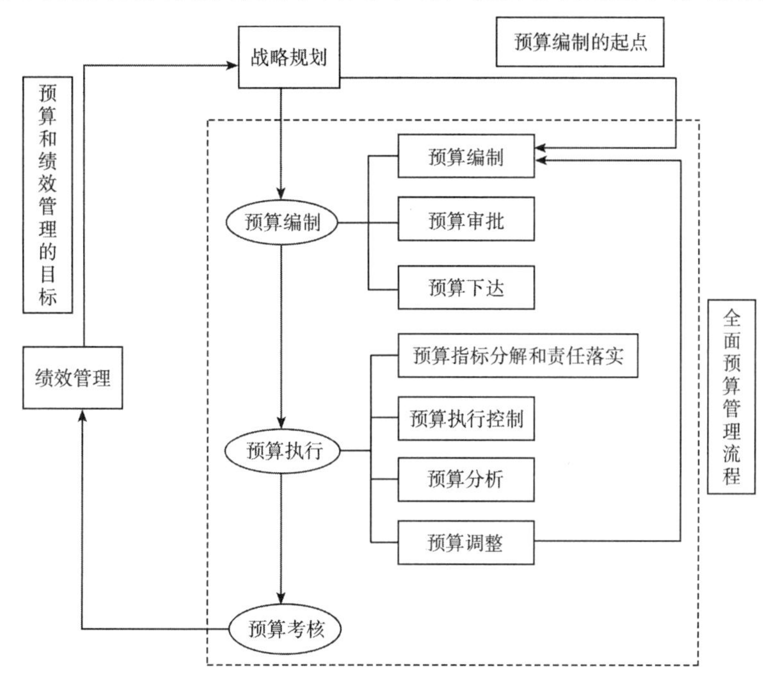

图8-1 医院全面预算管理流程图

1. 医院全面预算管理的编制与审批

预算编制是全面预算管理的基础，医院预算编制需以医院战略规划为导向，坚持“收支统管、以收定支、收支平衡、统筹兼顾、保证重点，不得编制赤字预算”的原则，将医院所有收支全部纳入预算编制范围，实行年度“两上两下”的三级预算编制模式，即业务科室编制三级科室预算—归口职能部门编制二级归口职能部门预算—财务部编制一级医院总预算（图8-2）。“两上两下”是指各业务科室/职能部门第一次编制本科室/部门预算层层上报医院党政联席会，经党政联席会统筹预算、整体调整后第一次下达预算调整意见，并反馈给各业务科室/职能部门，业务科室/职能部门再根据党政联席会下达的调整意见对本科室/职能部门预算进行调整，然后进行第二次上报，党政联席会在第二次审议预算后将最终的预算下达各业务科室/职能部门的过程。预算编制需经业务科室/职能部门、归口职能部门、预算管理委员会指导、医院党政联席会层层审批。

（1）预算编制前期准备工作：预算的编制过程不是简单的上报下达，要在预算编制前进行科学的预测与分析，在对历年数据进行加工、分析的基础上，全面考虑医院目前和未来的内外部环境对医院发展建设的影响，并进行定量和定性分析，科学预测预算年度收支增减趋势，为编制年度预算奠定基础。

（2）预算编制方法：预算编制采取的方法多种多样，主要有固定预算、弹性预算、增量预算、零基预算，每种预算编制方法各有优缺点，适合不同的预算项目，各部门/科室/中心可以针对不同预算项目，灵活选择适宜的方法进行预算编制。

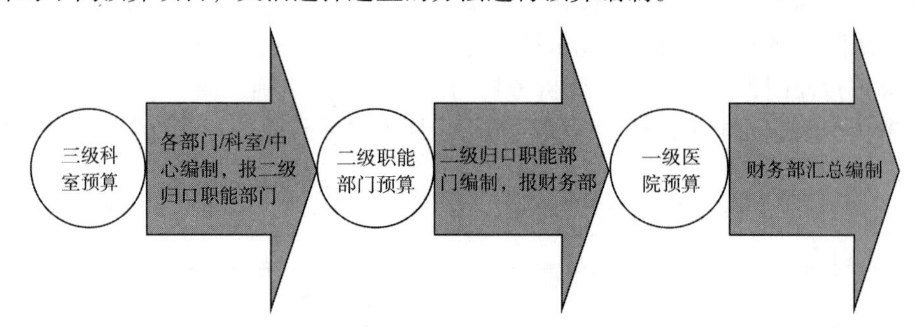

图 8-2　医院三级预算编制

（3）预算编制流程：预算编制是一项工作量大、涉及面广、时间性强、操作复杂的工作。医院可主要采取“上下结合、分级编制、逐级汇总”的程序进行，并在此过程中不断调整和修正（图 8-3）：①每年 4 月初（9 月初）财务部门向各职能部门/科室/中心下达下年度一上（二上）预算编制通知；②各职能部门/科室/中心根据下一年度工作总目标和实际需要编制三级科室预算，报二级归口职能部门；③由二级归口职能部门编制二级职能部门预算，报财务部门；④由财务部门编制全院总预算，报预算管理委员会审核；⑤预算管理委员会最后将全院年度预算提交医院党政联席会审议；⑥党政联席会审议后，再报上级主管部门；⑦财务部门将批复预算下达各部门/科室/中心执行。

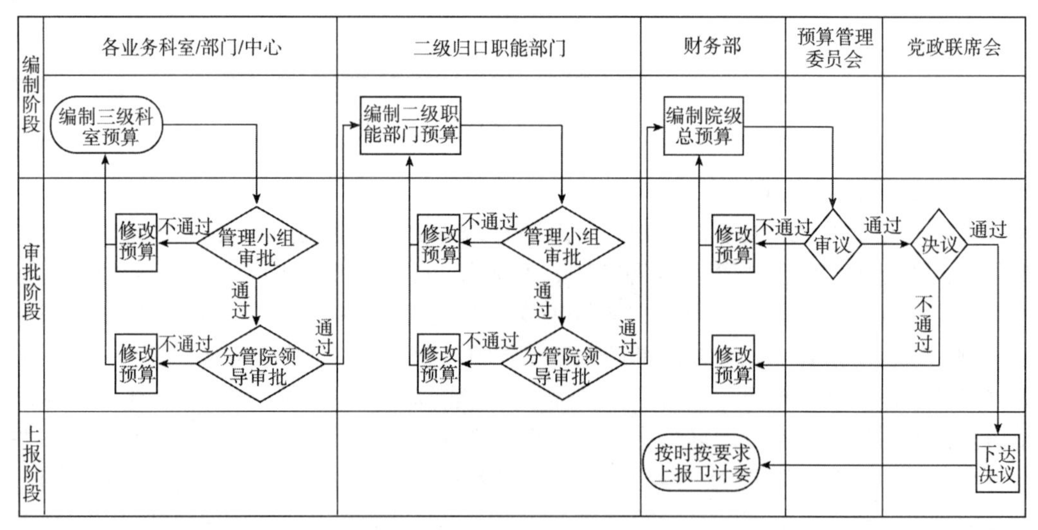

图 8-3　预算编制及审批流程

2. 医院全面预算的执行与控制

预算执行与控制是全面预算管理的重点，在预算执行过程中，医院需严格按批复预算执行，并将预算逐级分解，落实到具体的责任单位或责任人。同时加强对预算执行环节的控制，预算经费支出严格执行审批制度，并建立预算执行分析及预警机制，严禁超预算或无预算资金支出，强化预算约束机制。

医院应形成预算执行情况分析长效机制，按月、季、年度对预算的执行进行分析，对预算执行偏差较大的项目，从政策变化、环境和条件因素、决策评价、责任人履行职责、管理是否到位等多方面进行分析、研究，提出相应的解决办法，纠正预算编制和执行中的偏差，编制预算执行情况及分析报告，定期向院领导汇报。

预算执行过程中，严格执行“无预算或超预算不支出，走预算调整流程”的原则（图 8-4）。如遇特殊事项，各部门、科室出现确需调整预算的事项时，应履行相应的报批程序，经医院党政联席会同意后，方可按调整后预算执行。

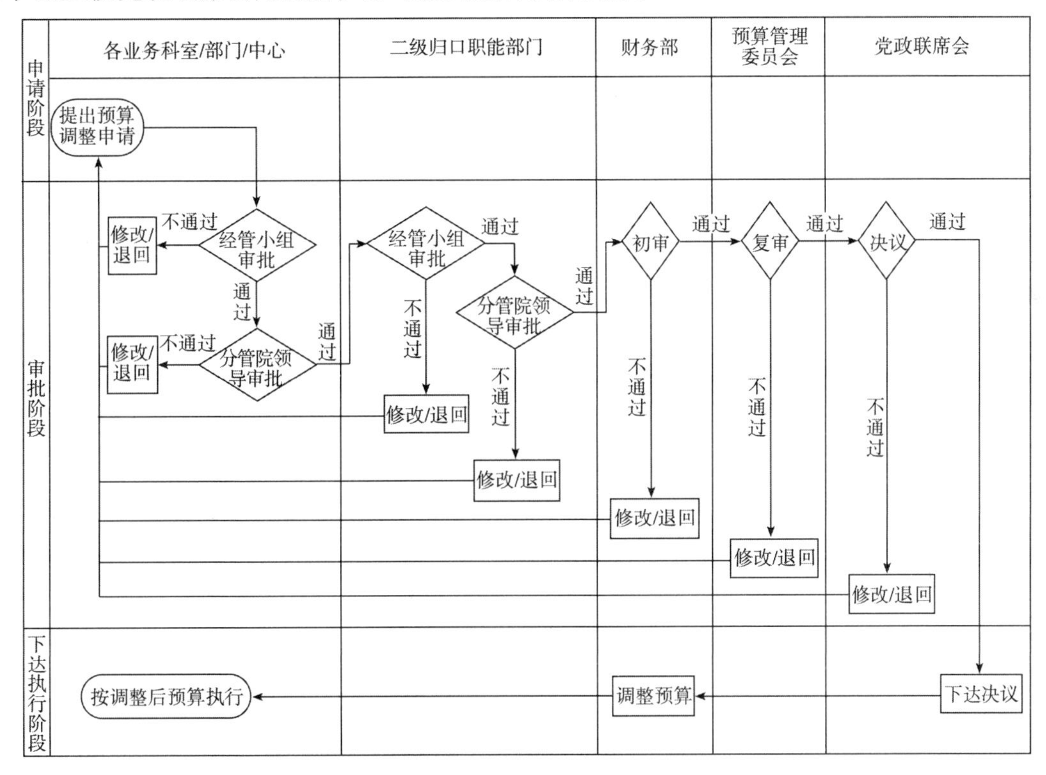

图 8-4 预算调整流程

3. 医院全面预算的考核与评价

预算考核与评价是确保年度预算和医院战略规划按时完成的重要激励手段，是对预算编制、审批、执行、控制、调整等各个管理环节工作的检验，是总结管理经验和落实奖惩措施的基本依据。

预算考核是对医院全面预算管理实施过程和实施效果的考核和评价，是全面预算管理承上启下的关键环节，是进一步改进预算管理、完善预算控制的关键步骤。科学合理的预算绩效考核奖惩机制，既要全面具体，又要突出重点，将预算执行情况与成本控制目标实现情况、业务工作任务完成情况结合起来，坚持以量化指标考核为主，定性指标考核为辅的原则，奖励先进，有利于加强对医院管理过程的有效控制，充分调动医务人员积极性，促进机构持续改进，提高服务质量和工作效率。

（四）医院全面预算管理信息系统

为更好地实现医院全面预算管理的目标，医院可研发全面预算管理信息系统，该系统应配合医院发展战略规划，符合医院自身业务发展特点、提升医院预算管理水平、助力医院拓展精细化管理模式，为医院全面预算工作的长足发展提供科学合理的信息化工具。

信息系统的架构设计满足医院在收入、支出、项目、资金等方面的预算编制、执行以及调整工作。主要模块包括基础数据平台、收支预算、项目预算、资金预算等。预算基础数据平台是为满足医院预算业务工作流程而设计的基础数据字典模块，主要涵盖预算科目、组织架构、预算项目、系统权限、业务流程等子模块，为预算业务信息化建设奠定了基础。

医院全面预算管理信息系统主要分为收支预算模块、项目预算模块以及资金预算模块，收支预算模块包括收入预算、支出预算等子模块。收入预算范围为医院所有的临床开单科室，预算类型包括挂号、检查、化验、药品、放射、卫生材料等收入类型。支出预算范围为医院所有归口职能部门以及三级预算科室，预算类型包括人员经费、三公经费、日常运行经费等支出类型。项目预算模块包括设备购置预算、科研课题经费预算、基建及信息开发项目预算等子模块。设备购置预算以年度为单位，针对全院科室设备采购计划设置预算批次、金额等事项，范围涵盖职能部门、临床科室、科研部门等相关部门。科研课题经费预算主要以课题期限为总时间区间，并以年度计划为预算计划。主要预算对象是医院科研课题项目团队。基建及信息开发项目预算主要针对医院基建项目和信息化软件项目进行年度预算立项。资金预算是以全院收支预算为基础，以医院实际资金流动情况为预算标准，主要体现全院流动性资金能否在一定时期内全力满足并支持医院运营管理的资金需求。

（五）医院全面预算管理的成效

医院全面预算管理的实现可以达到三个层面的效果。第一层为基本层面，全面预算管理通过严格的预算约束，避免了资金无计划的使用，加强了对资金的管控与监督；第二层为管理层面，全面预算管理促进了资源的优化配置，使预算管理的理念深入人心，提高了医院财务管理的规范性；第三层为战略层面，由于全面预算管理是从医院战略出发的环形结构，在实施过程中不断修正匹配，提高了医院资源配置的战略配合度，以有效的资源配置最大限度地实现医院战略目标。

（杨晓华）

第二节　医院成本管理

一、医院成本核算概述

（一）医院成本核算概念

1. 成本的概念

成本是指人们在生产经营过程中，所消耗的各种资源，包括人力资源、设备资源、材料资源等。

2. 医疗成本的概念

医疗成本是指医院在开展医疗服务过程中所消耗的人力成本、药品成本、材料成本及其他相关费用。

3. 医院成本核算的概念

成本核算工作，初期主要是为医院奖酬金分配服务，核算的内容、意义、作用都具有很大的局限性。随着医院经营管理的不断提高，提出了“全成本核算”的概念，即目前的医院成本核算。

医院成本核算作为医院经营管理工作的一部分，已经被赋予了更多的管理意义。通过成本核算，既可以反映医院、科室成本状况，也可以为推行新的医疗付费方式提供数据依据。

（二）医院成本核算原则

医院成本核算除了应当遵循合法性、可靠性、相关性、分期核算等原则外，还应遵循以下原则。

1. 权责发生制原则

医院收入、费用核算，科室成本核算均应以权责发生制为核算基础。

2. 收支配比原则

医院应按照“谁受益谁承担”原则，归集、分配各项成本、费用，使成本核算对象的收入与成本相匹配。

3. 重要性原则

对重要经济事项及费用（成本构成中所占金额比重较大的费用项目）分别核算、科学计量及分配；对次要事项及费用（成本构成中所占比重很小的费用项目）简化核算方法。

4. 一致性原则

成本期间与会计期间一致；医院总成本与各科室全成本合计、医疗服务项目成本合计、病种成本合计一致；一定时期内的费用分摊方法、提取比例应保持一贯性、一致性。

5. 按实际成本计价原则

医疗服务过程中耗用的药品、材料、燃料、动力，及提取的固定资产折旧等各项费用均按实际成本（或原始价格）作为计价基础。

（三）医院成本核算体系

根据不同的成本核算对象进行划分，医院成本核算体系主要包括科室成本、医疗服务项目成本、病种成本等核算体系。

科室成本反映科室经营状况及成本耗费情况，帮助科室采取对应措施，对成本进行合理管控，促使科室良好运行。

医疗服务项目成本主要反映医院收费项目的成本，通过调整相应的项目资源，如人员配置、设备配置、材料消耗等来管控成本。

病种成本主要反映在诊疗过程中的资源耗费情况，通过临床路径、诊疗方案的调整，实现病种成本控制。

二、医院成本核算内容与方法

（一）医院科室成本核算内容与方法

1. 科室成本核算内容

科室成本核算是核算医院科室在开展医疗服务行为中消耗的各类医疗资源，包括人力、材料、设备等资源。成本核算以科室的角度，涵盖了直接与间接、固定与变动、可控与不可控等成本的核算、分析、控制。同时，为科室的经营状况提供可靠的信息数据，促使科室更加合理地开展医疗业务。

2. 科室成本核算方法

医院科室成本核算常常采用全成本法和分步逐级分项结转法相结合的方法，四级核算三级分摊模型（四级核算即对医院管理科室、医疗辅助科室、医疗技术科室和临床科室等进行成本核算；三级分摊即对医院管理科室成本、医疗辅助科室成本、医疗技术科室成本等实行分摊）为原型，以成本核算科目为数据载体，以从上至下、不循环、逐级逐项规则进行结转分摊，从而对医院进行全面的科室成本核算。

科室成本核算本着“谁受益谁承担”的原则，将全院成本从医院管理科室、医疗辅助科室、医疗技术科室，逐级逐项分摊至临床科室，其计算公式如下。

某科室承担成本 = 承担成本比例 × 被分摊科室总成本

根据实际业务情况，不同科室的承担比例由不同参数计算而来，主要涉及职工人数、房屋面积、收入、支出、业务量等参数。

（二）医疗服务项目成本核算内容与方法

1. 医疗服务项目成本核算内容

医疗服务项目成本核算是以科室成本为基础，以医疗服务行为为准则，核算开展医疗服务项目（即诊察、化验、检查、手术、治疗、床位等项目）所消耗的医疗资源（成本），包括人力、材料、设备直接成本及间接成本的分摊核算。

医疗服务项目成本核算可以促进科室合理的配置医疗资源，优化成本结构。同时有利于科室间同类项目的资源与效益分析。

2. 医疗服务项目成本核算方法

作业成本法（ABC）是一种通过对作业活动进行追踪并动态反映，计量作业活动成本，评价作业业绩和资源利用情况的成本计算和管理方法。医疗服务项目成本核算采用作业成本法，以作业为中心，根据作业消耗资源的情况将资源成本分配到作业，再根据医疗服务产品所耗用的作业量，将作业成本归集至医疗服务项目。

利用作业成本法来完成医疗服务项目成本核算，需要三个步骤，即项目直接总成本核算、间接总成本核算、项目单位成本核算等。

（1）直接总成本计算：项目直接总成本是根据项目与人员、材料、设备等对应关系进行计算，包括人力直接成本、材料直接成本、设备直接折旧等，其核算公式如下。

直接总成本 = 人力直接成本 + 材料直接成本 + 设备直接折旧

其中，人力直接成本计算公式为：

人力直接成本 = 作业时间 × 单位时间人力成本

不收费材料直接成本计算公式为：

材料直接成本 = 材料数量 × 材料单价 × 使用比例

设备直接折旧成本计算公式为：

设备折旧 = 设备操作时间 × 单位时间折旧

（2）间接成本计算：项目间接总成本计算是对管理成本、医辅成本、其他成本，通过资源动因分摊到作业，最后核算到项目的过程。间接成本计算分两个步骤。

1）根据作业成本法的原理和机制，以及根据作业占用资源比例进行核算，其核算公式为：

作业总成本 = 管理成本 × 管理资源占比 + 医辅成本 × 医辅资源占比 + 其他成本 × 其他资源占比

2）从作业到项目的核算过程，根据作业动因对作业成本进行分摊。其核算公式为：

间接总成本 = 作业总成本 × 作业动因占比

（3）项目单位成本计算：根据项目直接总成本和间接总成本，利用项目总工作量进行单个医疗服务项目成本（即单位成本）的核算，其核算公式为：

单位成本 = （直接总成本 + 间接总成本）/总工作量

（三）病种成本核算内容与方法

1. 病种成本核算内容

病种成本核算分三类：①对仅基于主要诊断与操作的单病种的成本核算；②对基于临床路径的标准病种的成本核算；③对基于按疾病相关性分组的 DRG 病组的成本核算。

病种成本核算是根据不同病种的定义，核算全院、科室、医疗组所执行病种的成本，以及患者的医疗成本。对于 DRG 病组成本核算来说，在数据条件允许情况下，地区 DRG 病组的成本核算、同等级别医疗机构 DRG 病组的成本核算也在病种成本核算的范围之内。

2. 病种成本核算方法

病种成本核算必须依赖于医疗服务项目成本数据、药品数据、材料数据、病案数据，以及患者的医嘱明细数据来完成。

（1）单病种成本核算方法：单病种成本核算基于病案数据，对仅含主诊断或主操作的病案进行病种定义及成本核算，它是完整且独立的体系。在核算过程中根据项目成本、药品成本、材料成本的数据进行核算，其核算公式如下：

$$\text{病种平均成本} = \frac{\sum_{i=1}^{n}\text{该病种下医疗服务项目 } i \text{ 的成本} + \sum_{j=1}^{m}\text{该病种下药品 } j \text{ 的成本} + \sum_{k=1}^{p}\text{该病种下收费材料 } k \text{ 的成本}}{\text{该病种的总例数}}$$

（2）标准病种成本核算方法：标准病种成本核算是对按标准临床路径执行综合治疗程序时所消耗资源的核算。核算模式与单病种核算类似，两者的区别在于：标准病种成本核算所基于的标准临床路径，是全院所有科室所统一遵循、执行的治疗程序（特殊病情情况除外）。

标准病种成本核算过程涉及标准医疗服务项目成本、药品成本、收费材料成本等基础数据，其成本核算的公式如下：

$$\text{标准病种成本} = \sum_{i=1}^{n}\text{临床路径下医疗服务项目 } i \text{ 的成本} + \sum_{j=1}^{m}\text{临床路径下的药品 } j \text{ 的成本} + \sum_{k=1}^{p}\text{临床路径下的收费材料 } k \text{ 的成本}$$

实际核算时，要注意在临床路径下的特殊病情患者可能不适应该临床路径的标准治疗方式。

（3）DRG 病组成本核算方法：DRG 病组成本核算是针对疾病相关组成本进行核算，是国家公立医院按病种支付制度改革措施的重要支撑。其成本核算模式与标准病种、单病种的成本核算模式基本相同，其成本核算公式如下：

$$\text{DRG 病组成本} = \sum_{i=1}^{n} \text{DRG 病组下项目 } i \text{ 的成本} + \sum_{j=1}^{m} DRG \text{ 病组下药品 } j \text{ 的成本} + \sum_{k=1}^{p} \text{DRG 病组下收费材料 } k \text{ 的成本}$$

值得注意的是，DRG 病组成本核算中的医疗服务项目成本的核算会受到医院的等级、技术水平、地区经济发展等因素的影响，同时也受患者病情因素（如年龄、性别、并发症、手术、转归等）的影响。

三、医院成本分析与成本控制

（一）医院成本分析

医院成本分析主要是对医院及科室经营与发展状况、项目与病种成本效益等方面的分析。通过分析医院、科室、项目、病种等收支关系，找出成本变动规律，从而制订相应的管理与控制方法，为医院管理者提供经营管理决策和措施。

1. 成本分析方法

成本分析目前主要采用比较分析法、比率分析法、本量利分析法、因素分析法等方法。

（1）比较分析：主要对分析对象在一定期间内的变化趋势进行分析，找出变化规律和趋势，分析其影响因素。其计算公式如下：

$$\text{同比分析} = \text{本期数}/\text{同期数} \times 100\%$$

$$\text{环比分析} = \text{本期数}/\text{上期数} \times 100\%$$

分析时，既可按绝对数（如增长额）进行分析，也可按相对数（如增长率）进行分析。

比较分析一般用于与历史最高、去年同期等水平的分析中，同时还可用于医院之间的水平比较中，找出期间或同行之间的差异及原因。医院内部的科室水平、预算管理目标、定额管理目标的分析也可利用此方法。

（2）比率分析：主要是通过比率分析，找出收入或成本在结构上变化规律，分析其构成的合理性。其计算公式如下：

$$\text{某项成本占总成本的比率} = \text{该项成本}/\text{总成本} \times 100\%$$

2. 医院成本分析方式

（1）日常分析。

1）总体分析。主要对医院经营状况进行总体分析，如收入和成本同比增长分析、收入和成本结构分析、收支结余分析、收入和成本趋势分析等。

2）分类分析。即按收入或成本项目分类进行分析，如能源消耗分析、卫生材料消耗分析等。

3）科室经营分析。如科室收入同比增长分析；科室收入结构分析；科室收益分析；对科室成本分析还可按可控和不可控成本进行分析、固定成本和变动成本进行分析；科室赢亏排名分析；科室资源消耗分析等。

4）成本控制分析。即针对医院制订了成本控制方案、成本控制政策、成本控制目标等的控制情况进行的报表分析。

5）成本预算执行分析。即对科室预算与执行情况等分析。

（2）专题分析：专题分析主要是对特定因素或项目开展的不定期分析，如医院打印机大量使用硒鼓耗材使用分析。

3. 分析指标

医院成本分析采用的指标包括收入成本率、收入结余率、成本结余率、药品费支出比率、卫生材料支出比率、人员经费支出比率、管理费用比率等。

（二）医院成本控制

1. 成本控制原则

（1）经济性原则：经济性原则是指进行成本控制而发生的相应成本，减少的成本不应该超过增加的收益，因此成本控制时要选择其中的关键因素，而不是面面俱到。

（2）因地制宜原则：因地制宜原则是指成本控制应根据医院的实际情况，选择合适的成本控制方法，即对不同的成本项目，设计不同的成本控制方法和措施。如对科室固定电话费的管控，可以采用定期公布超额话费名单的方法进行管理。

（3）全员参与原则：医疗活动所产生的成本都属于控制范围，应该加强每个职工的成本控制宣传工作，增强成本控制意识、强化成本控制责任和义务，使全院职工形成成本控制的意愿和习惯。

（4）领导推动原则：成本控制工作涉及各科室及职工的经济利益，实际工作中会遇到很多阻力和困难，因此需要医院管理层的强力支持和推动，才能顺利进行。

2. 成本控制方法

不同的成本项目及影响因素，采取不同的成本控制方法，具体来说主要有以下几个方面。

（1）控制人力成本、实现减员增效：医院人力成本占比很大，合理配置人力资源，减少人员闲置与浪费是医院控制成本的重要途径。

1）合理配置人力资源。根据医疗业务开展情况，对全院科室的工作流程进行整合，设置匹配的工作岗位，实行定员定岗的人事管理制度。在定员定岗时，根据岗位性质配置标准，合理安排不同年资、学历的人员，避免人力资源浪费。

2）加强信息化建设，减少人力资源投入。随着数字信息时代的快速发展，加大信息化建设，如互联网方式自助挂号、缴费与咨询、自助检查结果领取等方式来减少人力投入，并提高服务质量。

3）采取后勤服务集团化、专业化的管理模式，将医院在管理上有优势的服务业务，如洗浆业务、供应消毒业务、中央运输业务等，实行专业化管理和集团化管理。同时，优势业务还可以进行社会化发展，争取更多的收益。

（2）加强流动资产管理，提高资金使用效益：医院加强对流动资产的管理，使流动资产能高效、安全的周转，对医院减少营运成本有着重要意义。

1）货币资金。医院要合理利用自有及借贷资金，通过评估将医院的货币资金投入成本效益好的项目，提高货币资金的使用率，加快医院发展步伐。

2）应收账款债权。一方面应收账款占用医院的货币资金，影响医院资金的周转；另一方面超过期限的债权，容易形成呆账，给医院造成资金损失。故对往来款项的及时清理是加强医院成本管理的一个重要方面。

3）药品和材料。采购大量的药品和材料，既占用资金，又增加管控难度，因此，加强库存的严格管理，是医院经营管理的重要工作。

合理的储备定额管理是在保证医院物资消耗的前提下，制订合理的库存数量，结合先进的物流方式，最大限度地降低储备，以减少资金占用而降低成本。

公开招标采购管理是通过公开、公平、公正的方式，杜绝采购中的不正之风，降低药品材料的采购成本，减少医院运营成本，提高医院的经济与社会效益。

消耗定额管理是指根据实际占用床日数制订消耗定额，通过超定额率对其进行管理，如对办公用品和不计价医用材料的管理。

（3）加强固定资产管理，合理配置固定资产：医院要加强对固定资产的管理，充分挖掘资产潜力，提高使用效率，保证固定资产的安全与完整，节约资金支出，就必须建立严格的固定资产管理制度。

1）建立固定资产专人专管制度、明确责任。

2）建账立册。

3）建立定期和不定期财产清查制度，保全国有资产，避免资产流失和浪费。

4）建立大型设备投资可行性评估制度：大型医疗设备投资，是医院投资行为，其金额相对较大，医院要从源头上杜绝资产重置、闲置现象的发生，避免投资的盲目性。

5）建立固定资产定期保养制度：固定资产的使用过程中，尤其是大型仪器设备，维修费用较高，因此对出现的故障及时维修并定期保养，保证设备的正常运行，从而降低维修成本。

6）制度严格的固定资产报损、报废、审批、清查制度：医院固定资产庞大，设备使用频率高，以CT、磁共振等设备为例，大型医院基本处于满负荷运行，医院如果没有严格的固定资产报损、报废、审批、清查等制度，势必造成固定资产流失。

（4）实现科室预算管理，降低运行成本：通过实行科室二级预算管理，对科室各种成本和费用进行实时监控，减少不合理开支。

（杨晓华）

第三节　医院价格管理

一、概述

（一）医院价格管理范畴

医疗服务价格，是指向患者提供医疗技术服务时，向被服务的对象按照规定收费项目、收费标准收取的服务费用。主要包括挂号、诊查、检查、治疗、化验、手术、护理、床位，及诊疗过程中所耗用的药品、医用卫生材料费用等。医疗服务价格的具体体现，一是劳动价值的实现，二是设备、检查等成本消耗补偿。

（二）我国医院价格管理历史进程

1. 第一阶段（1949～1957年）

本阶段是医疗服务价格低于成本但国家财政能足额补贴阶段。此阶段医疗卫生事业被政府确定为纯福利事业、国家办医院为非营利性机构，预防保健实行免费服务，职工则可享有公费医疗和劳保医疗制度。政府对国家办医院实行差额预算管理，对其经营亏损部进行补偿，医疗服务收费标准较低，虽不能体现当时医务人员劳动价值，也不能弥补医疗物资耗用，但医院在政府补助下仍能收支平衡。

2. 第二阶段（1958～1980年）

本阶段是大幅度降低医疗价格但政府补贴不足阶段。此阶段政府对医疗服务收费标准分别于1958年、1960年、1972年进行了三次调整，进一步提高福利水平，逐渐降低医疗服务价格，使其价格远低于实际成本。因不断降低的医疗服务价格，医院经营亏损愈发严重，政府对医院的财政补贴负担同时愈发加重。为缓解压力，政府允许医院在药品进价基础上加价15%卖给消费者，并将这部分收入作为医院收入。

3. 第三阶段（1980～2000年）

本阶段是向市场经济转轨阶段。在改革开放，经济转轨的背景下，原卫生部以“总量控制、结构调整”为原则，开始进行医疗服务收费标准规范和调整。为减轻医院负担，1983年，政府规定公费劳保医疗患者的收费项目按不含工资的成本收费，自费患者收费标准不变。1992年，政府并轨自费患者与公费劳保患者的收费标准。1997年，政府对医疗服务收费标准进行调整，增设诊疗费，对住院费、护理费、手术费等进行调增，同时对大型设备检查治疗费进行调减，涉及的医疗服务项目为1500项左右。

4. 第四阶段（2000～2016年）

本阶段处于完善医疗服务价格阶段。截至2000年，全国仍无统一规范的服务收费项目。由于各地服务项目名称和数量差异较大，客观上给医疗服务价格监管带来难度。2000年，原国家计委、原卫生部出台指导意见，确定中央管项目、地方订价格的原则。自2007年《全国医疗服务价格项目规范》新增和修订项目（2007版）发布，各地纷纷出台了本省医疗服务价格手册。标志着在全国范围内首次统一了医疗服务项目名称、内涵、除外内容及计价单位等。这在一定程度上理顺了我国医疗服务价格体系。为进一步完善医疗服务价格体系，理顺医疗服务比价关系，国家发展改革委、原卫生部、国家中医药管理局联合印发了《全国医疗服务价格项目规范（2012年版）》。

5. 第五阶段（2016年至今）

本阶段处于医疗服务价格调整阶段。2016年发布了《关于印发推进医疗服务价格改革意见的通知》，要求各地要按照“总量控制、结构调整、有升有降、逐步到位”的原则，统筹考虑各方面承受能力，合理制订和调整医疗服务价格，逐步理顺医疗服务比价关系，并与医保支付、医疗控费政策同步实施，确保群众费用负担总体不增加。在国家政策和现实情况的推动下，各地纷纷开始了医疗服务价格改革。

（三）医院价格与医改政策

公立医院改革是医改的重点，也是难点，而医疗服务价格的形成机制又是公立医院改革的重要内容。2009年新一轮医改方案正式出台，明确提出：“通过实行药品购销差别加价、设立药事服务费等多种方式逐步改革或取消药品加成政策”；2010年，原卫生部则进一步明确：“合理调整医药价格，逐步取消药品加成政策”；2012年国务院发布关于深化医药卫生体制改革规划的方案中提出，将公立医院补偿由服务收费、药品加成收入和财政补助三个渠道改为服务收费和财政补助两个渠道，医院由此减少的合理收入或形成的亏损通过调整医疗技术服务价格、增加政府投入等途径予以补偿。2014年为推动医改向纵深发展，公立医院改革试点县市达到1300 多个。2015 年政府工作报告提出“全面推开县级公立医院综合改革，在 100 个地级以上城市进行公立医院改革试点，破除以药补医，降低虚高药价，合理调整医疗服务价格，通过医保支付等方式平衡费用，努力为减轻群众负担”。可见，医疗服务价格改革问题已经成为我国深化医改工作的重要问题，公立医院运行机制核心问题的破解，迫切需要改革现行医疗服务价格。

二、医院价格管理

（一）组织架构

随着医疗卫生体制改革的不断深入，医院对精细化管理的要求逐步提高，各医院建立了适合自身管理需求的物价管理体系，成立了专门的物价管理部门，设置专门的物价管理员对医院价格进行管理监督。

医院价格管理组织架构根据不同医院的管理需求，大致分作两类：第一类，财务部门设立专职物价管理员，临床科室设立兼职物价管理员，由二者配合共同进行医院价格管理。专职物价管理员对兼职物价管理员负有培训指导其工作的职责；第二类，医院成立价格管理委员会，管理委员会成员包括医院主要领导、职能部门负责人、临床科室负责人；并设立管理委员会办公室，下设于财务部门。财务部门设立专职物价管理部门及管理员对医院价格进行管理。

（二）工作职责

1. 价格管理委员会

价格管理委员会是医院价格管理的最高机构，各部门在委员会的领导下，建立分工明确、互联互通、集体讨论、支持配合的工作机制。其主要职责包括以下几方面：一是认真贯彻落实国家相关价格法律、法规和政策，执行价格主管部门的有关规定；二是结合本单位实际，建立健全物价管理制度；三是指导医院价格管理并实施全过程监督；四是向价格主管部门提供价格执行情况信息，反馈价格管理的意见和要求等。

2. 物价管理办公室

物价管理办公室是医院价格管理的专职部门，其主要职责包括以下几方面：一是对医疗服务项目成本调查、价格管理，以及对科室物价制度执行情况的监督及考核；二是及时掌握价格政策信息，定期汇报物价管理情况和积极协助科室申报新增医疗服务项目及收费标准；三是制订和落实医疗服务价格管理的各项工作及检查制度，如价格管理员岗位责任制度、价格政策法规培训制度、价格执行情况自查自纠制度、患方咨询及投诉制度等。

3. 医院专职物价管理员工作职责

医院专职物价管理员作为医院价格管理专职人员，其主要职责包括以下几方面。

（1）掌握医疗收费价格改革动态，熟悉医疗收费价格文件。

（2）指导并监督科室收费行为，定期组织物价检查，发现问题及时整改。

（3）培训和指导临床科室主管医疗收费的专职（或兼职）物价管理。

（4）协助临床申报新项目收费价格，按政策调整收费项目价格。

（5）负责 HIS 系统中医疗服务项目收费价格维护和更新。

（6）接受患者价格咨询、费用查询，并处理医疗服务价格及收费等相关投诉。

（7）负责医院设备、物资采购的日常监审，并参与相关招标比选。

（8）负责组织做好价格公示等。

（三）医院价格管理流程与方法

医院价格管理的流程和方法是价格管理的具体实施细则。通过各项管理制度、流程及方法对医院价格进行具体的管理。制订良好的医院价格管理流程与方法，使医院的价格管理工作更加有序地运行，使医院价格管理行为有章可循，有矩可行。根据政策变化，不断更新价格管理制度、流程与方法，改进价格管理方式，提高服务效率。

医院价格的管理主要包括医疗服务收费项目的新增与调整管理、收费价格投诉管理、医疗收费价格公示管理流程、内部监督自查工作流程等多方面。

医疗价格的新增与调整流程：首先由临床科室讨论和申报，交医疗行为主管部门评审，其次由运营主管部门（如医院设立的运营管理部）调研，财务部门核算及定价，医院主管成本与定价的院级机构（如医院设立的价格主管委员会）审议、申报，最后交政府主管部门批复。

医疗收费价格投诉管理流程：公示医院的价格投诉及咨询电话，医院投诉主管部门在接到病患投诉后，听取病患投诉内容，查询相关政策及资料进行回复。投诉内容每事都有记载，每件有回复，并向科室进行反馈，使之更好地完善医疗服务工作。

医疗收费价格公示流程：在门急诊大厅，各治疗检查科室窗口显著位置设置宣传价目栏、电子显示屏等，公示相关收费价格，主动接受社会监督。

医疗收费价格自查流程：为了更好规范收费行为，降低收费差错率，定期对临床科室的收费行为进行检查，采取科室复核，月度、季度或半月度自查。进一步降低收费差错，减少投诉。

（孙　楠）

第四节　医院结算管理

一、医疗服务结算概述

医疗服务是医院以患者和一定社会人群为主要服务对象，为其提供门诊、住院等医疗服务而带来实际利益的医疗产出和非物质形态的服务。医疗服务结算是其基本服务手段。

（一）医疗服务结算类型及方式

目前我国医疗服务结算具有多样性特点，从以前全额支付结算这种单一的结算方式，逐步向如今多元化结算方式发展。现今医院医疗结算方式基本分为全额支付结算方式、医保联网结算方式及其他结算方式。

1. 全额支付结算方式及特点

全额支付结算方式包括纯自费结算以及无法直接在医院联网报销结算。需按要求全额缴纳医疗费用，由医院出具统一的医疗结算票据。现阶段全额结算患者的主要支付方式：现金支付、银行卡支付、支票支付、汇票支付、移动互联支付等。

全额支付结算特点：由于全额支付结算方式的患者需全额支付费用，药品、治疗、检查费用等实用实结，医院无应收账款，能有效防止死账、呆账的出现。

2. 医保联网结算方式及特点

医保联网结算指具备在医院进行门诊、住院医疗费用直接报销的患者，只需支付个人的自付部分金额，医保支付部分由医疗机构向相应的医保经办机构收取。

按患者参保经办机构地分类，结算类型分为本地医保、异地医保和异地新农合。

按医保支付方式分类，结算类型分为按服务项目付费支付、按病种定额、限额付费支付、总额预算控制支付和按人头付费支付。

医保联网结算方式的特点如下。

（1）医保联网结算已成为结算的主流。

（2）医院应收账款比例大幅增加。

（3）医保机构通过社保基金的拨付对医院进行监督管理。

3. 其他结算方式

其他结算方式主要包括合同记账结算等。合同记账是指与医院签订合同的单位，费用结算采用先记账后付款的方式结算，主要包括外检单位、担保公司。

（二）医疗服务结算流程

1. 门诊服务结算流程

（1）门诊收、退费和记账流程：门诊医疗费用结算窗口是患者为完成和接受医疗服务的交易窗口（图8-5）。患者持实名制就诊卡就诊后，凭医生开具的医嘱导诊单到门诊收费窗口缴费并打印发票等。

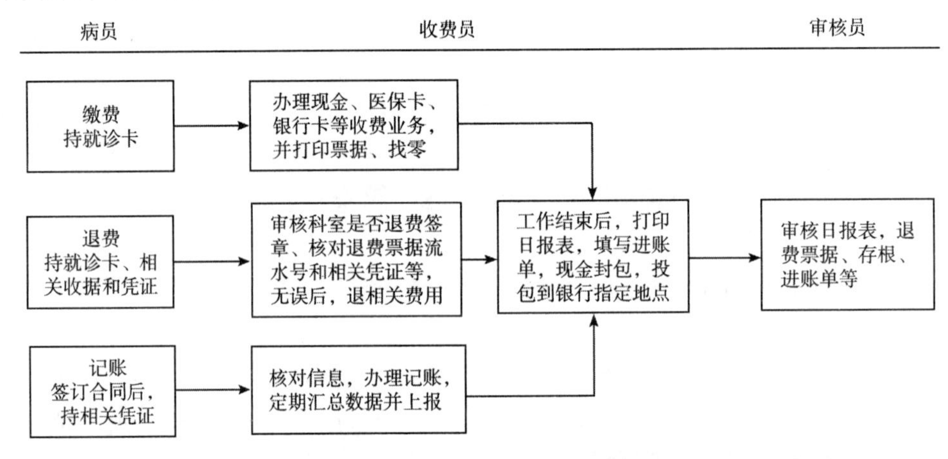

图8-5　门诊收、退费和记账流程

（2）门诊账务管理流程：门诊收入是医院收入的重要组成部分，加强账务管理能有效地堵塞财务漏洞，使门诊财务活动合法、有序、规范地运行。财务建立完善业务规则，编制门诊各类收入汇总表，及时、准确、完整地将医院门急诊收入入账，确保门诊账证、账实相符（图8-6）。

（3）门诊财务库房管理及备用金管理流程：各类日报表、票据是记录医院的经济业务表现，随着医院的不断发展，加强医院各类报表及票据管理日趋重要，这是强化财务内控制度、保证医院资金安全的一个重要手段，为加强现金安全和风险管控，设专岗对日报表、票据存根整理、装订、保存，并定期销毁，切实做到有账可查，有据可依。建立完善的备用金管理制度，有效地规避了现金安全的问题（图8-7）。

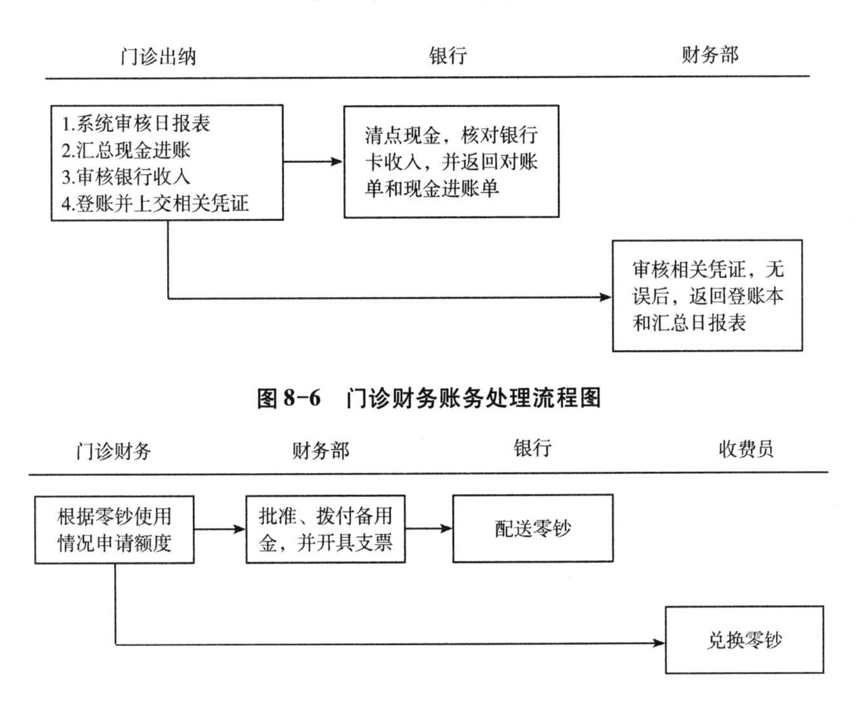

图 8-6　门诊财务账务处理流程图

图 8-7　备用金管理流程图

2. 住院服务结算流程

住院服务流程如图 8-8 所示。

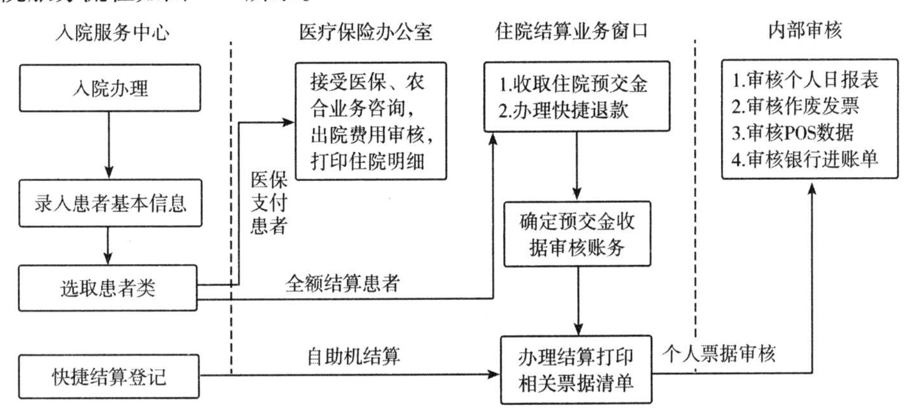

图 8-8　住院服务流程图

（1）自付费用结算患者住院流程：入院时，按预估费用缴纳住院押金。出院时在结算窗口直接进行结算。

（2）医保联网结算患者住院流程：入院时，按预估费用比例缴纳住院押金。患者出院结账，只需支付个人负担费用，其余费用由医保局与医院结账。

（3）其他方式结算患者住院流程：入院时，按预估费用比例缴纳住院押金（部分担保公司担保患者无须缴纳住院押金），患者出院结账，只需支付个人应该负担费用，其余费用由相应报销单位与医院结账。

（三）医疗服务结算内控管理

医院服务结算内控管理主要包括财务审核管理和医疗应收账款管理。

1. 结算财务审核管理

结算财务审核是对门诊收费员的收费行为的真实性、完整性进行监督、复核过程，医疗机构需要加强内控机制，加强业务收入的监督与管理，避免资产流失。

（1）自助缴费系统对账管理：自助机和互联网＋结算模式得到广泛运用的同时，“单边账”问题日益突出，完善的对账流程并加强审核管理尤其重要。

（2）“单边账”问题的成因：网络信号或系统故障问题，造成医院 HIS 系统并未接收到自助终端传送的相关交易信息，未能在 HIS 系统内生成相应的记录，形成“单边账”，即银行系统有交易记录，而医院 HIS 系统没有交易记录。

（3）“单边账”退费问题的特点：缺少票据资料，需经过医院银行各自出具证明材料相互汇总、对比。

（4）“单边账”退费处理：银行和门诊财务共同提供原始数据和相关证明材料。核对数据情况，由双方相关部门负责人在自助终端“单边账”汇总表上签名确认→信息部门复核数据，无误后签名确认→财务部门依据三方签字的“单边账”汇总表返还患者费用。

（5）“单边账”对账目的：保证每一笔退费有据可查，减少退费风险，合理界定医院各部门在“单边账”问题中的职能权责，解决因“单边账”而导致的各部门间账务信息不对称的问题，规避资金安全风险（图 8-9）。

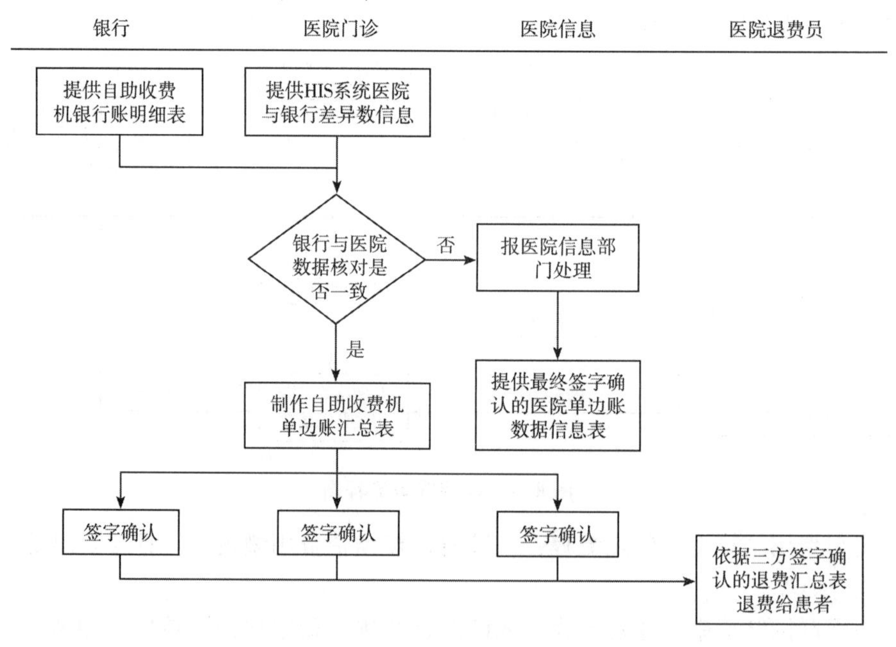

图 8-9 对“单边账”的流程图

2. 医疗应收账款管理

医疗应收款主要包括医疗保险部门应付款和患者因自身经济等因素形成的欠款（图 8-10）。个别医院只重视收入与工作量的增长，却忽略掉了欠费对医院整体运营的影响，对医疗应收款没有引起足够的重视。医疗保险部门都是按照先诊疗后拨款的原则：患者办理出院联网结报手续时，只需支付自付部分，而医保报销部分由医院先行垫付。次月，再由医疗机构向医疗保险部门提出拨款申请。随着全民医保的普及，参加城镇职工医保、居民医保及新农合医疗保险的人员越来越多。与此同时，国家先后出台多种方案，已在2017年底基本实现全国联网结报，这样医疗保险部门的欠款在医疗应收款中的比例越来越大。管理好医疗应收款就是管理好医院资金的周转，使财务报表的使用者能更好地做出预测与决策，保证好医院健康、可持续的发展。

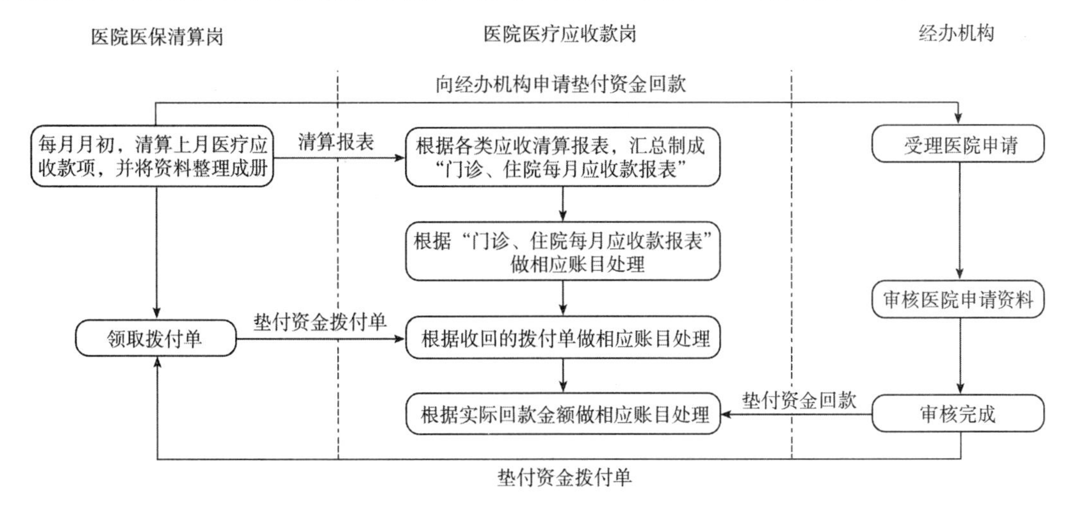

图8-10　医疗应收款管理流程图

二、医疗服务智能创新实践

（一）医疗服务结算现状及问题分析

目前大型医院就医环境嘈杂、患者及医者长期处于喧闹、浮躁氛围中，极易造成医患纠纷，影响医院服务的整体质量。医疗结算服务从原始的手工记账向计算机结算转变，标志着医疗结算服务信息化时代的到来。但此转变仅仅是简单实现了手工流程“自动化”，对于患者，仍需要在就医的多环节中奔走，医疗服务满意度调查的结果差强人意（表8-1）。

如何优化结算流程、提高工作效率、改善医疗服务、减少患者不必要的等待时间是创建良好医疗服务品牌最应思考的问题。

表8-1　窗口结算服务满意度调查表

内容	人次构成比（%）
结算流程陈旧繁杂	83
窗口服务结算方式单一	47
窗口工作人员服务态度较差	15
结算窗口少	79

（二）医疗服务结算智能化背景

随着国家医疗改革的不断发展与创新，医院服务管理、患者的满意度已成为衡量医院综合实力的重要指标之一，各医院间的竞争早已从医疗设施、技术水平发展到优质服务和管理理念等综合实力的全面较量。2010年，原卫生部颁发《改善医疗机构服务管理工作的通知》，要求各个医疗机构提前做好患者出院结算的准备工作，强化服务意识，积极改进出院流程，为患者提供及时、便捷的出院服务，使患者的出院结算等候时间不超过10分钟，力争做到零等候，其中有条件的医院可对出院患者实行“床旁结算”。

（三）医疗服务结算智能化模式简介

1. 自助机模式

除了医院日常精细化的管理及精准的医疗诊治之外，医疗服务的人性化、快捷化、便利化是目前发展的重要目标之一。随着医院信息化、数字化建设的不断深入，运用现代化管理手段、基于互联网技术和自助机结算相结合对传统业务流程进行改造，并将之较为广泛地在院内运行，相对于人工而言，使其具备了更加快捷及简单的操作及办理流程。目前主要应用形式为：自助服务平台集挂号、缴费、打印、查询等功能于一体，包括自助建卡、挂号业务（现场挂号、预约挂号、预约报到及预约取消）、门诊缴费、费用查询、报告打印等，可真正让就诊者享受到就诊流程的“一条龙”优化服务。

2. “互联网+”模式

移动互联网高速发展，推动并颠覆着各行各业的信息化发展。医院信息化建设也日益朝着互联网的方向发展。近年来，医疗改革政策相继出台，在互联网潮流的推动下，医疗事业已向移动化、智能化、信息化前进。在技术及社会需求的共同推动下，“互联网+医疗”应需而生。依托“互联网+医疗”条件，多家医院都自主研发了应用程序或小程序，利用移动通信技术和智能终端系统发展，实现医院医疗服务的创新，为患者提供优质的医疗服务，释放窗口劳动力，缓解现场窗口排队现象。

3. 银医直连模式

银医直连模式的开展可以很好地解决医院挂号排队时间长、就诊等候时间长、缴费取药时间长、就诊时间短“三长一短”的问题，优化和简化患者就诊流程，大大方便患者、减轻医院负担，实现银、医、患“三方共赢”。银医直连模式在医院的运用，不仅可以将银行系统与医院信息系统对接，采用银医直联与银行卡支付相结合的方式，实现全流程医疗信息交换和资金结算业务，还可以利用其强大的资金归集功能，在母公司结算账户与子公司的结算户之间建立起上划下拨关系。其灵活的接入方式、清算模式和更加全面的流动性风险管理手段，实现网银互联，支撑新兴电子支付的业务处理和人民币跨境支付结算，实现本外币交易的对等支付结算。使医院结算及退款业务具有：统一身份验证、跨行账户管理、跨行资金归集、统一财务管理流程等特色。

（孙　楠）

第五节　医院内部控制

一、财务内部控制基础理论

（一）财务内部控制的含义

1. 定义

医院财务内部控制旨在贯彻落实医院经营方针、规范各类经济行为、确保财务信息真实完整，同时促进财务系统高效运行，实现资源的最优化配置，达到既定管理目标。

2. 特点

（1）目的性：内部控制所制订的制度、计划、程序、方法皆服务于医院财务管理系统，符合医院实际情况，与医院组织结构、运营模式相匹配，从而保证经营目标的有力实现。

（2）综合性：内部控制存在于医院各部门、各经济活动中，与医院组织结构、运营模式相匹配，充分体现医院管理思想。其通过层级管理，以既定制度与严密流程为纲，团结各部门人员，确保医院经济活动有条不紊地进行。

3. 内容

由于内部控制围绕医院经济活动各个方面，为保证有效监督，应从岗位职责、制度要领、业务流程等各方面管控人手，明确各部门分工，有力保证各经济活动高效、有序开展。

（二）财务内部控制的目标

医院内部控制目标应当时时注意规范医疗机构各部门经济行为，维护资金、财产的使用安全；贯彻执行相关法律法规，预防欺诈和舞弊行为；坚持监督管控，堵塞漏洞，确保财务信息的真实、完整。最终合理保证医疗机构经济活动，提高公共服务效率和效果。

（三）财务内部控制的要素

有效的内部控制制度，其内容应涵盖各层级、各科室及各项业务，应至少包含以下五个要素。

1. 控制环境

控制环境指对内部控制影响巨大的各种环境要素，是内部控制实施的导向与基础，包括几个方面：树立诚信道德价值观；保证工作人员专业胜任度；健全部门组织架构、授权方式、管理模式，明确各部门人员责任分工；确立管理哲学和经营风格；推进人力资源政策及实务。

2. 风险评估

风险评估是对在实现内部控制目标过程中可能出现的内部或外部风险进行评估，并确定合理的应对策略。风险评估的建立和实施能够有力保证医疗机构经济活动的合法合规，增强其防范风险的能力，促进管控工作精细化、规范化、科学化。风险评估的主要内容包括设置目标、风险识别、风险分析和风险应对，在其实施过程中应有机结合实际情况，考察相关因素如机构财务状况、经营成果、资金资产等，对潜在风险及时识别，合理管控。

3. 控制活动

控制活动是指管理阶层针对已识别的风险及其结果采取的措施、方法、政策、程序，以保证医院管理方针、控制目标、相关指令得以实现，主要内容包括预算控制、职责分工控制、审核批准控制、会计系统控制、内部报告控制、绩效考评控制等。

4. 信息与沟通

信息与沟通是指为保证管理层和员工能及时取得他们在经营活动时所需的信息，明确分工，履行责任，管理系统需要及时处理与交流内部与外部信息，同时建立有效的沟通机制，保持各层级、各部门、内外部沟通顺畅、信息通畅，从而准确高效地完成经营目标。

5. 监督活动

监督活动是指内部控制系统的良好运行离不开监督活动的保驾护航。建立良好的监督机制，严格管控内部设计和实施的过程，合理评价内部系统改革、运行及改进活动，可促进内部控制系统质量提升，确保医院内控有效持续运转。

（四）财务内部控制的原则

1. 全面性原则

内部控制建设应当贯穿决策、执行和监督全过程，覆盖医疗机构各组织机构。

2. 重要性原则

内部控制应将重点进行在全面控制，严格管控高风险领域。

3. 制衡性原则

内部控制应当保证各部门、各层级间相互制约、相互监督，同时兼顾运营效率。

4. 适应性原则

内部控制制度应当与医疗机构实际情况等相匹配适应，同时不断调整变化。

5. 成本效益原则

内部控制应当基于投入成本考虑运营效益，时时管控，保证机构利益产出。

6. 合法性原则

医疗机构内部控制制度的制订与实施需与相关法律、政策及规定相符合。

二、财务内部控制体系的构建

（一）业务层面内部控制

1. 预算业务控制

建立医院领导负责，财务部牵头，相关部门共同参与，分工协作的预算管理机制，是预算业务控制的重点。医院预算编制应结合医院的发展规划和年度事业发展计划，根据上级主管部门下达的相关指标及政策，执行“两上两下”的预算时间和程序要求，再参考上年决算、成本、物价改革等方面的因素，核实医院人力、物力等基础数据，综合平衡、统筹安排。

医院的全部收支必须纳入预算管理，预算批复后应当及时进行细化、分解，上报医院审批后，及时下达到预算执行部门。在整个内部控制环节，监督预算执行，应落实预算执行责任制，控制超预算、无预算支出。监督、检查预算执行的进度，对各科室预算执行情况进行分析、考核，编制预算执行情况报告。将预算执行情况作为科室考评指标，建立预算考评机制，结合医院实际运营情况及预算执行分析情况，找出差异，提出改进，从而及时调整预算方案。

2. 收支业务控制

（1）收入控制：收入控制是指医院的各项收入必须纳入医院财务统一核算、归口管理。医疗收入按照权责发生制确认、核算；收费项目按照国家规定的收费标准执行。建立严格的退费审批、收入与票据审查、各项收费与会计收入核对的内部控制体系，是健全收入控制的关键点。

（2）支出控制：支出控制是指医院的各项支出须取得合法凭证，严格审批程序，符合开支范围及标准，对重大经济事项须经医院管理层集体决策，并按流程报批，对纳入预算管理的支出，不得超预算或计划外列支。对医院资金支出的监督和控制，建立责任追究制度，及时报告发现的问题，定期进行效益分析和评估，是健全支出控制的首要任务。

3. 政府采购业务控制

医院的政府采购业务应该严格履行政府采购程序，合理使用该范围内的财政资金及自有资金。财务部门负责编制预算、下达并督办预算执行，负责政府采购资金的审核支付。政府采购项目按照市财政局发布的最新政府采购目录标准及限额执行，做到应采尽采。医院科室不得以任何方式将应履行政府采购程序的项目化整为零，或以其他方式规避政府采购。医院应设置专项监管机构，对政府采购业务流程及资金使用等进行控制和监督。预算批复项目及追加项目均须严格办理项目申报手续。采购档案应妥善保管，不得伪造、编造、隐匿或者销毁档案。

4. 资产控制

（1）货币资金控制：医院的资金岗位应当遵循不相容岗位互相分离的原则，关键岗位应定期轮岗，加强相互制约与监督。医院的资金应统一归属财务部管理，严禁其他部门及科室违规开立银行账号及隐匿小金库。医院财务应当严格实行库存限额管理，现金超规定限额必须当日送存银行，不得坐支现金，并做到日清月结。建立现金抽查制度，不定期对财务库存现金、门诊及住院备用金、现金及银行日记账、银行对账单、银行存款余额调节表进行抽查，做好抽查情况记录，发现问题及时处理。加强银行账户管理，开立、变更、撤销银行账户时应按规定报批备案，结算起点以上金额须采用银行转账方式结算，定期检查、清理，严禁出借银行账户。

（2）专项资金控制：专项资金是指国家或有关部门或上级部门下拨行政事业单位具有专门指定用途或特殊用途的资金，如专项支出、项目支出、专款等。专项资金支出预算应当按照资金开支范围编制，一般不得增设其他支出科目。医院的财务部门应当对专项资金统一管理，按项目单独核算，同时制订内部管理办法，建立健全内部控制制度，加强对专项资金的监督和管理。专项资金必须专款专用，任何单位和个人不得以任何理由和方式截留、挤占和挪用。严禁使用专项资金支付各种罚款、捐款、赞助、投资等，严禁为在职人员发放工资、津贴、补贴、加班费等各种福利支出。医院财务部门负责按规定编制专项资金年度专项决算，每年定期报送项目主管部门。专项资金年度结存资金，应结转下年度继续使用。

（3）固定资产控制：购建固定资产应纳入医院预算统一管理，对大型专用类设备应做好可行性论证、效益追踪和绩效考评。医院设立专门机构对固定资产购置的预算审批、执行控制、大型医用设备配置是否按照准入规定报批审核等进行监督控制。取得时，及时办理验收入库手续；出库时，归口部门批准审核办理出库手续。固定资产的出售、转让、维修、捐赠、报废等应根据规定并按照管理权限逐级审核报批后执行，建立账目备查簿。固定资产年度终了应专人负责组织并开展清查盘点工作，盘盈、盘亏应履行报批手续，确保账账、账实、账卡相符。

5. 建设项目控制

医院财务部门应设置基建会计，参与建设项目的招投标、概预算编制与审核、价款支付、竣工决算等相关事宜。财务部应当与医院基建部门加强沟通，跟踪建设进度，增强价款审核力度，并按照规定支付工程价款。上级主管部门下达的投资计划、预算资金等应当实行专项管控、专款专用，严禁非法截留及超批复内容挪用资金。建设项目竣工后，基建项目的资产及档案移交等工作应当在竣工决算、决算审计后的规定时限内办理完结。对于超期未办结竣工决算但实际已投入使用的基建项目，医院应将其转做相应资产，按实际投资暂估值进行账务处理。

6. 合同控制

医院财务部门应设立合同收付款审核岗，对医院合同的经济业务履行情况进行管控和监督。医院财务部门与合同归口管理部门应当实时建立沟通协调机制，实现合同、预算、收支管理相互结合、相互制约的职能。医院财务部门应当根据合同的实时履行情况办理价款结算和进行账务处理。对于未按合同条款履约的，财务部门应当在付款之前向医院相关部门负责人报告。所有与医院经济活动相关的合同都应当提交财务部门作为账务处理的依据。财务部门应当加强合同信息安全保密工作，未经批准，不得以任何形式泄露合同订立与履行过程中涉及的国家秘密、工作秘密或商业秘密。

（二）内部控制监督评价

医院应当建立健全内部控制监督评价体系，定期对本单位的内部控制体系进行评价，设置专职专岗，负责对财务内部控制制度执行情况的监督检查。建立内部控制问责机制和责任追究机制，确保岗位分工明确，责任到人，如有超越权限违规操作的行为，应追究相关人员责任。财务内控专职人员负责不定期对各收、退费点、会计室等出纳岗位的库存现金进行盘点抽查，建立抽查记录。定期检查银行存款日记账、银行对账单、银行存款余额调节表的核对情况及清理未达账项情况，建立抽查记录。定期核查财务各类票据的监管情况，对票据的领用、核销流程建立抽查记录。

（管慧君）

第六节　医院财务报表分析

一、基础理论

（一）医院财务报表分析的概念

医院财务报表分析，是医院财务管理重要的组成部分和分析手段。通过财务报表分析，可以评价、预测医院的财务状况和经营成果，揭示医院运营过程中存在的矛盾和问题，为医院经营提供改进建议，提高财务管理精细化水平，促进医院健康和可持续发展。

（二）医院财务报表分析的原则

1. 客观性原则

财务分析要以事实为依据，一切从实际出发，根据医院真实发生的经济业务，以账表为基础进行分析，反对主观臆断，结论先行，搞数字游戏。坚持客观性原则，才能保证得出的分析结论是真实可靠的。

2. 全面性原则

财务分析要有全局观，多角度、多层次地看待和分析问题，坚持一分为二的原则，兼顾成功经验与失败教训、有利因素与不利因素、主观因素与客观因素、经济问题与技术问题、外部问题与内部问题。坚持全面性原则，才能避免得出的分析结论太过片面。

3. 相关性原则

财务分析的相关性主要是指医院财务分析应与监管部门、医院管理层、职能部门科室、院内职工、社会公众等信息使用者的需求相关，以满足他们对财务信息的特定需求，如监管需要、经营决策需要等。

4. 可比性原则

医院财务分析要用发展的眼光、全局的眼光看待问题，反对孤立、静止地看问题。这就需要在进行财务分析时，将医院过去、现在和将来联系起来，将医院自身与同行业联系起来，通过自身不同时期的纵向对比及同行业的横向对比，明确医院发展趋势、行业地位、优势亮点与薄弱环节，为医院的经营管理提供有价值的参考意见。坚持可比性原则，才能确保纵横对比分析结论的真实有效。

5. 灵活性原则

随着医疗卫生体制改革的日益深化，以及新旧会计制度的更替，大型公立医院面临的宏观经济环境和内部管理环境都发生了很大变化，经济活动也更加复杂。这就需要在进行财务分析时，灵活处理，结合医改大背景、宏观经济政策制度，以及医院内部精细化管理要求等来对医院整体经营情况进行深入剖析。

（三）医院财务报表分析的方法

1. 结构分析法

结构分析法是分析局部与整体关系的一种方法，通常将整体作为100%，将整体的各个组成部分占整体的比例计算出来，以此判断整体当中各个组成部分的重要程度或者是相对地位。财务报表分析中可以进行各指标的横向对比，也可以对同一指标不同时间点的占比情况进行纵向对比，判断指标的变化趋势。使用结构分析法的前提是各指标或项目之间有整体与局部的关系。

2. 比率分析法

比率分析法是将不同指标相除，计算指标之间的比值，以反映指标之间的关系的方法。该方法可以用于分析指标之间的相关性，揭示某些现象背后的原因，将复杂的信息以简化的形式予以反映，提高分析的效率和效果。

3. 趋势分析法

趋势分析法是以时间为基础，将不同时间点上的同一指标进行对比的分析方法。例如将连续两年的数据进行对比分析，计算出增长率，或者以某一年数据为基础，计算出另一期数据的增长率。通过趋势分析法可以分析某项活动相对于过去的变化情况，也可以预测未来该活动可能的变化区间，具有回顾过去，展望未来的作用。

4. 比较分析法

比较分析法是通过对比发现不同数据或指标之间具有的共同特征或者差异性的方法。比较的具体方法可以是观察、可以是计算差额、可以是计算倍数，也可以是归纳。

5. 因素分析法

因素分析法是分析某一由多个指标组成的指标变化情况及其影响动因的方法。具体分析过程包括总差异计算，指标分解、动因分析、连环替代。通过因素分析法，可以对引起指标变动的相关因素进行层层分解，从而挖掘引起变动的最主要因素。

6. 项目质量分析法

项目质量分析法是以项目特点和管理要求为基础分析经济活动的质量的方法。分析中首先要选取影响最大、关注最多、性质最特殊的项目，然后对项目进行性质分析、内容分解和组合、金额分析，结合单位具体经营环境和经营战略对各个项目的具体质量进行评价。

（四）财务报表分析体系建设的必要性

1. 有利于为监管部门制定政策提供现实依据

报表数据是重要的信息资源，为卫生健康管理部门经济决策及政策制定提供信息是各医疗机构编制年报的重要目的之一。各级医疗机构结合年度卫生财务报表分析和卫生发展状况，对年报数据进行全面的、有重点的、有针对性的分析，结合医院实际运行现状为医改政策的制定建言献策，才能为监管部门的正确决策和政策的制定提供科学依据。国家有关部门可以通过财务报表掌握医院经济活动和财务收支状况，检查医院预算执行情况，考核医院对财经纪律、法规、制度的遵守情况，分析不同类型、不同地区、不同规模医院在经营中存在的问题，作为确定医院发展和财政预算收支的依据，以利于制定相应的政策进行宏观调控。

2. 有利于医院管理层制定医院战略发展目标

医院财务报表分析，不仅是医院财务管理的重要手段，也是医院达到预期经济目标，实现医院战略目的的重要管理方法。通过财务报表分析，医院管理者可以对医院的财务状况和经营绩效等内容进行全面的了解，对财务报表的数据进行科学分析，并挖掘出这些财务数据中的经济内涵，进而辅助进行决策和战略调整。医院通过对不同时期收入、支出、结余进行对比分析，找出差距；通过因素分析，可测定各因素变化的影响；通过经济批量分析，可掌握药品、库存物资的使用情况；通过趋势动态对比，可对医院的发展趋势进行测定；通过对大型设备投资项目进行专题分析，可减少盲目投资带来的损失，防范和规避财务风险。财务报表分析通过一系列科学的财务分析方法，充分利用医院财务会计资料及其相关资料进行分析，促进医院改进管理水平，加强内部经济管理，强化内部控制，增强医疗市场竞争风险抵御能力，提升医院核心竞争力，提高医院社会效益和经济效益，促使医院走优质、高效、低耗可持续发展之路。

3. 有利于医院各科室加强科室运营管理

科室是医院构成医疗服务体系的基本单元，是医院经营运作的载体，科室综合效益的提升正是医院经营发展的关键所在。通过加强科室内部成本核算，报表分析以及各科室间的经营状况对比分析，加大管控力度，从而提升科室运行质量，提高管理水平是报表分析的主要目的之一。报表分析不仅能提供医院的各项财务数据，而且还能进一步挖掘运营管理中存在的问题，梳理出责任部门和科室，帮助各科室寻找管理和业务中的薄弱环节，指导科室加强经济管理，防控风险，进一步降低可控成本，促进科室管理科学化、现代化。

4. 有利于医院员工改进自身实际工作

医院的整体经营情况与每一位医院员工息息相关，通过财务报表分析可以帮助员工了解医院的经营状况、预算管理、收入管理、支出管理、成本管控、资产管理、对外投资、货币资金等一系列医院经济运行情况，有利于员工将医院的整体发展与自身具体工作相结合，促进员工树立主人翁意识，增强科室员工的成本管理意识，节支降耗，降低服务成本。

5. 有利于社会公众了解医院经营状况

加强财务报表分析，将专业化的财务数据用文字予以描述，并配以图表分析能促进社会公众了解医院经营的现状、难点、困难以及医院发展的动向，通过社会公众的监督促使医院规范医疗、改进质量、控制医药费用，改善服务环境，优化就医流程，加强医患沟通，促进公立医院回归公益性本途。

二、体系建设实践

（一）财务报表分析体系建设的目标

财务报表分析是医院财务管理工作的重要组成部分，是医院财务管理工作不可缺少的内容。通过财务报表分析体系的建立以及优化，促进政府监管部门了解医疗机构的整体经营状况，利于制定相应的政策进行宏观调控；及时发现医院运营管理中存在的问题，为医院管理层提供相关的财务与分析数据和信息，帮助管理层进行经济决策以及医院发展战略调整；及时、全面、真实、客观地反映科室经济管理状况，指导科室加强成本管控和经济核算管理，促进科室管理科学化；促进员工关心医院整体发展，树立主人翁意识；建立起社会公众与医院沟通的桥梁，加强医患沟通，改进医疗服务质量。

（二）财务报表分析体系建设的步骤

1. 明确财务报表分析目的及服务对象

医院财务报表主要包含资产负债表、收入费用总表、医疗费用明细表、现金流量表、财政补助收支情况表、成本报表等。医院财务报表揭示了医院各项经营活动所产生的经济后果，但由于其反映的内容高度浓缩和概括，比较专业和抽象，单纯从财务报表上的数据还不能直接或全面说明医院财务状况，特别是不能说明医院经营状况的好坏和经营成果的高低。因此需要采用科学系统的方法来剖析和挖掘报表数据背后所隐藏和传递的经济内容，通过财务报表分析将财务数据与非财务数据信息结合起来，为报表使用者提供更加全面、可靠、相关的决策信息。

医院财务分析主要运用医院的预算计划、会计核算、财务报表及其他相关资料等信息，采用一定的分析方法和分析工具，对过去一段时间内医院的财务状况、经营效率进行剖析与评价，从而为医院财务信息不同使用者提供相关财务信息。医院财务分析的主要服务对象有，上级监管部门、医院管理层、各职能部门科室、院内职工、社会公众等。明确了主要服务对象，才能根据不同服务对象的关注重点，有针对性地对医院财务数据进行挖掘与分析，以满足不同服务对象的信息需求。

2. 明确财务报表分析原则

财务分析的结论，最终是要供不同服务对象使用的，尤其是医院管理层需要运用财务分析结论改进医院管理工作及进行经济决策。因此在进行财务分析时，必须坚持客观性、全面性、相关性、可比性、灵活性等分析原则，以提高分析结论的实用价值。

3. 确定财务报表分析体系整体框架

财务报表分析不是零散的数据解释，也不是支离破碎的片段组合，而是一个能够反映医院全局的整体构架，应当事先进行精心设计。同时分析体系应当结合上级监管部门、医院管理层、各职能部门科室、院内职工、社会公众等对医院财务信息的需求。分析框架可以包括但不限于医院基本情况介绍、医院经营情况分析、财政补偿情况分析、预算执行情况分析、年末结转（结余）情况分析、资产负债情况分析、医院财务指标分析、医院经济管理绩效分析、医院社会效益分析、经济管理意见及建议等部分。

（1）医院基本情况介绍：主要从机构和人员配备、医疗情况、教学情况、科研情况、管理情况、区域辐射能力等六个方面对医院概况进行介绍。可以让报表分析使用者，尤其是对医院不熟悉的外部人员，对医院的发展历史、发展规模、人员配备、医教研管发展水平以及社会责任等各方面的信息有所了解和认识。

（2）医院经营情况分析。

1）收入情况分析。收入是医院持续发展的生命源泉，因此对医院收入的规模、结构、增速、发展趋势等进行深入分析，有利于了解医院整体服务能力与发展潜力。收入情况分析主要包括收入结构分析、收入同期对比分析、收入趋势分析等。

2）支出情况分析。通过对支出规模、结构、发展趋势等进行深入分析，了解医院的资源配置情况，对各成本费用指标进行系统分析，特别是药品、耗材等关键指标，对照管控目标，查找医院经营方面尚存在的差距，提出进一步调整的建议；对管理费用、三公经费、能耗支出等进行深入分析，挖掘成本控制的潜力。对分析过程中发现的不良指标，层层深挖原因，从而为医院管理层提供管理改进建议。

3）结余情况分析。结余可以反映医院的整体经营成果及经营效率，并结合国家政策规定，对医院结余情况的合理性进行判断，为医院管理层的经营决策提供数据基础。

4）科室成本效益分析。通过科室成本效益分析，可以反映医院内部各科室经营管理质量，促进与支持优势科室的进一步发展，同时对管理效益不好的科室进行原因分析，并寻找改进措施，以指导临床科室改进与提高管理。

（3）财政补偿情况分析：通过财政补偿情况分析，可以了解国家财政对医院基本人员经费和项目支出的资金支持情况，结合医院服务量、承担的社会责任，以及当前医疗体制改革政策变化对医院经营产生的影响，来分析财政补偿投入对医院的支持力度。

（4）预算执行情况分析：通过对医院收支预算执行情况及财政资金预算执行情况分析，一方面可以满足上级部门对医院预算执行情况的监管需求；另一方面通过深入分析查找预算执行差异原因，为进一步提高医院预算编制准确性及预算执行效果提供管理改进建议。

（5）年末结转（结余）情况分析：通过对医院年末基本支出和项目支出的结转（结余）情况分析，了解医院结转（结余）资金的构成情况，并结合国家结转（结余）资金管理办法，对医院结转（结余）资金的形成原因进行深入分析，尤其是对财政项目结转（结余）资金的分析。通过结转（结余）分析，一方面有利于做好结转（结余）资金下一年度的使用计划安排，促进医院按质按量按时完成财政资金执行任务；另一方面可以为上级主管部门优化财政资源配置，提高财政资金使用效益提供基础数据。

（6）资产负债情况分析：通过对医院资产、负债、净资产的结构分析，及各明细项目同期变动对比分析，重点对变化异常项目进行深入分析查找原因，以全面掌握医院资产配置及增长变化情况。同时通过分析对医院资产质量进行评价，及时发现医院资产状况存在的潜在风险，为优化医院资产配置提供改进建议。

（7）医院财务指标分析：通过对医院成长能力、偿债能力和持续经营能力等方面的财务指标进行深入分析，来对医院经营发展潜力、财务风险、资产效益等进行判断，对发现的医院优良指标应继续保持，对不良指标进一步层层深入，查找原因，并提供有效的管理建议，促进医院可持续健康发展。

（8）医院经济管理绩效分析：通过对每职工业务收入、百元固定资产医疗收入、每床位占用固定资产、管理费用占业务支出比例、病床使用率等医院经济管理绩效指标进行分析，反映医院经济管理的效率和效果，对发现的医院经济管理的薄弱方面，进一步深入分析原因，为医院管理层提供管理改进建议。

（9）医院社会效益分析：通过对医院服务量的完成情况、工作效率指标、次均费用、药占比等社会效益指标进行分析，反映医院承担的医疗卫生任务及社会效益情况。通过近三年的指标对比分析，了解医院服务量、人均效率、医疗费用等的变化情况，为医院持续努力调结构、控费用提供依据，以更好履行医院的社会责任，充分体现医院的公益性。

4. 构建财务报表分析指标体系

在构建财务报表分析指标体系时，需根据财务分析目的及分析内容，选取适当的指标来全面反映医院的运营情况。指标可以分为结构指标、比率指标、趋势指标等。结构指标主要反映一个整体中某一部分的占比情况，例如医疗收入占总收入比、门诊收入占医疗收入比，通过这些指标可以看出医院收入结构，明确医院收入的主要来源。比率指标反映某一变量与另一变量的比例关系，例如资产负债率，反映了医院资产中有多大比例是由负债构成，也就反映了医院的财务风险。趋势指标反映某一变量的增长情况，例如总资产增长率、医疗收入增长率等，通过这些指标可以看出医院的成长情况。另外，在对医院进行财务分析过程中，要根据分析内容的具体情况，在基础指标分析之上，再进一步层层深入挖掘，对更细更具体的指标项目进行分析。

5. 选取财务报表分析方法

财务分析常用的分析方法较多，可以根据分析目的及各分析内容、项目、指标的具体情况，选择一种或多种分析方法进行分析。不同的项目适合不同的分析方法，例如对变动情况进行分析比较适合趋势分析法，对营运能力、偿债能力等分析比较适合比率分析法。

6. 运用分析结果，提出管理改进建议

财务分析的最终目的在于运用，对于医院财务分析而言，一方面通过分析，在调整医院收支结构、规范医护人员行为、降低患者负担等方面为医院管理层提供决策依据，同时通过分析及时发现医院经营发展过程中，存在的问题与潜在风险，为改进医院管理、规避经营风险提供建议，促进医院健康持续发展。另一方面，结合医改背景、医改政策，从医院财务角度出发，通过深入思考与探索，向上级监管部门提出意见与建议，并呼吁相关部门对行业发展及医院发展提供相应的政策支持。

（管慧君）

第九章

医院文化建设

第一节　医院文化建设的内容

国内外关于文化的定义很多，迄今为止未形成统一共识。关于文化的内涵，广义上认为人活动的痕迹皆为文化；狭义上局限于宣传和娱乐的范畴。

医院文化指医院在长期的实践中逐步形成的具有自身特色的基本理念、价值观念、道德规范、规章制度及行为方式的总和，涵盖了技术、服务、人才、管理、品牌等所有与医院发展相关的文化因素。因此，医院文化是理念形态、行为制度、物质形态的复合体。历史和地域、习俗与仪式、价值观、代表人物、传播网络等构成了医院文化的相关要素。医院文化建设的内涵可以划分为三个层次：理念层面、制度行为层面和符号层面。

一、理念层面

理念层面是“心”层面的文化，指医院的核心价值观、目标愿景、组织哲学等。文化的终极成果是人格，尤其是集体人格。“君子怀德，小人怀土；君子怀刑，小人怀惠”，中国文化推崇君子，君子之道。医疗卫生行业培养的医生是君子中的君子，应怀有利人、利他、利天下的大德。每个医院对文化核心要义的诠释不一样，历史发展过程中故事不一样，被赋予的内涵与延续也不一样。理念层重点回答“我是谁”“我从哪里来”“我要去哪里”的核心命题。

二、制度行为层面

制度行为层是“手”层面的文化，包括医院的制度、规范和约定俗成的习惯等。文化建设的实质就是以制度创新解决制约事业发展的诸多瓶颈问题，将文化理念融入制度建设，贯穿于医院各类业务活动与运营管理的每个过程与环节之中，固化到各级岗位要求与行为规范中，渗透到以资源配置、绩效考核、价值认定等为核心要素的价值链体系之中。一是制度建设中鼓励开拓创新、追求卓越的文化：逐步完善目标管理工作制度和综合绩效考核体系，围绕办院方向、社会效益、医疗服务、经济管理、人才培养、可持续发展等方面，不断改进组织管理。二是制度建设中牢记公益导向、为民服务的文化：以患者就医、员工从业为重点，推进医院各类业务和管理信息与知识的集成共享、高效沟通，做好医疗服务、质量安全、内部审计等制度设计与实施，最大限度地减少因信息共享和沟通障碍、工作流程烦琐带来的患者就医负担和广大医务人员的重复劳动。三是制度建设中彰显公平正义、优劳优得的文化：以育人用人留人、职称评聘、绩效分配三大政策为核心，创新体制机制，以符合国家政策要求、推进医院改革发展、保障员工权益为基本准则，以公平正义、优劳优得的文化导向做好人力资源管理改革的制度设计与实施推进。四是制度建设中宣扬勤俭务实、风清气正的文化：以预算管理、成本核算和成本控制为抓手，建立支付制度导向的精细化财务经济管理制度，为一线业务活动提供卫生经济学方法与政策指导；围绕基础设施、设备物资、能源等资源管理，切实强化医院发展建设规划编制和项目前期论证，建立医学装备采购、使用、维护、保养、处置全生命周期管理制度，探索医院“后勤一站式”服务模式。通过制度建设与保障使“敬佑生命、救死扶伤、甘于奉献、大爱无疆”的职业精神内化为广大医务人员的思想与行为习惯。

三、符号层面

符号层面是“脸”层面的文化，属于物质文化范畴，涵盖标识、院旗、院歌、环境、活动和传播网络等。以医院环境为例，有些单位的建筑是中西合璧的，有些是现代风格的，装修色调上冷暖也不一致。在医院的标识设计上，每个单位都有自己的寓意和表征，以区别于其他单位。再比如，各家单位文化活动丰富多彩，但各有特色，百花齐放。符号层基本属于显性文化，看得见、摸得着、可辨识，不少单位容易把文化建设的内涵局限理解于符号层的内容。

（马英梅）

第二节　医院文化的功能

随着科技创新和发展，不同医院之间特别是大型医院在医疗技术水平、医疗服务环境与基础设施等方面的“硬实力”日益接近甚至趋同，传统的竞争愈发深刻地体现在以文化为核心的软实力上。越来越多的实践和证据表明，文化是高水平医院的必要条件，是可持续发展的根本保证。

一、导向功能

医院文化是在长期发展过程中逐渐形成的群体心理、行为规范或共同价值观，直接反映医院中个体的行为方式及整个团队的价值取向。医院文化一旦形成，就会对医院及其个体产生引导和导向作用。对医院而言，医院文化最核心和关键的因素是共同价值观，它由成员个体价值观经过相互抵触、冲突、融合而形成，最终得到广泛认同。其导向功能体现在，一是医院文化直接影响发展战略、意图、目标的制订，推动医院朝着既定方向与目标发展。二是对发展路径的纠偏、调适与确定。医院发展受到一系列内外环境影响，管理者可能会因为对环境变化的感知先后、深浅等因素作出与长远目标不一致或短期错误的决策。此时，医院文化的适应性和使命两大特征则对偏差和错误进行修正，从而实现与环境的融合。对个体而言，医院文化在体现救死扶伤、患者至上等普适价值的基础上，更承载着自身特有的精神与理念，形成其他医院无法复制或取代的文化体系，对个体思想和行为都产生影响。一是作为最深层次的核心价值观，塑造医院个体的精神、思想与认知，比如新加入的员工能够很快从环境氛围、管理风格、团队相处模式等方面感到文化的感召力，其精神状态、职业或人生追求、道德标准等都将发生潜在变化。二是对与医院文化不一致甚至相冲突的亚文化或个体文化产生协调与整合作用，使二者相互渗透、融为一体。

二、约束功能

医院文化的约束功能主要体现在两个方面。一是刚性约束，也称“硬”约束。三层次结构理论提出的制度文化包含了医院在发展中逐步形成的规章制度，这些成文或硬性的制度规范是个体在医疗、教学、科研、管理等行为中必须遵守的标准和具体要求，且违背后必然受到惩罚。二是软性约束，也称“软”约束。除了成文的制度规范，医院制度文化中不成文但约定俗成与广泛认同或遵守的习惯、行为方式也能够对个体行为进行约束。也就是医院文化能够对医院全体成员的行为形成一种无形的群体压力，如舆论压力、理智压力和感情压力等。此外，医院文化所形成的环境和氛围还能够促进员工进行自我教育、自我改造、自我管理、自我提升，让每一个人都能够成为医院文化的体现者和践行者。

三、激励功能

医院文化的激励指对文化行为主体所产生的激发、鼓励和推动作用。美国心理学家马斯洛指出，人类的需求包括五个层次，由低至高分别是生理需求、安全需求、社交需求、尊重需求和自我实现的需求。只有当低一级的需求得到满足时，高一级的需求才能作为激励的动力和对象。而文化的激励作用主要体现在社交、尊重和自我实现三个层次的需求上。其运作和实现机制为：医院文化的参与性体现涵盖了员工参与、团队导向、员工发展。其中，员工参与的核心是管理权力下放与员工自主性的强化，团队导向的核心是奖惩机制、团队建设和组织氛围，这两者直接满足医院员工的社交需求、尊重需求。员工发展指医院文化为员工自我成长、自我管理、自我进步提供的客观条件、外在环境与氛围等，从而满足员工的自我实现需求，全方位激发员工的工作动机。

四、凝聚功能

医院文化的凝聚功能可从两个方面理解：一是作为共同价值观的文化是医院凝聚的思想基础和心理依据。医院文化实际上是全体成员为实现自我发展而创造出的物质与精神成果，医院是形成这些成果的物理场所或空间。换言之，医院文化总是与不同的个人特别是不同医院相联系，具有差异性。而这种差异具有稳定性和传承性，使其他文化难以渗透和复制，进而构成了医院凝聚力的思想基础和共同心理依据。如北京协和医院在长期的办院办学实践中形成了“求精”文化，四川大学华西医院形成“平民情感”文化，均是各自不同的文化名片与标签，并促使医院中的个体向其要求看齐，这就是产生凝聚力和向心力的过程。二是医院文化所包含的整合、协调、团队协作等是凝聚力的重要来源。医院由许多不同的临床医技科室、实验室、职能部门等单位组成，不同组织有不同的亚文化差异，医院文化则在整体上与宏观层面对这些亚文化进行整合，特别是对冲突进行调和，使之形成一致且得到广泛认同。

五、保障功能

医院文化是软实力，也是生产力，有利于保障医院改革发展。一是方向保障。医院发展需要深刻把握环境变化，并制订战略与目标。在此过程中，医院高级、中层管理者以及一线员工对于长期、中期和短期的目标可能形成认知差异，进而产生发展路径选择差异或矛盾。此时，如何选择正确的发展道路至关重要。这需要充分发挥文化对发展方向的保障作用，如根据医院的文化内涵审视道路是否与之相违背或从优秀医院文化中汲取对改革决策有帮助的证据与支撑。二是思想保障。思想是行动的先导，是一切实践活动的灵魂。对医院而言，无论是医疗服务还是管理活动，都需要正确的思想引导。而文化的核心正是思想，文化的思想保障作用就是通过思想引领来实现。如从宏观和外部来看，医院文化可以提供清晰的愿景与目标，统一全体员工的思想认识。在微观和内部，医院文化可以为组织变革、团队治理、沟通协调等具体实践活动提供理论指导与启示。

（马英梅）

第三节 医院文化建设的前沿与热点

一、组织结构理论视角下的企业文化类型

20 世纪 90 年代，国际上企业文化的研究重点逐渐从定性转向定量，特别是对企业文化的调查研究、评价分析增多，包括 Hofstede、OCP、OSC 等测量量表、丹尼森组织文化模型等。其中，有美国学者 Cameron 和 Quinn 主张分析企业文化与组织绩效二者关系，提出竞争价值观（CVF）框架中的四个象限代表着四种不同类型的组织文化，分别是团队型文化、活力型文化、层级型文化和市场型文化。组织文化类型图的横轴左边和右边分别代表内部与外部关注，纵轴上方和下方分别代表灵活性与稳定性。在此基础上，他们构建了组织文化评价量表（OCAI），从主导特征、领导风格、管理风格、组织凝聚力来源、战略重点和成功准则等 6 个维度评价企业文化。对于某一特定组织来说，它在某一时点上的组织文化往往是四种类型文化的混合体。通过 OCAI 测量后，每种类型的文化会汇总成一个得分，可以直观地用四边形剖面图来表示。

（一）团队型文化

在团队型文化中，组织内部凝聚力较强，像一个充满亲情和友爱的大家庭，员工对组织具有高度的忠诚、依赖和认同。员工的自我发展目标与组织目标一致性较强，他们共同关注未来或长期目标的实现。团队型文化重视组织中个体，通过授权、创造条件等让每个成员平等参与公共事物的治理和组织决策。对于外部环境的变化，也能够及时感知与捕捉。

（二）灵活型文化

灵活型文化一般存在于创业型企业或建立在个人领导魅力较强的组织中。其最大的特点就是整个组织是一个充满活力、富有创造性、挑战性的整体。在这种文化下，企业的高层领导和管理者往往具有强大的领导能力和人格魅力，敢于冒险和创新，并且受到广大员工的拥护与追随。企业支持员工积极发现市场机会与环境变化，鼓励他们不断创新、自我管理和自我提升。

（三）层级型文化

层级型文化一般存在于政府部门、国有企业等组织中，其最大特点是具备清晰的组织架

构、明确的行政层级以及完善的规章制度，类似于马克思·韦伯的科层制组织结构。在这样的组织文化中，无论是组织决策还是员工行为都按照明确的规范或标准进行，组织发展及其与员工关系呈现出稳定、持续的状态。

（四）市场型文化

市场型文化的最大特点是以绩效或结果为导向。从整体上看，组织关注外部竞争与市场机遇，以扩大产品的市场占有率和获取巨大利润为目的。从组织内部管理来看，员工之间的竞争性较强，个人业绩直接发展和晋升。

二、组织文化变革

组织文化类型并非一成不变，它与组织发展过程及阶段息息相关。有学者在基于竞争价值观框架提出四种组织文化类型后，进一步指出这种文化类型与企业发展的生命周期具有一致性。在组织创业和发展初期一般以灵活型文化为主，在进一步发展或整合阶段以团队型文化为主。当组织进入到成熟阶段或稳定期，层级型和市场型文化居多。也即是说，按照其“生命周期—效能标准模型”，组织文化类型变革的一般路径为活力型至团队型，最后至层级型与市场型。

三、团队治理——隐匿型文化

（一）文化建设与团队治理的关系

传统的文化建设实践与理论均关注组织的内外环境变化，以及由此给组织发展带来的影响。文化建设的目标是提高组织绩效，其核心路径在于提高个人与组织配适度、员工对组织的认同感。但在新的科技革命推动下，传统文化建设的思路和路径受到了极大限制。众所周知，人才是21世纪最重要的资源，人才的竞争力是组织最核心的竞争力。如果一个组织能够集聚一大群高素质人才，并且能够通过高效的管理最大限度发挥其作用与价值，组织就能发展乃至长盛不衰。反之，如果缺乏人才支撑，组织发展举步维艰。但传统文化建设由于缺乏对人才特别是众多人才的强烈关注与深刻回应，在提升组织竞争力和绩效方面的作用逐渐变小。为此，文化建设领域出现一个新课题——团队治理。团队治理主张借鉴管理学领域最前沿的治理理念与策略，对组织中的个人、团队进行控制、引导与激励管理，以期最大限度地提升团队绩效。也正因为如此，团队治理也被视作隐匿型文化建设。

（二）从管理走向治理

何谓治理？这是认识和理解团队治理的前提。近十年来，治理是管理学特别是公共管理最“时髦”的词语。治理源自西方，其最初含义类似于“统治”。其产生的背景在于：20世纪80年代以来，美国经济进入滞涨，政府对经济发展干预不力，民众生活水平急剧下降。与此同时，政府本身庞大的财政支出和赤字、公共服务低效率、贪腐等问题突出，由此加剧民众对政府的批评并导致民众对政府的信任度下降。此后，在新公共管理运动（NPM）的助推下，政府和市场的界限逐渐模糊，以分权、多元参与为主要内容的统治模式——治理逐渐兴起。但治理与统治和管理有着根本上的差异。有学者认为，统治、管理与治理是人类社会发展至今，权力管控的主要模式。统治依靠强制性力量使得人们屈服于绝对的权威，君主、国王或教皇等是唯一的权力主体。管理是与现代社会化大生产相适应的，特定主体以特定目标为导向开展的计划、组织、协调、控制等。治理则并不依赖于传统的以政府或公共部门为核心的权力主体，它主张包括政府、市场、非政府组织、民众等主体共同参与社会公共事务的处理。

（三）团队治理的路径

团队治理的内涵较广，至少包括以下几个方面。

1. 从管制到服务的理念

组织的团队管理活动以规范个人行为，发挥员工能力和作用，帮助提升组织绩效和发展水平为目的。其理念既包括刚性的管制，也蕴含以人为本的服务。但在团队治理中，服务的理念居于首要和主导地位。得益于对人力资源和人才的重视，组织管理者把以人为本的服务理念置于决策全过程。在服务理念指导下，团队治理包含一套对员工问题的回应机制与责任追究机制。

2. 从一元到多元的主体

管理主体是权力行使的基本载体，传统组织管理的主体仅限于决策层和管理者，他们是唯一的权力运行单元。一元治理主体的好处在于决策的高效率，但弊端在于权力的过于集中可能导致个人色彩强烈和独断专权，特别是对于日益变化的外部环境感知不强，容易产生决策失误和管理低效。新型团队治理通过对权力与职责的重新划分，给予员工参与组织公共事务与决策的机会与权力，形成多元自上而下与自下而上相结合的多元共治格局。由于组织发展所面临的环境变化极其迅速，通过广泛性参与可以充分发挥员工对环境变化的感知，适时调整发展目标与战略。同时，也能通过参与强化员工对组织的认同感。

3. 从集中到分散的权力

组织的发展以权力的有效运行为前提。一元主体意味着权力高度集中，权力结构较为单一，权力运行向度以自上而下为主。多元主体治理的本质是将集中的权力进行分散，划归于组织中的普通员工。例如，决策前与员工进行商议，充分听取、吸纳员工的意见与建议，或通过成立员工自治型组织或协会进行员工自我管理。

（高曙明）

第十章

循证医院管理

第一节　循证医院管理概述

随着循证医学的迅猛发展，“遵循证据，科学决策”的循证理念已逐渐渗透至医学的各个相关领域，作为医院运行的重要支撑——医院管理为适应医学发展的要求，引入循证医学思维，更新管理模式。管理者将专业的管理知识、管理经验与获取的管理证据相结合进行管理决策，指导管理实践，制订出科学、规范的管理决策，从而转变传统经验型医院管理思维，有效解决医院管理中出现的问题，提升医院管理成效，最终为患者提供更优质高效的服务。

一、概念与内涵

循证管理（EBM）是将当前最佳研究证据科学用于管理和决策的过程，即审慎、明确、明智地应用相关不同来源信息做出科学决策的活动过程。

循证医院管理（EBHM）指遵循目前最科学、最合理的证据，结合医院实际情况和个人管理经验，对医院的组织结构、资源分配、运作流程、质量体系和运营成本等作出管理决策，在不断实践、总结和分析证据、总结经验的基础上，修正管理方式，再实践，不断提高管理效率的过程。循证医院管理强调对最科学管理依据的学习和借鉴。

传统的医院管理模式往往以经验为主，收集的证据缺乏全面性和系统性，不重视证据的质量评价。大多数管理者从分析问题、利用知识经验，到确定管理决策、决策实施，整体过程相对比较简单，相关的知识、经验和证据未经整合，分析多不系统，在管理结果外推方面受到一定的限制。即使相关领域不断有新的证据产生，其对最终决策的作用也有限，或这些证据未被很好利用。正是这些问题促成医院管理者学习借鉴循证理念和方法帮助提高医院管理的质量和效益。循证医院管理更注重全面、准确地获得相关证据，要求采取科学、合理的方法衡量研究问题之后指导管理者作出相应的管理决策，很好地弥补了传统医院管理模式在证据生产、合成和提升使用上的不足。

二、历史与现状

（一）循证医院管理的产生与发展

1. 西蒙及其决策理论

20 世纪 40 年代著名管理决策大师赫伯特・西蒙提出了决策理论，其核心思想包括“有限理性”与“满意准则”两点。

人类行为的理性方面长期存在着两个极端：①从弗洛伊德开始，试图把所有人类的认知活动都归因于情感支配。西蒙对此提出了批评，强调情感的作用并不支配人的全部；②经济学家的经济人假设赋予了人类无所不知的理性。似乎人类能拥有完整、一致的偏好体系，始终十分清楚到底有哪些备选方案；可以进行无限复杂的运算并确定最优备选方案。西蒙对此也进行了反驳并指出：单一个体的行为不可能达到完全理性的高度。现实中任何人都不可能掌握全部信息，也不可能先知先觉。决策者只能通过分析研究，预测结果，只能在综合考虑风险和收益等情况下做出自己较满意的抉择。人类行为是理性的，但并非完全理性，即“有限理性”。

从有限理性出发，西蒙提出了“满意型决策”的概念。从逻辑上讲，完全理性会导致人们寻求最优型决策，有限理性则导致人们寻求满意型决策。即决策只需要满足两个条件即可：①有相应的最低满意标准；②策略选择能超过最低满意标准。如某医院管理者的决策是提高患者满意度，最低满意标准是患者满意度达到90%。最优型决策要求患者满意度达到100%，这意味着医院不能有任何医疗差错及医院必须满足所有患者的所有期望，这对任何医疗机构都是几乎不可能实现的目标。满意型决策则可通过培训医护人员，促进医疗质量和与患者有效沟通，从而实现最低满意标准。

2. 循证医院管理理念的产生

自19世纪现代科技文明发展以来做出的许多决策均基于实践真知。20世纪后半叶起，一方面对疾病诊断、治疗、预防、康复、卫生管理与政策等方面的大量研究，绝大部分以论文发表后就被束之高阁，极少被卫生决策者采用；另一方面决策者面对浩如烟海的研究报告无所适从。现代研究方法和手段的发展、研究者和决策者更紧密的合作及信息技术与互联网的普及，使充分利用、整理、整合及挖掘卫生领域已有的海量信息成为可能。

1990年，大卫·埃迪（David Eddy）在美国医学会杂志（JAMA）上撰文，首次明确提出“医疗决策要以证据为基础，且要对相关证据进行甄别、描述与分析”。1992年前后发展起来的循证医学明确提出：临床决策应基于系统和全面检索、严格评价后的当前最佳证据基础，综合考虑患者意愿、医师临床经验和当前可得最佳外部证据等因素做出。随着循证医学的发展，它的内涵和外延得到了延伸。从20世纪90年代后期开始，学者开始思考将循证方法应用于组织管理，尤其是医疗机构。2006年Kovner和Rundall指出，大型医疗机构在做战略决策和实施计划时倾向于依靠外部管理顾问，而医院管理者并不清楚这些建议所依据的信息。2001年Walshe和Rundall引用了“机构的过度合并”作为知证缺乏的管理决策的一个领域，增加了使用管理科学来指导医疗机构设计的理念支持。

3. 循证医院管理的发展

1997年前后公共卫生领域里的循证卫生保健（EBHC）逐渐成熟，主要关注公共体系、公共产品、公共服务等公共卫生领域的问题。1997年英国卫生管理学者Muir Gray在《循证卫生保健：如何做出卫生政策和管理决策》书中强调：证据不仅可用于诊断、治疗等临床医学，且可用于政策制订和管理决策等，即循证卫生保健包括了循证临床实践和循证卫生决策。

1999年英国政府白皮书《现代化政府》中写道：政策制定应基于已有最佳证据，而不是为了应对短期的外界压力；应治本而非治标；应看结果，而不只是看采取了什么行动；应灵活、创新，而不是封闭、官僚；对民众应促进依从，而非回避或欺骗。2000年李幼平提出广义循证观，赋予其内涵为：强调做任何事情都应该以事实为依据，需要不断更新证据和后效评价实践的效果；强调实事求是，提高决策的科学性，注重决策质量，提高决策的成本—效果；并认为这是管理理念上的一个飞跃。

2004 年 WHO 的墨西哥峰会上，各国政府首脑和卫生官员提出应更充分、科学、便利、快捷地使用高质量证据，倡导循证管理决策的理念和研究，呼吁为决策者提供一套科学决策方法。2005 年世界卫生大会呼吁 WHO 成员国：①建立或加强信息转换机制来支持循证管理决策，并号召其对建立更有效的信息转换机制提供有效资助，促进证据生产和使用；②重点强调加强低、中收入国家研究和政策的联系，确定在发展中国家建立知证决策网络（EVIP-Net）；③提倡发展中国家的决策者根据本国国情和高质量证据制定政策，以避免在本国决策中直接套用发达国家的模式，造成不应有的损失。

2006 年斯坦福大学商学教授罗伯特·萨顿（Robert Sutton）借鉴循证医学理念，在他的著作《真相、危险的半真相和胡言乱语：从循证管理中获益》中，批评以前的一些管理方式是“信念、恐惧、迷信和没有头脑的仿效”，强调基于证据和执行良好的管理才是有效管理。该书推出后受到管理学界的广泛好评。

循证决策现已逐渐被作为评判现代医疗保健机构有效管理和提升组织竞争力的重要标准之一，成为国际临床医学领域的新趋势和研究新热点。循证的理念逐渐成为医院管理的决策者、医院管理的政策研究者和医院管理人员坚持的一种先进理念。

（二）循证医院管理的现状

循证医学的成功实践，已越来越引起医学工作者和管理者的重视，循证医学实践已深入到卫生事业管理的方方面面。特别是循证决策的模式已得到广泛认可。

国外已有不少学者开始循证医院管理的研究，如纽约大学的 Steven 教授和南卡罗来纳州医科大学卫生的 David 教授展开了关于“循证管理对医院成本控制”方面的研究，强调运用循证管理的思想科学地指导医院控制成本。研究认为：评估成本控制的关键是一个基于证据的框架模式，该框架包括 3 个基本问题：成本估算（估算什么的成本?）；成本控制（控制成本的有效策略有哪些?）；价值评估（这些政策对医疗质量和患者健康结果有什么影响?）。越来越多的医院管理者意识到采用循证实践方法做管理决策的重要性，且通过循证管理培训项目有助于医院管理者采用循证实践的管理决策。

2001 年国内最早由华西医院的王星月、石应康提出了“循证医院管理”的概念，并初步探讨了循证医院管理的有效性、科学性、实践性等问题，认为：循证管理能提高管理品质，促进医院的良性发展，是未来医院管理的趋势。近几年，循证医院管理从理论研究发展到应用型研究。黄鹏、张耀等讨论了循证医院管理对应的五个实现途径（制度建设、信息化建设、能力建设、医患关系建设、指标体系建设）及重要的影响因素。周艳、恽俊等通过对医院实施循证医院管理模式的实证研究分析了该模式对医院管理决策的效果评价。医院循证管理的研究领域扩展到医院经济管理、医院后勤管理、医院手术室感染控制及医院药房管理等。近几年来，虽然循证医院管理有所发展，但发展水平不高，在卫生行政和医院管理者中尚未全方位普及，还有很多制约循证医院管理发展的困难亟待解决。如何建立和实践循证医院管理模式等这些最核心的问题是一个巨大的挑战。

（高曙明）

第二节　循证医院管理常用证据来源和数据库

随着医学科学和管理科学的快速发展，许多新的管理研究证据与日俱增。这些证据来源除了文献数据库以外，还来源于各类政府、医院和学术机构网站等。

一、常用数据库

国内的文献数据库包括中国知网数据库、维普资讯、万方数据知识服务平台、中国生物医学文献数据库、社会科学引文索引数据库等。与国内的数据库相比较，国外的数据库收录文献量大，检索功能完备，主要的数据库有 Cochrane Library ISI Web of Science. Scopus、Oxford University Press、ScienceDirect、SpringerLink 等。

（一）原始研究数据库

1. CINAHL Plus via Ebsco

CINAHL Plus via Ebsco 是护理学方面最具权威性的资料库，主要提供读者最新且第一手的护理文献，内容包括：护理、护理管理、生物医学、辅助医学、消费者健康以及其他相关健康领域。

2. Embase 数据库

Embase 数据库由 Elsevier 公司出版的欧洲大型生物医学文献数据库，以药物和卫生领域特色著名。中国用户可通过访问中国医学科学院医学信息研究推出的中国科技信息资源共享网络医学信息检索系统进行检索。

3. PsycINFO

PsycINFO 涵盖了国际上心理学、医学、精神病学、护理学、社会学、教育学、药理学、生理学、语言学等专业领域的学术文献。

4. Scopus

Scopus 包含超过 4100 万条同行评议文献和优质网站资料。引文索引可从 1996 年追溯到现在，摘要索引可以追溯到 1823 年。涵盖科学、技术、医学和社会科学等领域。

5. Statistical Insight

Statistical Insight 可为所有有研究价值的统计报告提供详细摘要、索引和定位信息，这些资料数据为 1960 年代初联邦政府发布。还对国家和私人机构的出版物及政府间组织（国际货币基金组织、联合国、世界银行等）的统计出版物进行了索引。可直接链接到联邦机构万维网上的所有关键统计数据。

6. Virginia Henderson International Nursing Library（VHINL）

VHINL 是一个已经在 Registry of Nursing Research 杂志发表的护理研究摘要数据库。访问者可搜索自己感兴趣的护理主题的具体信息，数据库中的摘要包括学术研究、会议介绍、实践创新和循证项目。

7. Web of Science

Web of Science 包括与健康科学研究相关的一些科目类别，包括：老年病学和老年学、卫生政策与服务、法律医学、护理、精神病学、心理学、公共卫生等。数据库可链接到相关的先前研究和搜索引用的参考以跟踪后续的研究。

此外，常用的还有 Medline via PubMed 和 Medline via Ovid 数据库，被普遍认为是生物医学文献书目和摘要的首要证据来源。

（二）二次研究证据数据库

1. 系统评价/Meta 分析

系统评价的作者通过提出具体的临床问题，全面检索文献，剔除低质量研究，并尝试根据完善的研究做实践建议。Meta 分析是将所有研究的所有定量结果结合到一个统计分析结果中的系统综述。

（1）Cochrane 系统评价数据库：是 cochrane 图书馆的主要组成部分，主要收录在 cochrane 协作网统一指导下完成的 Cochrane 系统评价，其中大部分是根据 RCT 涉及完成的，并随着读者的建议和评论及新临床试验出现不断补充和更新。

（2）Joanna Briggs 研究所 EBP 数据库：该综合数据库涵盖了广泛的医疗、护理和健康科学专业，并且这些数据信息由 JBI 的专家评审员分析、评估和完成。

（3）PROSPERO International Prospective Register of Systematic Reviews：健康与社会保健的前瞻性系统评价数据库，PROSPERO 注册时间较晚，包含的文献记录有限，因此搜索亦有限。

（4）OT Seeker：包含与职业治疗相关的系统评价和 RCT 的摘要（经过严格评价和评级，以协助研究者评估其有效性和可解释性）。

（5）PubMed Health：专注临床有效性研究的评论，并为消费者提供易于阅读的摘要及完整的技术报告。

2. 专题评估

（1）美国精神病学协会实践指南：实践指南为评估和治疗精神疾病提供循证建议。

（2）AHRQ 循证实践：为路径用户提供了一种向临床实践所有者和管理员提供即时电子反馈的方法。

（3）年度评论：包括生物医学、生命、物理和社会科学领域 37 个重点学科的权威性、分析性评论。

（4）临床证据：基于对文献的全面检索和评估，总结了当前有关预防和治疗临床情况的文献状况。描述了系统评价、RCT 和观察性研究的最佳可用证据。

（5）HSTAT 美国卫生服务技术评估文本（HSTAT U. S.）：基于网络的免费资源，提供了全文文档的检索通道，这些文档有助于提供健康信息和医疗保健决策，包括临床实践指南、临床医生快速参考指南、消费者健康手册、AHRQ 的证据报告和技术评估等。

（6）美国国立指南库：与美国医学协会和美国健康计划协会合作，由 Agency for Health Care Research and Quality 编制的循证临床实践指南及其相关的综合数据库。每周更新一次。

3. 个案评估

（1）The ACP Journal Club：该杂志编辑筛选了排名前 100 多个临床杂志，并确定了方法学和临床相关的研究。并为每个选定的文章提供丰富的摘要、清晰的结论和评论。由美国内科医师学会出版。

（2）Bandolier：是由英国出版的循证医学的独立杂志。信息来自系统评价、荟萃分析、随机试验和高质量观察研究。

（3）Evidence Updates（BMJ）：来自 BMJ 出版集团和麦克马斯特大学的健康信息研究部

的研究者选择了110多个临床期刊的优质文章，并由国际医师组评估其临床价值和意义。

（4）Faculty of 1000 Medicine：由世界顶尖的临床医生和研究人员选择、评价最重要和最有影响力的文章，为医学文献提供不断更新的权威指南。

其他与循证医院管理相关的数据库还包括：卫生技术评估数据库（HTA）收录与健康管理技术评估有关的信息，包括进行中的计划和健康技术评估单位的完整出版物的详细信息，其目的是对医疗过程、医药、卫生经济的评价；NHS经济学评价资料库（EED）收录与医疗经济评估相关的文献摘要，主要来自重要的医学期刊、文献数据库及会议资料等，内容涉及各种治疗方法的比较、成本一效益分析等。

二、常用网站资源

1. 循证医学中心（牛津大学）

该中心旨在促进循证医疗，并为任何循证医疗的使用者提供支持和资源。包括EBM工具箱，对EBM的实践者和EBM教学非常有用的各种资料（包括PowerPoint演示文稿）。

2. 循证医学中心（多伦多）

包括实践和教导EBM的许多资源。

3. 循证实践用户指南

来自Albetta's大学健康证据中心，包括最初在“美国医学协会杂志”（JAMA）上作为系列发表的一整套EBM用户指南。

4. 中国循证医学中心网站

1997年7月卫健委批准中国循证医学中心成立，设在四川大学华西医学中心。1998年3月，经国际Cochrane协作网指导委员会正式批准注册成为国际Cochrane协作网的第14个国家中心。为用户提供的信息资源主要分为临床证据、用户网络和知识窗，同时该网站提供循证医学杂志的链接。

此外，与循证医院管理密切相关的网络资源还包括某些国际组织或相关机构如WHO、世界银行、经济合作组织等；某些政府机构网站如美国国立卫生研究所、疾病预防控制中心、食品药品监督管理局等。

（高曙明）

第三节 循证医院管理的内容与特点

一、内容

（一）循证医院管理基本要素

1. 循证医院管理的主体

（1）卫生行政管理层：卫生行政管理层是从宏观层面实践循证医院管理的主体。卫生行政管理层的职责是依照法律法规和方针政策，对各级各类医疗机构、卫生专业技术人员、医疗工作等相关领域实施行政管理，具体包括统筹规划医疗卫生服务的资源配置、引导医院体系的总体发展规划和战略目标、制订医疗服务行业管理办法及服务标准、负责医疗相关工作的准入和资格标准、监督管理医疗质量和医疗安全等。从宏观制度层面满足广大人民群众的基本服务需求，让群众享受优质满意的医疗保健服务。

（2）医院决策层：医院决策层是医院层面实践以医院战略与运营为核心的决策行为主体，即医院的高层领导团队，如公立医疗机构包括院长、副院长、书记、副书记；非公立医疗机构包括董事会或理事会。负责确定组织的目标、纲领和实施方案，进行宏观控制。围绕卫生行政管理层制定的卫生政策和相关制度，规划医院中长期的、持续全面的发展战略。确定医院的使命和发展方向，协调外部市场经济和政策环境的变化，并通过建立相应的组织架构，在促进国家卫生发展战略目标实现的同时，提高医院的核心竞争力，实现医院的可持续发展。

（3）医院管理层：医院管理层是医院层面实践循证医院管理常规意义的主体，包括人力、运营、后勤、信息、质控、院感等医院行政职能部门的中层管理者。其职责是把决策层制定的方针制度贯彻到各个职能部门的工作中去，对日常工作进行组织、管理和协调。他们将围绕着医院决策层确定的战略目标，运用管理理论与方法，开展医院人事和绩效分配制度、医院经营分析、保障医疗服务等医院内部管理活动，从而提升医疗质量、优化服务体系、降低医疗费用，切实贯彻以人为本、患者至上的服务理念。

（4）医院执行层：医院执行层是执行循证医院管理具体措施的主体，包括科室主任、护士长等临床基层管理者。其职责是在决策层的领导和管理层的协调下，通过各种技术手段，把组织目标转化为具体行动。他们需要具备良好的临床理论与实践技能，领导操作层（即一线员工）全心全意为患者服务；还要贯彻和执行医院决策层及管理层制订的管理措施，实现医疗服务合理有序、高效经济地开展，完成医院的战略目标。

2. 循证医院管理的证据

要实践循证医院管理决策，首先必须了解什么是证据，证据都包括哪些内容。证据是可以得到的用于对某一结论提供支持的事实（证实的或尚待证实的）或信息群组，用于表明一种理念或建议的真实性和有效性。证据的关键特征是其可获得性和有效性。管理决策的证据应当包括专家的知识、发表的研究结论、现有的统计资料、相关人员的咨询意见、以前的政策评价和管理经验、网络资源、咨询结果、由统计学或管理学模型推算的结果等。

循证医院管理的证据服务于医院管理实践，应当来源于医院管理相关领域的研究成果和实践经验的总结，依赖于管理科学的方法去检索、分析与评价，并结合医院实际情况进行选择。高质量的证据决定管理决策是否可靠。一般应先对证据进行分类分级，再评价其真实性、变动性、可靠性和适用性，以确定管理决策的最优证据。

（1）管理问题的分类：管理问题若按管理职能大致分为计划、组织、领导和控制四类；若按功能可分为决策、人力资源、领导力、信息系统、结构、战略、市场营销、运营、财务、绩效十个类别。因管理问题本身的复杂性，上述分类未必完全合理，某些问题也可能涉及多个类别。但管理实践者应当清楚所面对的问题属于或涉及什么类别。医疗卫生机构可在对自身常见管理问题进行分类管理的基础上，收集、整理和定期更新内部和外部证据，为科学决策提供支持。

（2）管理证据的分级：管理证据的分级可参见表 10-1。注意：表中的证据分级主要针对管理干预或措施。医疗卫生管理领域“最佳证据”取决于特定问题的种类。若问题是“管理措施 X 对结局 Y 的效应是什么?”则 RCT 的 Meta 分析可能是最佳证据；若问题是“护士如何看待自己在促进患者满意度中的作用?”则定性研究是最佳证据；若问题是“为什么或怎样设定目标才能提高团队绩效?”则需要从理论和管理过程监测的证据进行解释。

因此，最佳证据可能是定量、定性甚至是理论的。

表 10-1 管理证据的分级

证据分级	证据来源
1 级	随机对照试验或 Meta 分析
2 级	可重复的高质量文献综述，提供了摘要及基于综合证据可操作的推荐意见； 系统评价
3 级	有比较、来自多中心的案例研究或大样本定量研究
4 级	小样本、单中心定性或定量研究。这些研究基于理论驱动并由经过培训的管理研究者完成
5 级	描述性研究和（或）自我报告案例。这些研究通常包括了提供给管理者的观察、告诫及推荐
6 级	缺乏额外数据支持的权威或专家意见

3. 循证医院管理的环境

循证医院管理的实践活动存在医院外部环境（国家医疗改革政策、市场经济发展和行政管理体制等方面）和医院内部环境（不同级别和类别医院、医院组织架构、软硬件设施以及临床科研综合水平等方面）的差异，当医院的某些内外部环境发生改变时，一些被研究证明针对某类医院非常适用的最佳管理证据（干预措施和方法）则难以达到预想的效果。

循证医学追求高质量证据，尽量将背景环境的影响最小化。传统决策实践受背景环境的影响较大，过分忽略了证据的提示，决策随意相对较大。理想的循证卫生政策应该处于中间地带。政策制定者必须处理好证据和背景环境的关系，在两者之间找到适当的平衡点。

因此，证据存在的背景特征决定了决策的复杂性，循证医院管理一定要辩证地认识医院发展的外部管理环境和内部管理环境，适应市场经济的发展要求和管理模式转变，提高决策的准确性。

4. 循证医院管理的环节

与循证卫生决策一样，循证医院管理同样包括三个基本环节：①证据的生产；②总结和传播证据；③证据的利用与管理决策的制订与修正。在这三个基本环节中，相关的实践类别涉及两种类型：最佳管理证据的提供和最佳管理证据的使用。

提供最佳管理证据，是由一批医院管理专家、社会医学家、卫生统计和流行病学家、临床医学专家及医学信息学专家共同协作，针对医院管理中存在的焦点问题，通过现场调查、现有数据（全面准确的数据能为决策者提供可信的证据）及文献的收集、整理、分析和评价，获得管理问题的最佳证据，为循证医院管理的实践提供可靠的证据支持。

使用最佳管理证据，是由卫生行政管理层、医院决策层、医院管理层和医院执行层根据当前面临的实际问题，基于医院内外部环境及政策价值取向分析，利用最佳证据进行管理决策，以取得管理的最佳效益和效果，促进证据向卫生政策和管理实践的转化。

最佳管理证据的提供与使用之间有一个证据传播的过程。对研究者而言，不仅要加强获得高质量管理证据的能力，还应加强循证医院管理相关教育和培训，培养循证理念和素养；对医疗机构而言，需要营造一种有利于循证决策的文化氛围和管理系统来促进管理证据的使用——各层次医院管理者和实施者形成循证管理思维，提升运用循证方法解决问题的能力。只有将最佳的管理研究成果实践于医院管理过程，并转化为各管理层和执行层的实际行动，才能最大限度地发挥科研与管理综合效益。

（二）循证医院管理的基本步骤

1. 确定研究问题

提出管理问题后，第一步是将管理问题转化为研究问题，以便查找有用的研究文献。通常一个具体的管理问题转化为研究问题时需要适当扩大范围，但应避免太宽泛、模糊和抽象的研究问题。如某医院院长想了解实施住院医师规范化培训项目后对一个西部农村地区县级医院心血管疾病患者医疗费用和质量的影响。因原始的管理问题太窄、太具体，若不转化为研究问题，很难查找出满足上述所有条件的文献。此时可将该管理问题适度扩展转化为研究问题（如转化为住院医师规范化培训后对医疗费用和质量的影响）；应避免过度扩展（如转换为住院医师规范化培训项目对医疗服务体系的影响），否则会检出许多与具体管理问题不相关的文献。

确定研究问题，可参照 PITOS 原则，即明确阐述适用对象（patient）、干预措施（intervention）、时间框架（time）、结局指标（outcome）及实施环境（setting）。但管理问题影响因素很多，常不能也不是必须在确定研究问题时满足 PITOS 全部五个要素。确定管理类研究问题时通常可考虑管理措施、情景和关注的结局三要素：①关注或考虑的管理工具、技术或措施是什么？②上述管理工具、技术或措施在什么情景下可以应用？③关注的管理过程或结局是什么？

应当注意的是：①每个陈述应聚焦于回答一个单独的问题。管理决策常涉及几个问题，此时应将决策相关问题分解为具体的单个研究问题；②研究问题应聚焦于客观指标而非基于价值观（注意：此时是查找客观证据，与决策时必须考虑利益相关者价值观不同）。如“哪个方案更佳?”属于价值取向决策问题，而“哪个方案更可能带来第一年获益?”则聚焦于客观结果；③考虑其他重要的决策影响因素，如市场或政治环境、利益相关者的观点等。还需注意：确定研究问题与随后为查找文献而制订的检索策略是否恰当是相对的，应根据研究目的、经费、时间、人员、对研究问题的熟悉程度、初步检索结果等因素进行调整。

2. 整理现有“内部证据”

内部证据来源于组织内已有的研究或数据库及决策者通过职业培训和经验获取的知识。获得现有内部证据后，可先评估能否回答提出的管理问题。该过程应在查找外部证据前完成，便于循证决策过程中及完成后决策者与利益相关者更新知识，并比较内外证据差异，不断改进。目前，一些组织或机构已通过收集、整理和更新，建立了内部的管理和临床数据库及决策支持系统。

3. 查找“外部证据”

与管理研究问题相关的外部证据来源广泛，研究者日常接触到的主要按出版的形式划分，包括图书、期刊、年鉴、会议论文、学位论文、科技报告和 WHO 出版物等。这些资源来源于文献数据库外，还来源于各类政府、医院和学术机构网站。获取“外部证据”的途径具体参照本章第二节“循证医院管理常用证据来源和数据库”。

4. 评价证据

（1）证据质量与研究设计：不是所有证据质量都相同，高质量证据在决策中发挥更重要的作用。

（2）评价证据需考虑的因素：证据的质量评价一般采用质量评价指南或清单，常考虑以下因素：①研究设计的强度；②研究所在环境和情景；③样本来源及大小；④混杂因素的控制；⑤测量的信度和效度；⑥研究采用的方法和程序；⑦结论的合理性；⑧谁资助的研究；⑨研究结果与其他研究结果是否一致？

此外尚有许多因素可能影响研究质量及其结果。进行知证决策时需考虑：①证据必须准确、适用、可操作和可及；②不准确的证据可导致错误的决策，错误的证据导致的决策可能比没有证据更糟；③不适用的证据可能对决策的影响极小；④不具备操作性的证据很难使用或实施；⑤很难获取（需耗费大量时间或金钱）的证据可能让人望而却步；⑥证据评价是决策过程中的一个关键环节。

5. 整合并呈现证据

（1）获取外部证据后应及时与内部证据整合：内部和外部证据可能一致、不一致甚至矛盾，应客观呈现内外证据并仔细分析可能的原因。证据整合推荐采用分类分级方式并列出证据评价结果的要点。整合后的证据应采用恰当的形式传递给决策者和利益相关者；否则证据就会被束之高阁而难以发挥应有的作用。

（2）循证决策证据表述要求：循证临床决策时，除医疗人员向患者解释证据时需用通俗语言外，多数时候证据只需以学术方式表述即可。循证管理决策则要求以清楚、简洁且非专业术语的形式描述证据，同时说明证据涉及的管理问题是什么？在何种情景下获得的研究结果？证据强度及其对实践的影响是什么？决策者和所有医疗决策利益相关者都应关注“谁生产的证据？”“证据适用人群和环境”及“证据解释的合理性”等，都需要以通俗易懂的形式来呈现证据给决策者和使用者。

政策简报（policy brief）是为决策者打包研究证据的方法。卫生决策中准备和使用政策简报需考虑的问题有以下几个。①是否解决一个最优问题，并描述了该问题的相关背景；②是否描述了用于解决问题各方案的问题、成本和效果及实施时需考虑的关键问题；③该政策简报是否运用系统、透明的方法查找、筛选及评价合成的研究证据；④讨论合成的研究证据时是否考虑了证据的质量、当地适用性及公平性；⑤是否使用分级阐述格式，即为便于决策快速了解主要问题和解决方案，政策简报可采用重点总结—执行摘要—简报全文格式，通常三部分页码分配为1∶3∶25；⑥是否评价了该政策简报的质量科学性和系统相关性。

6. 将证据用于决策

（1）证据与循证决策：循证管理过程中最困难的一步是让决策者采用研究证据进行决策。证据在决策中的作用常常未能被正确地理解。许多决策者认为循证决策就是严格依照证据进行决策而忽略其他因素，导致很多时候没有证据决策者就不知所措，单纯依据外部证据决策常常无法实施或取得良好的预期结果。一些决策者希望可得能像工具一样使用快速帮助决策的证据，但证据通常无法达到那样的效果。

对研究证据用于决策的作用正确理解是：①研究证据是通过增加管理者对研究问题本质的理解而增进管理者对决策问题的启发；②促进管理者与其他利益相关者之间公开交流；③促进管理者产生创造性的解决方案及提升管理者估计不同解决方案带来不同可能结局概率大小的能力。

有了这样的理解就不难发现，除非某管理措施或方案的研究证据有极明显的优势和正向结果（或劣势和负向结果），多数情况下证据只是给决策者提供启示或参考，只是决策考虑的因素之一。为了避免对循证决策的误解和面对目前决策证据质差量少、管理者培训不够的现实，有学者提出知证决策概念，其实二者本质完全一致，即在决策时，证据只是考虑的因素之一，还必须权衡资源、经验、法规、伦理、利益相关者价值取向等多个因素。

1）证据及其呈现形式。证据是决策者应首先考虑的因素。引入新的医疗政策或措施必须基于利大于弊的证据，应同时考虑内部、外部证据和证据的呈现形式。

2）决策者经验、素质与能力。决策最终靠人做出。应提高决策者的社会责任感和循证理念，最大限度利用决策者经验并减少决策者决策时的个人偏好。

3）资源可得性。资源是决策赖以实施的基础。评价证据可行性时，必须考虑有无可用资源，包括人力、物资、经费、信息、技术、品牌、时间等资源。

4）利益相关者价值观。利益相关者指对组织的决策和活动施加影响或可能受组织的决策和活动影响的所有个人、群体和组织。若利益相关者对决策的接受性好，则实施可能顺利，效果较好；反之，即使基于最佳证据和资源的决策也难以取得好的效果。

5）当地法律法规。卫生决策或政策很大程度上受相关法律法规影响，制定卫生政策和决策时必须考虑是否与当地法律法规一致。

6）经济性。经济学分析结果多数时候出现在纳入证据范畴，但也常常单独呈现。理想的决策方案应该是成本较低而效果较好，但现实中常是效果较好的方案成本也较高。

7）宗教、伦理与文化等环境特征。决策方案的选择除科学性外还必须考虑目标人群所处环境的宗教、伦理和文化等环境特征。

8）水平公平与垂直公平。主要涉及卫生筹资。垂直公平强调不同支付能力的人要区别对待，即不同支付能力的人支付不同的卫生费用，富人多支付，穷人少支付。水平公平则强调对相同支付能力的人给予同等对待。

（2）循证医院决策的利益相关者：循证决策过程中，管理者必须考虑决策利益相关者的偏好。常见的医院决策利益相关者如下。

（3）政策对话：为促进对证据的理解及深层理解决策方案实施环境与可行性，本阶段可开展政策对话。政策对话允许综合考虑研究证据与受未来决策问题影响并参与决策的个人的观点、经验和隐性知识。诸多因素激起了对使用政策对话越来越多的关注，包括认识到：①对决策者和其他利益相关者而言本土化“决策支持”的必要；②研究证据仅是影响决策者和其他利益相关者决策过程的因素之一；③许多利益相关者能给决策过程注入自己的价值观或偏好；④不仅决策者、许多利益相关者也能采取行动解决优先问题。

（4）证据与政策：管理决策常与政策联系，决策时不仅应考虑研究证据，还必须考虑决策环境的文化、政治和技术合理性。改变政策是极困难的事。决策者可能重视证据及利益相关者偏好等因素，但最终决策常常是在政策环境下考虑经费和时间约束性做出的相对最优选择。

当缺乏可靠证据而需要快速决策时，实地访谈利益相关者或关键信息者的定性数据也能提供决策有用的信息。

7. 实施决策，后效评价

好的决策并不一定确保好的效果。确定决策方案后，尚需精心组织和实施，评价决策执行过程和结局。若效果不好，总结原因；若效果好，总结经验。循证决策强调以结局为导向，这是未来医院管理领域的发展方向。

值得注意的是：上述步骤并非绝对按部就班进行。循证医院管理实践过程中灵活性及不断更新证据非常重要。如从问题识别到决策方案的实施，所有阶段均需收集证据；新的证据可能促使管理者重新定义问题；提出的解决方案也可能因实施中无效而要求决策者重新制订新方案。特定情况下，某些步骤可合并、缩减甚至删除。此外，决策者通常没有时间也没有技能快速查找和评价证据，此时需推行循证医院管理的组织有专门的证据生产者，或委托相关学术机构提供证据以帮助决策。

二、特点

为了充分理解和明确循证医院管理的特点，我们将循证医院管理与循证临床实践对比如下。无论是在临床实践还是医院管理，均遵循同一个原则，就是决策者应尽可能紧密地根据当前可靠的研究结果做出决策（但并不否认个人临床或管理经验及个人知识、技能等的重要性），从而尽可能减少过度、过少或滥用某种医疗保健措施的问题。但要将循证思想运用在医院管理领域，必须了解两者之间的差别。有助于我们明确和掌握循证医院管理的特点，解释循证医学为何在医院管理方面进展缓慢。

（一）文化

临床文化高度职业化，具有一套由专业人士共同分享的知识体系，并作为行业内部交流与讨论的参考框架。这一行业的准入被限制于那些接受过正规学习和专业培训的人。这有助于在知识、态度和信仰方面产生学科一致性，这种一致性可与循证实践方法的结构化和针对性相适应。医院管理者是一个高度多元化的群体，通常来自不同的专业背景，甚至缺乏一种共同的语言或术语来描述和讨论他们所做的工作。虽然目前有一些管理者接受过管理学培训，但进入医院管理层并未要求有特定的知识或需要经过特定的注册。目前我国医院管理层主要由临床医生担当，他们很少甚至缺乏管理知识培训经历。故其个人经验和直觉可能在管理决策过程中起着比正规知识体系更加重要的作用。故管理者在决策过程中应用研究证据的愿望可能并不强烈。

临床医学比较看重科学研究。许多临床医生会接受一些科研方面的培训，并视其为职业发展的一部分，且一直参与研究。在临床医学行业内，从事学术研究的学者地位很高，他们在进行临床实践的同时也进行科研活动。医院管理是务实的，更加注重实践性，管理与研究相对独立。大多数医院管理者对管理方面的科研过程缺乏了解，较少参与科研活动，有时可能质疑管理研究的动机和价值。

（二）研究及管理

临床科研与管理科研之间的关系常被视为生物医学科学与社会科学之间的关系。首先，生物医学科学强调实验方法（随机对照实验被视为研究方法的金标准）、定量数据和临床经验。这些研究方法及用于综合研究结果的 Meta 分析和系统评价都非常适合用于循证实践。社会科学比较重视定性的研究方法，多用观察性的方法，理论发展多于经验理论的验证，量性研究较少。临床人员相信研究问题总有客观而可确定的“正确答案”，所以更愿意坚持寻找研究证据。管理者则比较像解释主义者，受研究背景和研究者本身特点的制约，在看待管理研究结果时比较主观。尤其当研究结果与他们的个人经验或做事方式相冲突时，管理者可能不太愿意改变自己的观点。

其次，临床学科已形成明确的专业界限，临床人员可通过明确的渠道，如一些报纸、杂志或网络资源，获得他们需要的研究结果。特别是一些功能强大的搜索服务（如 medline）

使相关研究结果相对容易搜索。医院管理的学科分界尚比较模糊，虽目前已有一些该领域的杂志，但很多相关研究可能出现在临床或一般管理类杂志上，甚至出现在更广范围的书籍或报道上，增加了搜寻相关证据的难度。一些特定搜索服务（如 healthstar）文献覆盖面较不全面，寻找管理类相关研究可能会很费力。灰色文献（如未发表的研究报告）更为重要，但往往未将索引编入任何搜索服务，导致对循证实践发展至关重要的二次文献研究和 Meta 分析难以适用于医院管理类文献。最终造成当医院管理者面对这样有限而杂乱的研究文献时，更多地依赖自己的个人经验和信仰进行管理决策。

最后，临床学科和医院管理学科对研究结果的普适性或可推广性的认可程度也不同。对生物医学科学的研究方法高度信任，临床学科通常认为许多研究结果可用于自己的临床实践中。针对 1 个特定临床专题的研究，可能在有不同人群和不同卫生保健体系的不同国家中进行试验，但其研究结果仍可被合并或共同使用。医院管理学科通常认为：医院管理方面的研究结果受不同研究方法、当地机构背景和文化的重要性及卫生组织与卫生系统之间结构差异的影响，推广比较困难。

（三）决策过程

临床和管理两个领域的决策过程存在明显差异。临床医生每天会做出许多关于个体患者治疗的决定，这些决定是循证实践的关键。每一个治疗决定所需的时间相对较短，有时只要几分钟或者更短，故需收集相关临床信息，迅速做出正确的诊断或治疗决策。他们经常使用一种或多种决策支持系统来收集信息，无论是手册、教科书、临床指南还是更复杂的基于计算机的工具，这些系统很有用，因为许多临床决定基本上是相似的。管理者所做的决定较少，且往往针对群体，影响面较广。故决定时间较长，重要的管理决策可能需要数周、数月甚至数年的时间才能制订和实施，甚至可能难以辨别或描述决策过程，或当决策实际实施了才确定下来。管理决策更是异质性的，从某种意义上说，通常不会将同一知识体系用于一系列相似但不同的情况。故决策支持系统很少用于管理决策。

虽然临床医生的决定可能受限于资源可得性或医疗机构施加的其他限制，但他们通常可自由做出个人临床决策，仅有部分决策需要通过病例讨论、医生会诊等做出。管理者决策是一种团队活动。管理者常常通过正式的委员会或非正式团体与其他人进行讨论，并争取其他人的支持通常是决策过程的重要部分。管理上的决策过程经常受到机构或卫生体制的影响，如医院的规章制度、卫生资源的可获得性、医疗市场的竞争压力、利益相关者的意见和利益等。这些因素都有可能成为利用研究结果进行管理决策的障碍。

两者在决策反馈方面也有不同。临床治疗决策的反馈较快，且通过观察病程的进展比较容易地判断出来。管理决策的效果常常需要观察很长时间，且因受很多潜在混淆因素的影响，效果判断要比临床决策困难得多。

（高曙明）

第四节　循证医院管理实践面临的挑战及对策

一、循证医院管理实践面临的挑战

循证医学模式适用于医疗机构的各个层面，包括医院管理方面。能有效合理地降低就医成本和医疗成本，使医院具备可持续发展的经济基础，适应竞争的需要。但实际工作中医院管理者开展循证医院管理实践会面临诸多障碍和挑战，如完成任务的时间压力、来自外界权力的干扰、个人经验的偏好、获取证据困难、依赖外部咨询者及缺乏资源等。这些因素在一定程度上阻碍了循证医院管理的发展。

（一）开展循证医院管理实践的医疗卫生机构较少

当前循证医院管理实践尚未被广泛使用，主要原因有以下几个。①循证管理的有效性研究证据缺乏。管理者很难找到一个类似药品治疗患者非常有效地用于组织管理的方案，通常证据太多但缺乏好证据，即便有好的证据但其适用性常较差。②管理决策转化涉及面广，实施时间长，效应滞后，且易受多种因素影响，增加了客观评价循证管理决策方案效果的难度。③实施循证管理决策可能削弱高年资管理者的权威，因为低年资年轻管理者常有能力获取并解读可得最佳证据，而前者很少具备这样的能力。④管理层并未形成常规评价其决策后果及质量的习惯。若管理者或决策者没有敢于和善于承认自己不足或存在需要改进地方的态度，很难做到循证决策和管理。⑤循证理念的普及性及认同性不够。循证理念已超出临床医学和卫生领域，一些决策者在决策时开始强调和重视“证据”的重要作用。但许多决策者循证意识不足，很少关心科学研究证据和循证决策的组织。2007 年，Andrew D. Oxman 等对 WHO 总部部门负责人的抽样调查显示，决策仍以主观方式和专家意见为依据，极少重视和应用系统评价和证据摘要。未来需要商学院、管理学院和医学院合作开展循证决策与管理的培训、教育和传播。

（二）管理证据缺乏、可及性较差

利用证据帮助决策不是医疗卫生领域的新理念，但循证管理首次系统全面地定义了证据，强调了证据在决策中的作用。强调实践循证决策和管理不仅需要证据的使用者，还需要证据的生产者，尤其是本土化证据生产者。现实中医院管理类证据尤其是系统评价这样高质量的整合证据严重缺乏；更缺乏像 Cochrane 协作网一样致力于发表和传播高质量证据的管理类证据协作网。此外，还有以下几方面不足：①开展基于证据的管理实践文献并未标识“循证”字样，因为“循证管理”衍生于“循证医学”，术语较新；②缺乏可及和高质量的管理实践领域的系统评价；③检索、研究和加工证据能力有限。检索、研究和加工证据需要多方面技能，而多数决策者或管理者并不具备这样的能力；④已有多数证据来自发达国家，缺乏发展中国家和欠发达地区医院管理决策数据。

（三）医院管理研究与实践存在巨大鸿沟

医院管理决策证据研究与实践长期存在巨大鸿沟，可能因为证据生产不及时或与卫生政策重点关联不大、研究结果未能有效传播、证据缺乏适用环境或研究结果未能给出可操作的应用步骤。某些决策可能缺乏高质量的有用证据；且决策者可能需要不同数量和类型的证据。未来需要以管理实践者为中心，以实际管理问题为导向来开展科学研究，而非研究者主导未来管理研究。

管理者的知识来源和结构与研究者差异很大。一般不会阅读学术论文，更关注于可读性和实用性较强的商业评论如《哈佛商业评论》。此外，学术杂志论文与商业评论的写作风格和内容差异也较大。卫生体系中的管理者可大致分为以下两类：①管理学背景，往往缺乏解读医疗卫生专业学术论文的能力；②医学背景，主要依靠经验管理，缺乏正规的管理培训和知识。如何弥合卫生研究与管理实践之间的鸿沟是当前医疗卫生改革面临的巨大挑战。

（四）管理者开展循证决策的条件受限、意识薄弱

一些医疗机构并不具备包括组织文化等在内的实施循证管理的内部和外部条件，“循证”和“循证管理”只是管理者或决策者追求医疗改革浪潮的口头禅。组织机构应真正从内部和外部、软件和硬件等方面推动循证管理，对真正倡导开展循证医院管理的组织机构实行认证及后续的效果评价。此外，管理者们循证决策的意识还比较薄弱，很少关心科学研究证据和循证决策的组织。另外，研究人员通常根据自己的专业兴趣和特长提出研究课题（被动应激式），而不是根据医疗服务的特点和需求来提出问题（主动出击式），“被动应激式”不能从根本上保证所获得的证据有利于管理问题的及时解决，也不能从根本上保证解决管理问题的科学质量。医院管理者务必从循证医院管理的思想入手，一步一步改变管理理念，逐步促进循证医院管理应用于医院管理之中。

（五）管理决策环境的复杂性

医院管理者或决策者除重视证据外，还需仔细研究决策环境、利益相关者价值观、资源、文化和政策法规等。证据应用的环境与现实之间常存在差异，应以系统和整体观看待和处理决策所需证据。此外，应急情况下的管理决策，一开始常依据经验和专家意见为主决策，再过渡到基于证据的决策。还需要充分考虑利益相关者的偏好，但医疗卫生领域的预防与干预决策具有较强的专业性，利益相关者未必具备相应专业知识而理解。当决策者偏好与决策影响人群价值取向冲突时，应充分沟通和交流，取得信任后再决策。此外，决策者需具有前瞻眼光，需平衡短期利益与长期效益等。

（六）实施循证管理与组织创新的矛盾

实施循证管理意味着一定程度上“复制”别人的模式，可能限制了组织和决策者创新和冒险的文化。对决策者和组织均是很大的挑战，若忽略已有外部证据很不明智，若外部证据质量较差或不适合内部组织环境则可根据自身情况进行管理创新。实际上实施循证管理本身就是一种管理创新，可催化针对特定重要相关的实际问题开展新的研究，还可提高决策的科学性和效率。

（七）难以评价循证医院管理的实施效果

管理和决策效果受制于诸多因素。管理决策通常需要经过一次甚至多次的集体讨论，而且争取其他人的支持常是决策过程的重要部分，故难免在证据的使用过程中出现一些争议或非议。另外，管理决策的效果一般需要观察较长时间，容易受到诸如卫生资源的可获得性、医疗市场的竞争和医院内外的各种利益博弈等不确定性因素的影响。加上管理实践很难有好的对照标准，有效测量和评价循证管理效果则受到很大挑战。若不能很好定义循证医院管理决策是否成功的标准，就更难评价和推动循证医院管理实践。

二、推动循证医院管理实践的对策

面对医疗体制改革、市场的竞争环境、人们的服务需求和日益紧张的医患关系，医院必须要适应复杂的内外环境和提高医院服务质量，引进循证医院管理是现代医院管理发展的必然趋势。我们需要建立循证管理相关组织，搭建循证医院管理科研和实践平台。如美国于1992年建立了健康管理研究中心（CHMR），包括医疗机构成员和学术研究成员。CHMR为

管理者、临床医师、研究人员提供了一个论坛，有利于合作设置研究问题、回顾现有的研究文献、在需要时进行新的研究、评价研究结果，并将研究结果与建议提供给那些有需要的决策者。CHMR 已经开展了广泛的研究项目，包括医师组织安排的评估、医师制度一致性、系统整合对供应商矛盾的影响等方面。在我国虽未建立相关组织，但在一些医疗机构已经开始应用循证理念改变其质量管理、绩效管理等体系。虽然循证管理的后效评价尚缺乏数据，但这些研究活动的开展与运用，至少说明循证管理实践存在着可行性，关键的问题是如何推动和实施，我们将围绕以下两个方面探讨推动循证医院管理实践的对策。

（一）促进循证医院管理应用的策略

可从战略、结构、文化和技术四个维度制订策略推动循证医院管理的应用。

1. 战略维度

战略维度强调显著的组织变革，即明确开展循证管理实践，聚焦于医疗卫生领域的重要问题。只有当医疗卫生系统里的管理者在决策时优先考虑并采纳循证管理，循证医院管理才可能被广泛采用。

2. 结构维度

结构维度指组织机构支持循证管理的总结构，包括指定的委员会、任务工作组及负责实施和促进循证管理实践的个人。

3. 文化维度

文化维度包括卫生体系中人群的信仰、规则、价值观和行为。拥有一个敢于质疑权威或他人观点的文化是开展循证管理的前提之一。

4. 技术维度

技术维度意味着实施循证管理的相关人员需具备一些必备知识、培训和技能，可获取信息技术及设施的支持。可以通过循证管理培训班或将管理人员送读医院管理学位的方式，培养从研究结果中摄取证据、评价证据的能力。决策者知道并理解循证医院管理研究的过程有助于在决策过程中争取更广泛的支持。

要开展组织机构真正意义的循证医院管理实践，上述四个策略缺一不可。缺乏战略维度时，重要决策常不会考虑系统全面的证据；且当员工努力实践循证医院管理时常常收效甚微，因为缺乏来自组织机构的优先战略支持；缺乏结构维度时，因缺乏专人/工作组负责培训和推广循证医院管理，可能存在散在、无关联的整合研究证据的决策；当组织文化不支持基于证据的决策时，推行循证医院管理举步维艰，因为员工并不认可循证决策比传统决策更好；缺乏技术维度时，组织开展循证医院管理必然受挫。推动循证医院管理所需的四个策略在很大程度上反映了当前循证医院管理很少被医疗机构真正采纳的原因。只有同时做好了这四个维度的准备，组织机构才可能真正开展循证医院管理实践。

（二）传播和推动循证医院管理的行动

未来迫切需要采取以下行动来传播和推动循证医院管理：①在医学院和商学院开设循证医院管理课程，培养专业人才或未来的领导者；②出版循证医院管理的书籍或手册；③开展管理类证据分类和分级研究，考虑内部真实性与外部真实性，制订管理证据推荐指南；④建立循证卫生决策与管理中心，推动循证管理的传播并为决策者提供证据和培训等支持；⑤收集、整理和创建医疗管理证据数据库，提高管理证据可及性。

从循证医院管理的利益相关者角度出发，不同利益相关者在推动循证管理科学方面均可发挥自己的作用。

1. 学者和研究者

建立专门的循证医院管理网站资源和信息系统、开展系统评价、传播系统评价结果、利用社会媒体报道研究结果、撰写相关学术研究的摘要、在大众媒体发布研究结果、创建“研究所—组织”伙伴关系并维持对话、理解每个组织内起作用的影响策略以便传播信息、及时呈现组织所需证据、坦诚面对证据可能的局限性。

2. 教育者和咨询者

传授社会科学研究方法、给学生讲授系统评价结果、维护网络更新分类研究结果、利用社会媒体促进学生、管理者和研究者交流、将循证管理作为决策准确性的创新手段、构建与既往管理实践兼容的循证管理程序、开展循证管理 podcasts/网络研讨会/演讲、组织循证管理会议。

3. 组织机构和管理者

营造善于质疑的组织文化、培养“研究型学习”的循证文化（支持和鼓励创新、实验、数据收集和分析以及关键评估技术的发展）、保证有足够的投入以支持管理科研活动（资助感兴趣领域的系统评价）、成立研究结果阅读小组、利用社会媒体联系管理者和研究者、在组织内建立研究结果内部网站、评估管理者变革的开放度、提供循证医院管理培训和技能训练，在组织内先接受循证医院管理的人群开展预研究、广泛传播结果及征求反馈、要求组织决策采纳循证决策。

（高曙明）

第十一章

医院信息管理

第一节　医院管理与医院信息化

一、信息化是支撑医院管理的有力工具

（一）业务开展需求

医院的业务开展离不开信息化的支撑，各个业务系统的建设和发展是业务活动开展的有力支撑。

（二）高效率工作需求

基于信息技术提供的数据共享、信息提炼和知识发现，医院的业务和管理活动能够更高效率的开展，大量的重复工作、信息传递工作、分析总结工作可以由信息化提供支持。

（三）高质量工作需求

基于信息化提供的高效信息交互、知识库支持和统计分析支撑，医院医疗质量的合规性、有效性、一致性、安全性等能够得到有效的保障。

（四）运行成本和财务管理需求

通过信息化建设，医院的财务明细和业务系统的关联性得到有效保障，数据记录和分析更加准确有效，运行成本的核算更为高效、准确和深入，对医院的运营管理提供支撑。

（五）资源配置和管理需求

通过医院数据的分析和预测，医院的资源配置更加合理和高效，医院的管理决策更加科学和准确。

（六）医药卫生体制改革需求

通过信息化建设，医院能够更好地契合医药卫生体制改革的要求，公立医院改革更加适应事业发展要求，区域内卫生资源的配置更为合理高效，从而能为人民群众提供更好的医疗服务。

二、医院信息化的核心要素

信息化管理需要在一定方法学的基础上，遵循相关的标准和规范，在合理的医院信息化

组织架构下，有效组织人才及人才梯队的培养和建设，是现代医院信息化管理必不可少的核心要素。

（一）医院信息化管理的组织架构

伴随着日新月异的技术革命和行业认知水平的不断攀升，现代医院的信息化管理也与传统方式出现差异。总体来说，有以下几个特点。以院领导为核心的医院管理决策层，开始更多的依赖“数据信息”做出有针对性的决策；从传统以IT技术为中心的方式，逐渐转向以“医疗IT技术”为中心转变，典型如现代医院信息化比以往更加关注互联网、大数据、人工智能等前沿技术；从传统医院管理模式，逐渐增加一些高科技企业中提出的管理角色和岗位。

目前现代医院的信息化管理中，相对较为合理的组织人员构成，大体可按照图11-1的架构进行设计。

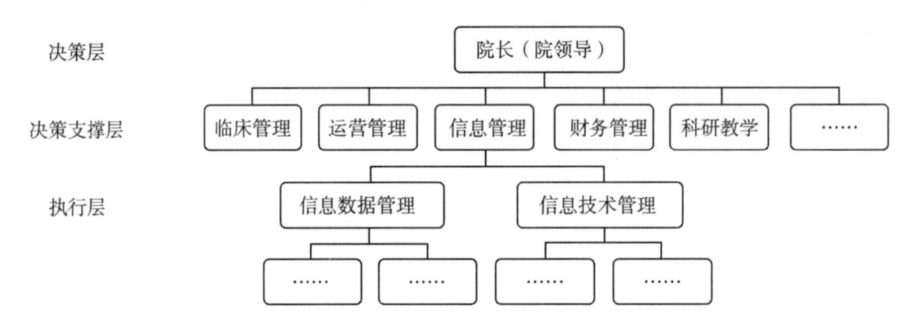

图11-1　医院信息化管理和执行机构

1. 信息管理

对上，为院领导提供医院管理中信息方面的决策支撑，包括医院的信息技术、数据等，为医院最高决策层提供最直接最准确的信息支撑；横向，为临床、运营管理、财务、科研教学等提供技术及数据信息的服务；对下，组织并管理信息技术和信息数据。可以视为现代医院管理中的首席信息官（CIO）。CIO领导院内IT部门，并制订计划如何处理越来越多的信息。一般情况下，在提交一个新的技术项目或系统更新之前，CIO来综合考评度量并未决策层提供最合理的信息化建议。

2. 信息数据管理

对上，为信息管理层提供信息数据的各种支撑。包括医院信息数据的收集整理、医疗信息数据的分析、医疗信息数据的统计建模，并完成相应的信息数据安全。其可以视为现代医院管理中的首席数据官（CDO）。一般情况下，现代医院的CDO负责带领团队与临床、科研教学、管理等核心部门进行沟通，并从信息数据层面上，给CIO提供最直接最准确的意见或建议。

3. 信息技术管理

对上，为信息管理层提供医疗信息技术的各种支撑。包括医疗信息化网络、设备，医院信息系统建设等。同时，保障信息系统的安全及平稳运行。其可被视为现代医院管理中的首席技术官（CTO）。CTO可以辅助CIO从战略角度管理基础设施及操作，而且也担当技术管理的职责，以非技术人员能够理解沟通的方式来说明技术。

（二）医院信息化人才的梯队建设

随着科学技术的不断进步和医院信息化进程的不断发展，医疗信息化人才的缺口也日益增大。在现代医院的信息化团队中，仅了解计算机技术已经不足以胜任医院信息化管理的需要。对于医疗信息化人才的要求，已经从传统的计算机基础技术，拓展到对临床、循证医学、项目管理、医院管理等综合能力的要求。

在实际医院信息化人才中，很难做到某一个或几个人员具备这种综合能力，因此，一个现代医院信息化团队的最佳组成，往往是部分临床（或循证医学）人员、部分计算机人员和部分管理人员的共同组合。其人员占比大约可为4:3:3。以计算机技术为手段，通过临床（或循证医学）人员的临床专业知识，结合医院战略和管理思想，为现代医院的信息化管理提供最佳实践和落地场景。

（谭秀华）

第二节　电子病历与医院信息化

一、电子病历结构与功能

目前，对电子病历（EMR）的定义及相关的概念还缺乏统一的认识。不同的国家、组织、机构以及研究者对定义与表述也不尽相同。同时，电子病历是一个继续发展的概念，随着医疗信息化和信息技术的不断发展，电子病历相关的研究的深入。对电子病历的定义将不断地完善和更新。国家卫健委关于电子病历的定义如下（2017 年版）。

电子病历是指医务人员在医疗活动过程中，使用信息系统生成的文字、符号、图表、图形、数字、影像等数字化信息，并能实现存储、管理、传输和重现的医疗记录，是病历的一种记录形式，包括门（急）诊病历和住院病历。

电子病历系统是指医疗机构内部支持电子病历信息的采集、存储、访问和在线帮助，并围绕提高医疗质量、保障医疗安全、提高医疗效率而提供信息处理和智能化服务功能的计算机信息系统。

在实际的应用中，电子病历通常指电子病历系统。同时，电子病历常与电子健康档案（EHR）相互通用。有些研究者认为电子病历是患者在医院或诊所的就诊记录；电子健康档案是患者一生的健康信息，是患者一生的电子病历的总和。为了更好地理解电子病历，电子病历在不同地域、组织和研究者中还可能使用以下不同的表述名称：基于计算机化的患者记录（CPR）、电子化患者记录（EPR）、个人健康记录（PHR）和电子医疗保健记录（EHCR）。

（一）电子病历的发展历程

20 世纪 60 年代初期，美国的梅奥诊所和佛蒙特州医疗中心医院等就开始用计算机管理患者的临床信息，出现了电子病历的雏形。经过数十年的努力，电子化的病历不断地完善和发展。20 世纪 80 年代，美国、西欧等国家和地区的一些大型医院都建立了电子病历系统。20 世纪 90 年代，开始研发基于医院各个临床科室集成的电子病历系统成了电子病历发展的主流。为了更好地理解电子病历的发展，通过 HIMSS Analytics（美国医学信息和管理协会的一家非营利性附属机构）对电子病历的发展阶段的划分来认识电子病历的发展方向。

HIMSS Analytics 采用电子病历采纳模式（EMRAM）将电子病历从低到高（0～7）划分为八个阶段。

阶段 0（stage 0）：实验室、药房和放射科均为实施信息系统，可能医院其他部门采用了信息系统，但未整合。

阶段 1（stage 1）：实验室、药房和放射科信息系统已安装。

阶段 2（stage 2）：建立了临床数据仓库（CDR），为医生提供提取和浏览结果的访问功能。该临床数据仓库包含受控医学词汇库和临床决策支持/规则引擎。

阶段 3（stage 3）：具备临床文档、护理记录、诊疗计划图、和电子化用药管理纪录（eMAR）系统。实现基本的临床决策支持。医生在放射科之外可通过内网或其他安全的网络可以访问。

阶段 4（stage 4）：计算机化的医嘱录入系统（CPOE）。临床决策支持系统提供医疗证据（循证医学）为基础的最新临床建议。

阶段 5（stage 5）：实现闭环式给药。使用电子用药管理记录系统和条码或其他自动化识别技术，最大限度地保证患者用药安全。

阶段 6（stage 6）：实现完整的医疗文书（结构化模板）录入。达到高级临床决策支持水平；完整的医学影像存储与传输系统（PCAS）可通过内网向医生提供医学影像，取代所有传统的影像胶片。

阶段 7（stage 7）：全电子化病历、并与外部医疗机构实现信息共享。用临床数据仓库分析临床数据，以支持医疗质量和患者安全管理。

（二）电子病历的结构和功能

1. 电子病历的结构

由于电子病历的内容复杂，电子病历的定义缺乏统一的观点。不同的组织和机构对电子病历的结构也存在不同的表述和理解。电子病历的结构是指根据不同的需求建立病历的描述结构，其内容通常包括以下几个方面：病历编辑器，查询和显示，诊疗操作，质量管理，病历归档（病历管理），统计分析，辅助决策（临床决策和医学知识系统等），数据接口（互操作性）。

2. 电子病历的功能

目前，关于电子病历的功能还缺乏统一的定义。对电子病历的功能采用了不同的描述和表述。美国医学信息研究所（IOM）提出的电子病历八项核心功能；美国医学信息和管理协会（HIMSS）将电子病历的功能特征概括为以下八个方面。①在任何需要患者健康记录信息来支持诊疗时，能随时、随地提供安全、可靠和实时访问患者健康记录的能力。②获取就诊和长期的电子健康记录信息。③在医生诊疗过程，起到主要信息源的作用。④为患者制订诊疗计划和循证决策提供帮助和支持。⑤获取用于持续诊疗质量改进、应用评价、风险管理、资源规划和绩效管理的数据。⑥采集用于病案和医疗赔付的患者相关健康信息。⑦提供纵向的、适当过滤的患者信息以支持临床研究、公共卫生报告和流行病学研究。⑧支持临床试验与循证研究。

二、医院信息化基础设置建设

（一）硬件基础建设

医院信息基础设施建设中最基础同时也是最重要的是硬件基础建设。硬件基础建设直接决定了医院信息系统的强壮程度。硬件基础包括：机房硬件、数据中心硬件、网络硬件、安全硬件、终端设备、音视频设备。

机房硬件中主要有机房装修，不间断电源，精密空调，消防设备四个方面。机房装修要求机房地面全部使用静电地板，机柜摆放区域地板使用钢架加固。机柜电源线部署在静电地板下，通过电源分配单元（PDU）引入机柜内最终提供设备供电。机柜上方设置网线架，用于部署跨机柜网线。网线架旁需要布置光纤专用线架，将网线和光纤部署通道分开。不间断电源需计算出整体机房设备的功率并配备相应电池组。不间断电源需部署两组并保证线路供电中断后不间断电源通过电池供电不少于 30 分钟，为供电电源切换或开动发电机留出充裕的时间。机房精密空调用于保证整个机房内恒温恒湿。为保证整个机房温度均衡，需要在地板下部署空调冷风通道并通过地板孔洞输出冷风。机房消防设备采用阻燃气体灭火装置，并与烟雾感应器联动。一旦检查到机房内有烟雾产生，灭火装置将在瞬间将机房内部充满阻燃气体。气体灭火装置在达到目的的同时又保护了其他正常设备。

医院主要业务数据库推荐采用经典服务器架构：服务器—光纤网络—存储设备。经典服务器架构优点在于性能稳定、排除故障迅速、技术人员储备丰富。医院主要业务一般部署在此架构上，如 HIS、LIS、PACS 等对存储有较高要求的系统都在此列。普通业务应用一般部署在虚拟化架构上。虚拟化部署方便灵活，部署周期短，对存储依赖度低。

网络硬件优先选用国际或国内一线厂家设备。网络设备性能稳定、换代速度慢。一旦开始使用，网络设备的使用时间通常在 10 年左右。使用过程中网络设备一般不轻易更换，所以网络设备的选型有严格的品质要求。有线网络一般承载医院的主要业务，如 HIS、PACS、LIS 等。相对于有线网络，无线网络设备性能不稳定，更新换代速度快且投入高，一般用作有线网络的补充和供相关人员访问因特网使用。

安全设备通常包括防火墙、防病毒（软）硬件、审计（软）硬件。防火墙具备可精确到端口的访问控制能力另外还有部分抵御攻击的能力。新型防火墙已加入内容过滤、恶意文件检测、和 URL 过滤功能，此种防火墙统称为下一代防火墙。防火墙一般部署在医院的互联网总出口处、第三方机构出口处、分院出口处等边缘出口位置。防病毒（软）硬件一般部署在院内终端机或医院核心设备主干上。审计（软）硬件通常部署用于对操作系统、数据库、中间件的操作审计。

一般医院普遍采用个人计算机作为最终用户设备。原因是外设较多且扩展方便，外设一般有针式打印机、激光打印机、热敏打印机、加密小键盘、读卡设备等。现今手持终端、瘦客户机发展迅速可以实现个人计算机的部分功能，但仍然无法完全替代个人计算机。

音视频设备主要包括会议系统和远程会诊系统。

（二）网络架构

普通网络架构分为二层或三层交换网络。二层交换网络相对简单并易于部署和管理但仅适合小规模网络，一般终端在 1000 个以内。三层交换网络结构相对复杂，部署和管理都有较高的要求。三层交换网络适合于中，大规模网络部署，一般终端数范围是 1000 ~ 20000 个。

二层交换网络使用二层网络交换机作为接入层交换机并通过冗余聚合线路与 L3 交换机相连。L3 交换机作为核心层，所有的子网都终结在三层网络交换机上。整个网络中各子网络间无任何动态网络路由协议。

三层交换网络同样使用二层网络交换机作为接入层交换机并通过冗余聚合线路与三层网

络交换机相连（图 11-2）。三层网络交换机作为汇聚层，子网按区域划分终结在对应的三层网络交换机上。汇聚三层网络交换机通过三层网络接口与核心层高性能三层网络交换机互联，并使用动态路由协议连接各区域的子网。

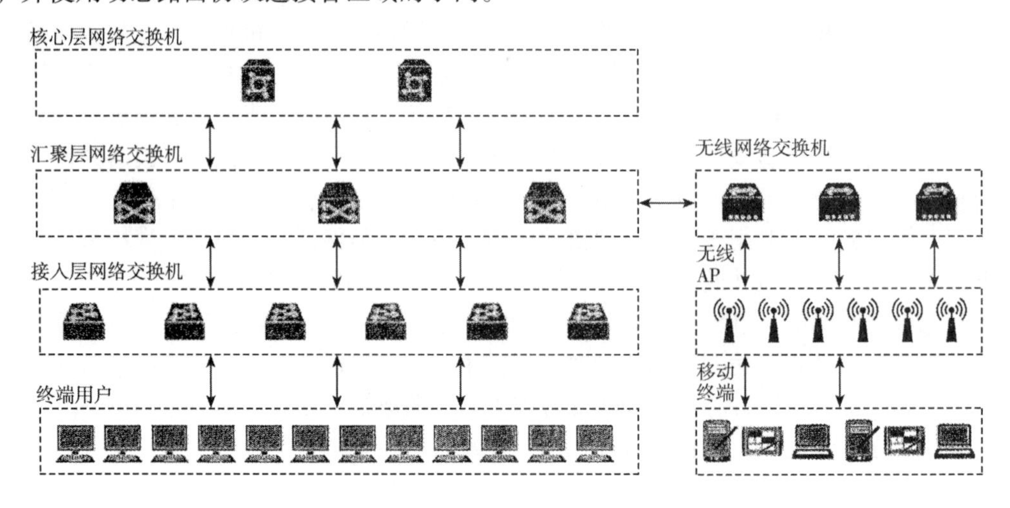

图 11-2　典型的三层网络机构示意图

无线网络附属于有线网络并提供无线网络信号覆盖。对内主要服务于移动查房车、医疗手持设备；对外提供医院员工和病员家属的互联网访问。按转发方式无线网络主要分为分布式转发和集中式转发两种，对于有综合性业务要求的无线网络一般采用集中式转发。如只提供互联网接入服务则多使用分布式转发方式。无线网带来便利的同时也带来了挑战。无线网络是一个完全开放的网络，如何做好无线接入的认证；如何判断合法接入和非法接入；如何依据用户分组分配相应权限等都需要在无线网络建设阶段就需做好应对。

由于技术力量不足，很多组织使用物理隔离的方式进行网络部署。物理隔离方式部署网络有以下特点：①成本高，需要建设两套完整的二层或三层交换网络；②管理复杂度高，一个组织通常建有内、外两套网络，甚至为内、外、安保三套网络；③效果不佳，无法完全隔离互联网威胁，内网杀毒软件无法按时更新导致病毒和恶意软件可快速传播；④内外网转换不够灵活，浪费大量的人力物力。

一个强壮网络的规划通常对内外网进行逻辑隔离，使用命令或界面及可完成端口的内外网切换。内外部网络使用访问控制列表进行终端访问权限控制。终端到服务器、服务器到服务器间通信都将精确到相应端口并做记录和简要描述。部署缓冲（停火区）区域服务器实现互联网和内网的双重访问。在互联网总出口处部署新一代防火墙，对所有流经防火墙的数据进行应用级别的监控和过滤。

与第三方机构边界处部署防火墙，提供端口级别的访问控制。重要的第三方机构多采用不同运营商的双线路方式接入医院。医院核心网络设备部署网络态势感知设备并保持与安全服务提供商互联，随时监控院内网络异常流量。监控对象为网络传播的病毒、恶意软件、非法操作、网络攻击等。还可部署网络态势感知设备与杀毒软件进行联动。

医院业务服务器多采用数据库—应用服务器的方式，大型应用采用数据—应用服务器—Web 服务器—负载均衡设备的方式来减轻数据库压力和应用服务器压力。运维人员使用 KVM 或堡垒机对服务器数据进行维护。

（三）系统的安全管理

国际标准化委员会给出的定义是："为数据处理系统而采取的技术的和管理的安全保护，保护计算机硬件、软件、数据不因偶然的或恶意的原因而遭到破坏、更改、泄露，保证信息系统能够连续、可靠、正常地运行，使安全事件对业务造成的影响减少到最小，确保组织业务运行的连续性"。这个定义的安全涉及三个层面：物理层面（硬件）、运行层面（软件）及数据层面（数据）；安全属性也有三个：可用性（破坏）、完整性（更改）、保密性（暴露）。

在美国，原先所讲的信息安全一般只包含保密性，随着形势的发展，美国国防部和国家安全局都开始使用信息保障（IA）一词，正如IATF和NIST 800系列中所使用的。安全属性也扩展至五个：保密性、完整性、可用性、真实性和不可抵赖性。

在我国，《中华人民共和国计算机信息系统安全保护条例》（1994年）第三条规定："计算机信息系统的安全保护，应当保障计算机及其相关的和配套的设备、设施（含网络）的安全，运行环境的安全，保障信息的安全，保障计算机功能的正常发挥，以维护计算机信息系统的安全运行。"这里所说的信息安全，先对安全对象进行划分，分成计算机、设备、网络、环境、信息和运行，然后分别保障各个部分的安全。

信息安全可分为狭义安全与广义安全两个层次，狭义的安全是建立在以密码论为基础的计算机安全领域；广义的信息安全是从传统的计算机安全到信息安全，安全不再是单纯的技术问题，而是将管理、技术、法律等问题相结合的产物。

1. 信息安全管理体系

信息安全管理体系分为三个层次，最核心的部分就是上层的安全策略，安全策略在整个安全体系的设计、实施、维护和改进过程中都起着重要的指导作用，是一切信息安全实践活动的方针和指南。模型的中间层次体现了信息安全的三个基本要素，即人员、技术和操作，这构成了整个安全体系的骨架，从本质上讲，安全策略的全部内容就是对这三个要素的阐述，当然，三个要素中，人是信息体系的主体，是信息系统的拥有者、管理者和使用者，是信息安全管理体系的核心，是第一位的要素，同时也是最脆弱的。正是基于这样的认识，安全管理在信息安全体系中就愈显重要，可以这么说，信息安全管理体系，实质上就是一个安全管理的体系，其中包括意识培训、组织管理、技术管理和操作管理等多个方面。技术是实现信息安全管理的重要手段，信息安全管理体系所应具备的各项安全服务就是通过技术机制来实现的。在模型的下层，是构成信息安全完整功能的防护、检测、响应、恢复四个环节，信息安全三要素在这四个环节中都有渗透，并最终表现出信息安全完整的目标形态。

概括来说，信息安全体系各层次间的关系是：在策略核心的指导下，三个要素紧密结合，协同作用，最终实现信息安全的四项功能，构成完整的信息安全体系。信息安全体系的核心思想在于：通过人员组织、安全技术以及运行操作三个支撑体系的综合作用，构成一个完整的信息安全管理体系。

2. 信息安全等级保护

对基础信息网络和重要信息系统按其重要程度及实际安全需求，合理投入，分级进行保护，分类指导，分阶段实施，保障信息系统正常运行和信息安全，提高信息安全综合防护能力，保障并促进信息化建设健康发展。信息安全管理工作要坚持从实际出发、保障重点的原则，区分不同情况，分级、分类、分阶段进行信息安全建设和管理。按照《计算机信息系统安全保护等级划分准则》规定的规定，我国实行五级信息安全等级保护。

（1）第一级：用户自主保护级。由用户来决定如何对资源进行保护，以及采用何种方式进行保护。

（2）第二级：系统审计保护级。本级的安全保护机制支持用户具有更强的自主保护能力。特别是具有访问审计能力，即它能创建、维护受保护对象的访问审计跟踪记录，记录与系统安全相关事件发生的日期、时间、用户和事件类型等信息，所有和安全相关的操作都能够被记录下来，以便当系统发生安全问题时，可以根据审计记录，分析追查事故责任人。

（3）第三级：安全标记保护级。具有第二级系统审计保护级的所有功能，并对访问者及其访问对象实施强制访问控制。通过对访问者和访问对象指定不同安全标记，限制访问者的权限。

（4）第四级：结构化保护级。将前三级的安全保护能力扩展到所有访问者和访问对象，支持形式化的安全保护策略。其本身构造也是结构化的，以使之具有相当的抗渗透能力。本级的安全保护机制能够使信息系统实施一种系统化的安全保护。

（5）第五级：访问验证保护级。具备第四级的所有功能，还具有仲裁访问者能否访问某些对象的能力。为此，本级的安全保护机制不能被攻击、被篡改的，具有极强的抗渗透能力。

计算机信息系统安全等级保护标准体系包括：信息系统安全保护等级划分标准、等级设备标准、等级建设标准、等级管理标准等，是实行等级保护制度的重要基础。

信息安全等级保护安全基本要求包括技术、管理要求。其中技术要求包括物理安全、网络安全、主机安全、应用安全、数据安全等。管理要求包括安全管理机构、安全管理制度、人员安全管理、系统建设管理、系统运维管理等。

信息安全等级保护是安全工作的基本制度、基本国策，是国家意志的体现，也是开展信息安全工作的基本方法，更是促进信息化、维护国家信息安全的根本保障。

信息安全等级评测主要包括等级、建设、备案、测评、整改等环节。每年开展自测评，三级以上系统，需请具有资质的第三方专业测评机构进行测评，三级系统每年测评一次，四级系统每半年测评一次。

（谭秀华）

第三节　医院数据资源利用

一、医疗数据的概念、内容、特征和价值

（一）医疗数据的概念和内容

医院信息系统分为医院管理信息系统和临床信息系统，随着业务活动的开展和系统的运行，积累了大量宝贵的数据资源。

从业务领域的划分，医疗数据包含电子病历数据、医嘱数据、费用数据、检验检查数据、药品数据、耗材数据、医保数据、组学数据、随访数据、资源分配数据、管理绩效数据和健康管理数据等；从数据格式的不同，医疗数据包含结构化数据和非结构化数据，非结构化数据有文本数据、音频数据、视频数据、影像数据、图像数据、流数据等，目前被利用的

较多的是结构化数据，而非结构化数据中涵盖的宝贵知识急待开发。

随着云计算的兴起、物联网的加入和精准医学的推动，医疗数据正以前所未有的速度积累和扩张，目前正迈入医疗大数据的时代。

（二）医疗数据涵盖的特征和价值

医疗数据资源具有数据规模庞大、数据增长快速、数据结构多样和价值密度多维、数据可信性要求高、数据安全社会关注度高等特性，这些特性正好符合大数据的5“V”特征：大容量、多样性、时效性、准确性、高价值。

我国医疗信息化已有20年发展历史，初期的目标是事务管理和流程电子化，从基于模板的病历文档编辑器到以医嘱为核心的临床流程电子病历应用。到如今随着数据资源的积累和应用需求的不断升级，将数据通过深度挖掘转化为知识，是医院信息化发展的重要目标，基于知识库的智能医疗系统是电子病历应用的必然趋势。因此，对医疗数据资源进行挖掘分析，形成知识规则，服务于临床、科研和医院管理，是医疗数据资源利用的重大价值体现。

从临床科研角度看，医疗活动所产生的海量数据可支撑科研项目进行真实世界的探索，经挖掘分析形成的知识库可回馈于临床，进行疾病筛查、辅助诊断、治疗方案建议、风险预测和病情预报等，进一步对患者进行精准治疗。从管理角度看，对医疗数据的分析挖掘可支撑医院精细化管理，如进行患者量预测、住院时长分析等支撑运营精细化管理，通过质量指标后评价、病历相似度分析等支撑医疗质控精细化管理。

二、医疗数据的标准

医学信息标准化是指信息表达上的标准化，实质上就是在一定范围内人们能共同使用的，对医学领域内相关客体抽象的描述与表达。临床信息标准的建立就是为保证医学信息的有效传递、理解，以及互操作性，而其取决于语法、术语及语义三个层面。语法指通信的格式、结构及文法上应具有相同的结构，使不同系统或机构间的数据交换成为可能。术语是指在特定专业领域中，准确、一致地表达信息或概念，并对其提供特定编码的标准。术语中对各个概念及其概念间的逻辑关系描述则为语义，是用于传达通信的根本意义。如不具备语义上的互操作性，即使数据可以交换与共享，也无法保证接受者能正确理解及使用该数据。下面就主流医学信息学标准进行简要介绍。

（一）数据交换标准

数据交换标准是关于格式、数据元素、结构及文法的规范标准，使各个医疗机构在异构系统之间能够进行数据交互。

（1）HL7是标准化的卫生信息传输协议，是一系列的标准，涉及信息交换、软件组件、文档与记录架构及医学逻辑等。HL7汇集了不同厂商用来设计应用软件之间的通信标准格式。

（2）DICOM即医学数字成像和通信标准，其定义图像及其相关信息从图像设备的接口传入与传出，普遍用于PACS系统。

（二）术语标准

在医学领域，依据不同的开发策略及服务目的，建立了多套医学术语系统，具有代表性的有：国际医学术语标准化研发组织开发的系统化临床术语集（SNOMED CT），及美国国立医学图书馆开发的一体化医学语言系统（UMLS）。

（1）SNOMED CT 的发展融合了多个术语系统，其目前已成为最广泛全面的临床词表，涵盖了临床医学的大多数方面。SNOMED CT 作为世界上主要的标准临床术语集，由于其可灵活地对临床术语进行表示，能反映临床术语间的逻辑关系，并以关系数据表形式组织等优势，因此在世界上 30 多个国家的电子病历、电子处方、医嘱录入及决策支持系统中得到广泛应用。

（2）UMLS 是对生物医学领域内许多受控词表的一部纲目式汇编，其主要应用领域是生物医学信息检索、医学自然语言处理及临床决策支持等。UMLS 的目的是建立一个整合的生物医学概念、术语、词汇及其等级范畴的集成系统，以便解决因各系统的差异性和信息资源的分散性所造成的检索困难。

（3）临床实验室观察结果标识符名称与代码系统（LOINC）为实验室和临床检查、相关医嘱及检查结果提供了一套统一的名称和标识符，从语义和逻辑上支持医学检验、检查结果的交换。

（4）国际疾病分类第十版（ICD-10）是国际上通用的，根据疾病特征按照一定规则将疾病分门别类，并用编码的方法来表示的系统。其广泛用于医院临床诊断的分类、检索与统计。

（三）文档标准

文档标准表明何种类型的信息包含在文档中的何处位置。HL7 临床文档体系结构（HL7 CDA）是用于临床文档的标准交换模型，具有特别结构和语义的临床文本标准。其为电子病历系统的实现提供了标准。

（四）概念标准

概念标准是使数据在不同系统间传输而保持原意的准则。HL7 参考信息模型（HL7 RIM）为描述临床数据及其背景提供了一个框架，它是所有 HL7 V3 协议规范标准最根本的来源。

三、医院数据集成平台建设

随着医院信息化水平的不断提升，各医院业务系统逐渐走向专科化、专业化，继而建立起较独立的信息平台与系统。随之而来是医院数据的日益庞杂及无序组织。使得数据标准化、各系统间的互操作性、医院及机构间的信息互联互通均面临极大的困难。

临床数据中心（CDR）是以数据应用为目的的数据组织方式，其以患者的基本信息作为主线，将患者在医院里的历次就诊信息串联起来，以供分析利用。其作为科研平台，本身以 CDR 作为数据源，通过 Hadoop 等大数据架构，以便捷地对海量数据进行查询与提取。临床数据中心围绕患者就诊，从 HIS、LIS、PACS、RIS、PIS 等业务系统的各个功能模块中采集人口学信息、诊疗信息与费用信息等，具体内容包括患者基本信息、入出转管理信息、症状与体征信息、检查信息、检验信息、治疗信息、处置信息、手术麻醉信息、影像信息、随访信息等，以及跨域获取和健康相关的外部环境数据、气象数据、体检数据等。根据采集来源不同，这些信息基本上可以划分为四大部分。

1. 临床数据资源

临床数据资源以病案首页、电子病历信息和医嘱信息为核心的患者个人信息以及诊疗活动概要信息。

2. 影像数据资源

影像数据资源以医学影像数据为核心的患者图像资料。

3. 各种组学数据资源

各种组学数据资源主要包含人群基因组、蛋白组等组学数据。

4. 科研随访数据资源

科研随访数据资源是以临床学会或临床医生构建的病种及随访报告表单为数据源。

临床数据中心的目的是高质量的整合数据，其有以下特点。

1. 高度集成

通过建立统一数据接口或信息集成平台，系统将原有散在各系统的相关数据采集、清理、整合后放入 CDR。

2. 提升结构化、术语化水平

信息系统中包含文本、图片、影像、音视频等多种非结构化诊疗数据，必须通过各种识别技术，提高其结构化水平。在此基础上依据 SNOMED CT 等临床术语集，将结构化后的数据术语化，以应用其相关语义网络。

3. 建立标准字典库

建立统一的人员、科室主数据及术语编码服务，实现院内字典、卫健委医疗标准、国际医疗标准的统一访问和应用。支持 ICD-10 疾病诊断字典、SNOMED CT 临床术语集、支持 XML 输出标准、HL7 接口标准等；以达成医院内部各系统以及外部各上报系统间数据交换时语义级别的标准化，平台应对交换数据中的字典数据做映射转换。

4. 患者统一视图

建立患者唯一主索引（EMPI）以关联患者所有的诊疗相关信息，包括社会信息、过敏信息、家族病史、历次诊疗信息、检验检查信息、随访等诊疗及预后信息、历次电子病历、医嘱收费情况等，同时还可将相关的人员（如家属）的信息进行关联，便于关联分析家族病史与职业病成员的病史。通过患者唯一主索引的建立实现以患者为中心的角度，从时间维度、诊疗事件维度、主要疾病和健康问题维度等三个维度构成的立体视图，进行全生命周期的纵向临床记录浏览，关注患者的整体健康状况和临床信息。

5. 构建临床 CDR 模型

基于 HL7 V3 RIM 并参考卫健委基于 CDR 的电子病历等相关标准，构建临床数据资源的数据模型，采用成熟的数据库技术及领域模型，实现业务数据的有机整合，并将其转变成各种有价值的信息，以帮助医院实现持续的质量改进和服务创新。

6. 主题数据集及科研平台

在整合的临床数据库的基础上，逐步建立基于疾病、治疗、卫生经济、医生、患者等各方面的主题数据集，为医务人员提供完整、统一的数据展现及一体化科研平台。

四、基于数据集成平台的应用案例

（一）临床应用

1. 临床诊断决策

传统的临床诊断中，医生凭借症状问询、个人实践、检验指标、图像解读进行判断，难免会存在质量与效率的问题。随着医疗领域信息化技术的飞速发展，疾病的诊断和治疗已经不完全由临床医师的个人经验所决定，而是需要有科学证据的支撑。医学知识工程和数据挖掘研究中的热门领域——CDSS 应运而生。

CDSS 源于医学专家系统。早期的 CDSS 主要是通过模拟经验丰富的医学专家，依赖医学专家的经验总结和人工抽取整理形成医学知识。现代 CDSS 利用海量医疗数据不仅对现有医学知识进行验证，而且致力于发掘隐含的、未知的医学知识。通过对通过大数据分析研究所制定的临床决策系统 CDSS，根据医疗知识和临床数据对病例进行分析，一方面为临床医生提供辅助决策支持，有效降低医学错误的发生率；另一方面简化诊断判断过程，提高诊疗效率。

世界上第一个功能较为全面的专家系统是 MYCIN，1976 年由美国斯坦福大学开发用于细菌感染病诊断的专家咨询系统，它通过与医生交流，获取患者的症状、病史以及各种检查结果，可在诊断治疗不齐全的情况下进行初步判断，给出诊断结果。随后，1982 年美国匹兹堡大学发表了著名的 Internist-I，一个用于内科疾病诊断的专家系统，其知识库中包含了 570 多种内科疾病，超过 4000 多种症状。进入 21 世纪后，临床决策支持系统持续高速发展，同时融合人工智能、知识工程和计算机信息技术。近些年，国内也涌现出一大批基于数据挖掘的临床诊断决策系统。例如，利用关联规则挖掘方法，实现了恶性孤立性肺结节影响诊断规则的挖掘，通过对恶性鼓励性肺结节病例的 CT 图像挖掘得出 810 条诊断判断规则，验证了关联规则算法挖掘出来的诊断规则与临床公认的诊断规则是一致的。除此，数据挖掘中的决策表近似算法、基于时间的序列决策树模型等方法都已被运用到临床诊断决策系统中。

临床诊断决策支持系统已经成为大数据技术在医疗领域的重要应用。利用数据挖掘得出的医学知识能够有效提升疾病诊断的准确率，为患者带来更加优质的医疗服务；通过对决策过程、环节进行记录与分析能够为医疗行为监管、解决医疗纠纷、发现诊疗决策支持系统中存在的问题环节、完善诊疗决策支持系统的功能提供依据。

2. 个性化治疗

个性化医疗服务的核心是将个体的特征和需求纳入医疗决策的过程中，这需要从多个维度收集数据，包括基因组数据、临床数据、生活习惯数据等，以全面了解个体的健康状况。通过深入分析这些数据，可以识别出潜在的遗传风险、药物反应和疾病预后等信息，为个体制定个性化的诊断、治疗和预防策略。

数据分析在个性化医疗服务中扮演着关键角色。它帮助揭示基因变异与疾病之间的联系，识别出具有预测能力的生物标志物，为早期疾病诊断提供依据。同时，数据分析还可以评估患者对特定药物的反应和不良反应风险，帮助医生选择最合适的治疗方案。此外，数据分析还可以追踪个体的生活习惯和环境因素，评估其对健康的影响，为个体提供个性化的健康管理建议。

个性化医疗服务和数据分析的应用已经取得了一些显著的成果。例如，肿瘤个体化治疗已经取得了重大突破。通过对肿瘤患者的基因组数据进行分析，可以识别出与肿瘤发生和发展相关的突变和变异。这为个体化的治疗选择提供了依据，包括靶向治疗、免疫疗法等。这种精准治疗的应用不仅提高了治疗效果，还减少了不必要的不良反应和费用。

以往患者和医生从未获得过的数据，现在每时每刻都从不同的数据采集端源源不断地出现在人们眼前。数据工程师将采集到的各种数据汇聚到人群健康管理系统中，个体的生物学信息、既往史、家族史、诊疗记录、健康体检结果能随时被有权限的医疗服务提供者所查看。药剂师在全面了解患者病情和个体信息后，可以针对病情开出更精准更个性化的处方；急诊出诊前医护人员就能提前看到患者当前的生理指标、既往的病史以及近期健康状况，针对出诊患者备好施救人会员、救护仪器和药材等。与此同时，面对面的问诊、开医嘱、看片工作量将大大减少，患者与数字化医生之间的虚拟互动将大幅增加。

（二）医学研究

1. 指南研究

指南的目的是改善临床医疗水平。目前国内外，同一病种诊治方案各异，各学会不同，都不是十全十美。系统的结合当前所有的科学证据以及临床医师的诊疗经验，并且根据患者的实际状况形成临床有效可操作性的诊疗方案，不断改进原有的临床指南，让医疗水平不同的地方都能得到同质的医疗指导，改善全民医疗健康。大数据技术的发展为指南的研究提供了无限可能，医疗健康大数据覆盖许多国家或者地区、医院、卫生机构以及所有人群，通过医院、卫生机构、穿戴设备等所记录的诊疗过程、临床诊断、病程记录、医嘱信息、检验检查结果等都是患者的真实记录，蕴含着极高的价值，背后隐藏着人类未知的医学知识和待挖掘的指南信息。

2. 医药研究

当代社会互联网技术飞速发展，可穿戴设备随处可见。除了医疗服务机构的医疗就诊信息，各种移动采集终端还可以收集到患者不同时期的生理水平、网络购药行为、网络医药咨询等数据。这些数据如果都被人群健康数据中心统一管理起来，那么患者可以随时随地查看自己的就诊信息、用药信息、诊疗结果。医疗机构也可以有效地掌握病情变化、侦查到微小的生理变化等，针对性地调整患者用药信息，在最适合的时间给患者使用最合适的药品，产生最优的治疗效果。同时，基础科研人员也能更充分地研究各种药物的作用机制、适应证、配伍禁忌等，使药物能够更精准的服务于各类人群。

3. 管理决策

（1）支撑医院运营管理的数据应用系统。对于医院管理来说，管理的中心是运营，运营的重点是决策，而决策分析的基础是准确的数据指标。医院运营决策分析有四个步骤：一是收集决策所需数据和指标，二是进行分析和预测，三是进行决策程序，四是决策计划实施PDCA。

针对医院运营管理常规决策需要，可将所需数据和指标进行梳理，形成医院医疗财务管理指标、医院资源管理和医院服务管理等医院运营管理所需的一系列指标，构建医院运营管理指标分析系统，从医院管理数据中心中抓取与运营管理相关的数据形成应用主题，嵌入分析、预测等统计模块和监控模块，支撑医院管理者基于真实数据的运营决策行为。

1）医院财务管理指标分析系统。医院财务管理指标包括医院总收入、医院总支出、门诊收入、急诊收入、住院收入、药品收入、材料收入、治疗收入、药占比、材料占比、门诊患者人均费用、门诊患者药占比、出院患者人均费用、出院患者药占比、出院患者材料占比、出院患者每床日费用、门诊每诊费用等。

医院财务管理指标数据来源于医院收入分析主题和药品耗材使用分析主题。医院收入分析主题支撑医院管理者在患者来源、收入结构等方面的变化掌控，基于数据设定管理指标辅助医院控制药占比、材料占比；从开单科室、接收科室、费用时间、就诊类型、开单医生和执行人等角度分析收入等情况，通过医嘱数量计算科室和个人的工作量等；通过患者的费用信息归集监控门诊次均费用、门诊次均药费、出院次均费用的变化，以控制费用增长，减轻病患负担。药品耗材使用分析主题是为了建立药品、耗材的用量统计，促进药品、耗材的流通过程透明化，满足供应链的科学决策要求。

2）医院资源管理指标分析系统。医院资源管理指标包括卫生技术人员数、医护比、管理人员数、工勤技能人员数、床位数、医师与床位数之比、耗材占比、护士人员数、医护之比、平均床位周转次数、病床使用率等。

医院资源管理指标数据来源于床位资源利用分析主题和人力资源分析主题。床位资源利用分析主题通过对床位数、床日数、床位费的理论值和实际值进行比较，提供床位数据异常情况的分析和预测。人力资源分析主题提供各类人力资源信息；针对护理人力，可通过护理医嘱的系数测算病房所需配置的理论护士数量，支撑护理部配置护理人力资源。

3）医院服务管理指标分析系统。医院服务管理指标包括出院人次、门诊人次、急诊人次、手术台次、门诊预约人次、专家门诊人次、门诊开诊人次、门诊预约比例、每诊人次、出院患者平均住院日、手术患者术前等待日、出院患者占用总床日数、门诊患者外国外省外市人次比例、出院患者外国外省外市人次比例、门诊患者初诊人次、门诊患者复诊人次、门诊双向转诊转上人次、住院双向转诊转下人次、门诊入院证开具数量、急诊入院证开具数量、每百门急诊人次入院比例等。

医院服务管理指标数据来源于门诊就诊主题、住院就诊主题、急诊就诊主题、患者来源地分析主题和入院服务分析主题。门诊就诊主题是基于门诊业务的综合数据分析模块，对门诊就诊过程中从办卡、挂号、就诊、取药（检查）、开入院证等流程的分析管理。住院就诊分析主题从患者科室、专业组、患者费用、出院情况、患者病种、手术方式等多维度分析出院患者情况。急诊就诊分析主题需梳理现有急诊业务和急诊流程，形成满足急诊需要的工作量、收入构成、时间段等分析指标。患者来源地分析主题主要抓取系统中多处地址来源，利用文本挖掘技术处理非结构化内容，并探索优先级策略将多处地址内容聚合为一个可供统计分析的结构化地址。入院服务分析主题从患者病情急缓、医院资源使用的角度分析门急诊患者入院情况。

（2）支撑医疗业务质量管理的数据应用系统。医疗业务质量管理是医院管理的核心内容和永恒主题，是医院管理活动的首要任务。医疗业务质量管理是不断完善、持续改进的过程，体现在医院的各项管理工作中，第一步是建立质控管理组织架构，明确职责，第二步是健全各类质控规章制度，第三步是建立切实可行的管理方案。

医疗业务质量指标分析系统的目标即是根据医院医疗业务质量管理相关要求，从医院管理数据中心中抓取与医疗质控相关的数据构建应用主题，形成手术安全管理、合理用药管理、重返监控、病历书写管理等系列指标，构建医疗质控管理知识库，支撑医疗质控部门监控医疗风险，从而保障全院各科的临床诊疗质量。

1）手术安全管理指标分析系统。手术安全管理指标包括出院患者择期手术人次、出院患者急诊手术人次、出院患者围术期死亡人次、手术患者并发症发生人次、NNIS 分级手术人次、无菌手术感染率、无菌手术甲级愈合率等。

手术安全管理指标分析系统整合病案首页数据、电子病历手术记录单数据、手术器械清点单数据和手术排程数据等，支撑医院质控管理者在手术并发症、手术危险分级和手术感染方面及时了解各科情况。

2）合理用药管理指标分析系统。合理用药管理指标包括门诊处方数量、门诊处方金额、门诊单处方费用、门诊基药处方比例、门诊人均药嘱笔数、急诊处方数量、急诊处方金额、急诊单处方费用、出院患者抗菌药物使用强度、出院患者使用三线抗菌药物送检率、急诊静脉使用抗菌药物人次、抗菌药物使用品规数、出院患者使用抗菌药物比例等。

合理用药管理指标系统整合病案数据、处方数据和抗菌药物医嘱数据形成分析主题，就住院患者而言，可分析不同药理属性的抗菌药物消耗量、使用强度、患者使用抗菌药物占比，以及在抗菌药物使用前是否有微生物送检、Ⅰ类手术预防使用抗菌药物比例及抗菌药物费用等；针对门急诊患者而言，可分析不同药理属性的抗菌药物消耗量、抗菌药品使用人次等；还可通过对处方量、处方金额的分析进行合理性处方点评。

3）重返监控管理指标分析系统。重返监控管理指标包括出院患者当日非计划再入院人次、出院患者两周内非计划再入院人次、出院患者一月内非计划再入院人次、出院患者自动出院人次、手术患者非计划再次手术人次等。

重返监控管理指标分析系统整合病案数据和电子病历手术记录数据，可从重返医院和重返科室两个层级统计重返指标，通过钻取到病人明细进行非计划重返原因的进一步分析和挖掘，加强与临床沟通的及时性，以期降低医疗风险。

4）病历书写管理指标分析系统。病历书写管理指标包括病程书写相似程度、诊断部位一致性程度等。

病历书写管理通过机器挖掘算法，提供病程相似度、治疗部位一致性等病历书写结果指标结果，为病历质控人员提供病历书写内容的监控和评价功能，降低医疗风险，减少医患纠纷。

（3）支撑医保管理的数据应用系统。在我国医疗保险对患者覆盖范围越来越大的同时，对医院的医疗行为管控政策也越来越多。医保管控政策除了总额控制以外，还有单病种付费、特殊疾病管控以及智能规则审核扣款等措施，通过医保政策倒逼医院加强费用控制、减少不合理支出、有效利用资源。

在越发严格的监控体系下，医院必须加强自身管理，在规范医疗行为、减少医疗费用的同时，必须实时关注医保金额的使用情况和结余情况。医保数据综合管理分析系统整合医保患者基本信息、实发医嘱数据和经医保联网结算后返回医院的医保数据，以适应数据分析的模型存储数据。

医保数据综合管理分析系统将医保政策相关信息与医院实际医疗行为数据整合分析，构建合理控费的医保规则知识库，在医生诊疗过程中进行智能数据监测以及预警预测等，辅助医院医保控费管理。系统可从病种、科室和医保类型等角度分析不同的医保患者发生总费用中申请报销占比、自付占比和患者重返率等情况，可对总控指标进行管理，通过数据分析确定下年度（季度）合理的总控指标，并通过已发生费用情况，对可能存在的扣款风险进行控制。还可通过数据分析比较，辅助病种费用控制、辅助科室绩效指标设置与管理。

（谭秀华）

参考文献

[1] 张锦．医疗器械管理手册[M].2 版．北京：人民卫生出版社，2020.

[2] 魏晋才．医院绩效管理[M].2 版．北京：人民卫生出版社，2017.

[3] 韦铁民．现代医院内部管理制度[M]．杭州：浙江大学出版社，2020.

[4] 钱庆文，邹新春．医疗质量与患者安全[M]．北京：光明日报出版社，2019.

[5] 糜琛蓉，倪语星，朱仁义．医院感染防控与管理实训[M]．北京：科学出版社，2020.

[6] 李为民．现代医院管理——理论、方法与实践[M]．北京：人民卫生出版社，2019.

[7] 韦铁民．医院精细化管理实践[M].2 版．北京：中国医药科技出版社，2017.

[8] 黄洁夫．中国医院协会医院管理指南（2016 年版）[M]．北京：人民卫生出版社，2016.

[9] 胡建平．新一代医院数据中心建设指导[M]．北京：人民卫生出版社，2020.

[10] 周俊峰，孙凯．医院管理手册[M]．北京：人民卫生出版社，2016.

[11] 刘爱民．病案信息学[M]．北京：人民卫生出版社，2016.

[12] 克瑞莎·泰勒．医疗革命：大数据与分析如何改变医疗模式[M]．刘雁，译．北京：机械工业出版社，2016.

[13] 易利华．医院管理精粹[M]．北京：人民卫生出版社，2016.

[14] 王韬．医院信息化建设[M]．北京：电子工业出版社，2017.

[15] 许崇伟．超越竞争：医院经营管理案例启示[M]．广州：广东人民出版社，2016.

[16] 张英．医院人力资源管理[M].2 版．北京：清华大学出版社，2020.

[17] 许玉华．医院医疗质量标准化管理手册[M]．北京：人民卫生出版社，2017.

[18] 李晓松．卫生统计学[M].8 版．北京：人民卫生出版社，2017.

[19] 刘效仿．医院 6S 管理实战攻略[M]．北京：中国中医药出版社，2017.

[20] 何晓俐，赵淑珍．现代综合医院门诊管理手册[M]．北京：人民卫生出版社，2016.